全国高等职业院校食品类专业第二轮规划教材

（供食品营养与健康、食品质量与安全、食品检验检测技术等专业用）

食品毒理学基础

第2版

主　编　张宝勇

副主编　解蕙铭　张廷芬　方海琴

编　者　（以姓氏笔画为序）

方海琴（国家食品安全风险评估中心）

杨　萌（山东药品食品职业学院）

张　倩（湖南食品药品职业学院）

张廷芬（中关村国际医药检验认证科技有限公司）

张宝勇（重庆医药高等专科学校）

卓秀英（惠州卫生职业技术学院）

帕尔哈提·吾斯曼江（新疆轻工职业技术学院）

周　通（重庆医药高等专科学校）

俞彦波（铁岭卫生职业学院）

解蕙铭（长春医学高等专科学校）

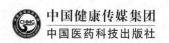

中国健康传媒集团

中国医药科技出版社

内 容 提 要

　　本教材是"全国高等职业院校食品类专业第二轮规划教材"之一，根据食品毒理学基础课程标准的基本要求和课程特点编写而成，内容上涵盖绪论、食品毒理学基础、食品毒理学毒性作用评价方法、食品安全性评价、食品毒理学试验基础、食品毒理学实训操作等内容。本教材符合学生认知特点，体现先进职业教育理念，以情境导入、知识链接等为载体，体现食品毒理学发展的新技术、新规范、新标准，将知识、能力和正确价值观的培养有机结合，满足项目学习、案例学习等不同学习方式要求，有效激发学生学习兴趣和创新潜能等方面的特点。本教材为书网融合教材，即纸质教材有机融合数字资源、教学配套资源（PPT、微课等）、题库系统、数字化教学服务（在线教学、在线作业、在线考试）。

　　本教材供高等职业院校食品营养与健康、食品质量与安全、食品检验检测技术等专业师生教学使用。

图书在版编目（CIP）数据

　　食品毒理学基础/张宝勇主编．－－2版．－－北京：中国医药科技出版社，2024.8．－－（全国高等职业院校食品类专业第二轮规划教材）．－－ISBN 978－7－5214－4729－3

　　Ⅰ．R994.4

　　中国国家版本馆 CIP 数据核字第 2024VC2417 号

美术编辑　陈君杞

版式设计　友全图文

出版　**中国健康传媒集团** | 中国医药科技出版社

地址　北京市海淀区文慧园北路甲 22 号

邮编　100082

电话　发行：010－62227427　邮购：010－62236938

网址　www.cmstp.com

规格　889mm×1194mm $\frac{1}{16}$

印张　14 $\frac{1}{2}$

字数　418 千字

初版　2019 年 1 月第 1 版

版次　2024 年 8 月第 2 版

印次　2024 年 8 月第 1 次印刷

印刷　河北环京美印刷有限公司

经销　全国各地新华书店

书号　ISBN 978－7－5214－4729－3

定价　47.00 元

获取新书信息、投稿、为图书纠错，请扫码联系我们。

出版说明

为了贯彻党的二十大精神，落实《国家职业教育改革实施方案》《关于推动现代职业教育高质量发展的意见》等文件精神，对标国家健康战略、服务健康产业转型升级，服务职业教育教学改革，对接职业岗位需求，强化职业能力培养，中国健康传媒集团中国医药科技出版社在教育部、国家药品监督管理局的领导下，通过走访主要院校，对2019年出版的"全国高职高专院校食品类专业'十三五'规划教材"进行广泛征求意见，有针对性地制定了第二轮规划教材的修订出版方案，并组织相关院校和企业专家修订编写"全国高等职业院校食品类专业第二轮规划教材"。本轮教材吸取了行业发展最新成果，体现了食品类专业的新进展、新方法、新标准，旨在赋予教材以下特点。

1. 强化课程思政，体现立德树人

坚决把立德树人贯穿、落实到教材建设全过程的各方面、各环节。教材编写将价值塑造、知识传授和能力培养三者融为一体。深度挖掘提炼专业知识体系中所蕴含的思想价值和精神内涵，科学合理拓展课程的广度、深度和温度，多角度增加课程的知识性、人文性，提升引领性、时代性和开放性。深化职业理想和职业道德教育，教育引导学生深刻理解并自觉实践行业的职业精神和职业规范，增强职业责任感。深挖食品类专业中的思政元素，引导学生树立坚持食品安全信仰与准则，严格执行食品卫生与安全规范，始终坚守食品安全防线的职业操守。

2. 体现职教精神，突出必需够用

教材编写坚持"以就业为导向、以全面素质为基础、以能力为本位"的现代职业教育教学改革方向，根据《高等职业学校专业教学标准》《职业教育专业目录(2021)》要求，进一步优化精简内容，落实必需够用原则，以培养满足岗位需求、教学需求和社会需求的高素质技能型人才，体现高职教育特点。同时做到有序衔接中职、高职、高职本科，对接产业体系，服务产业基础高级化、产业链现代化。

3. 坚持工学结合，注重德技并修

教材融入行业人员参与编写，强化以岗位需求为导向的理实教学，注重理论知识与岗位需求相结合，对接职业标准和岗位要求。在不影响教材主体内容的基础上保留第一版教材中的"学习目标""知识链接""练习题"模块，去掉"知识拓展"模块。进一步优化各模块内容，培养学生理论联系实践的综合分析能力；增强教材的可读性和实用性，培养学生学习的自觉性和主动性。在教材正文适当位置插入"情境导入"，起到边读边想、边读边悟、边读边练的作用，做到理论与相关岗位相结合，强化培养学生创新思维能力和操作能力。

4.建设立体教材，丰富教学资源

提倡校企"双元"合作开发教材，引入岗位微课或视频，实现岗位情景再现，激发学生学习兴趣。依托"医药大学堂"在线学习平台搭建与教材配套的数字化资源(数字教材、教学课件、图片、视频、动画及练习题等)，丰富多样化、立体化教学资源，并提升教学手段，促进师生互动，满足教学管理需要，为提高教育教学水平和质量提供支撑。

本套教材的修订出版得到了全国知名专家的精心指导和各有关院校领导与编者的大力支持，在此一并表示衷心感谢。希望广大师生在教学中积极使用本套教材并提出宝贵意见，以便修订完善，共同打造精品教材。

数字化教材编委会

主　编　张宝勇

副主编　解蕙铭　张廷芬　方海琴

编　者　（以姓氏笔画为序）

方海琴（国家食品安全风险评估中心）

杨　萌（山东药品食品职业学院）

张　倩（湖南食品药品职业学院）

张廷芬（中关村国际医药检验认证科技有限公司）

张宝勇（重庆医药高等专科学校）

卓秀英（惠州卫生职业技术学院）

帕尔哈提·吾斯曼江（新疆轻工职业技术学院）

周　通（重庆医药高等专科学校）

俞彦波（铁岭卫生职业学院）

解蕙铭（长春医学高等专科学校）

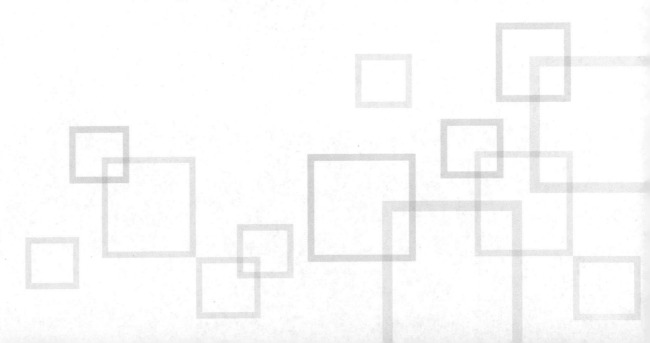

前 言

"食品毒理学基础"是食品营养与健康、食品质量与安全、食品检验检测技术等专业的专业基础课程，兼有基础学科和应用学科的双重特性，具有理论性、应用性及科研方法学的学科特点。主要采用毒理学的研究方法，探讨食品中各种外源化学物的来源、性质、毒性作用及其作用机制，确定这些物质的安全限量，评价食品的安全性，并从预防的角度提出相应的控制或预防措施，从而确保人类的健康。可为食品安全与卫生、食品营养学基础、食品理化检验技术、食品微生物检验技术等课程奠定基础。

本教材为《食品毒理学基础》的第 2 版，全书共 6 章，按照描述毒理学、机制毒理学、管理毒理学的研究方法，系统地介绍了食品毒理学的基本概念、基本理论、毒性作用评价方法、食品安全性评价、食品毒理学试验基础、食品毒理学实训操作等内容。

在延续第一版教材编写思路的基础上，重点对部分内容进行了更新、调整和补充。本教材在以下方面进行了创新性探索：①第一章绪论部分增加了食品毒理学新技术在食品毒理学中应用的内容，同时提出食品毒理学需要思考以及亟需解决的问题，即食品毒理学的研究方向。②增加了对食品安全性评价中食品安全性毒理学评价的方法及标准，增强新标准、新方法的意识。③引入"食品毒理学实验室操作规范"，进一步规范食品毒理学试验，加强质量控制，以获得更准确客观的试验结果。④整合食品毒理学试验基础，使其整个的知识脉络较为清晰、顺畅，具有比较强的逻辑性。⑤对接工作岗位，增加了食品毒理学实训操作部分的实训项目，增加了细菌回复突变试验、体外哺乳类细胞染色体畸变试验。

教材充分结合学生的认知特点，体现先进职业教育理念，融入食品毒理学发展的新技术、新规范、新标准，将对知识、能力和正确价值观的培养有机结合，有效激发学生学习兴趣和创新潜能，可供食品营养与健康、食品质量与安全、食品检验检测技术等专业使用。

本教材在编写过程中参考了大量的书籍和文献，在此由衷地表达谢意。同时也得到编者所在单位的大力支持和热情帮助，在此深表谢意。

本教材虽经几次修改，恐有不足之处，敬请专家读者提出宝贵的意见，以便进一步修改和完善。

编 者

2024 年 1 月

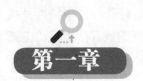

第一章

绪　论

 学习目标

知识目标

1. **掌握**　食品毒理学定义、研究对象、研究任务、研究内容和研究方法。
2. **熟悉**　食品毒理学在食品安全中的应用。
3. **了解**　食品毒理学的历史、现状、发展趋势。

能力目标

能运用毒理学的基本原理和方法对食品毒理学现象、食品毒理学发展过程中的主要事件进行正确分析和归纳。具备剖析其中所蕴含哲学思想、价值观、方法论和伦理学的能力。

素质目标

通过本章的学习，树立政治认同，培养社会使命感、行业责任感、辩证看问题以及透过现象看本质等素养。

 情境导入

情境　为评价桂花阿胶固体饮料的安全性。通过急性经口毒性试验，该产品急性经口毒性试验结果为无毒性，细菌回复突变试验、哺乳动物红细胞微核试验结果均为阴性，28天经口毒性试验各项指标与空白对照组比较差异无显著性。得出结论，各项试验表明桂花阿胶固体饮料在一定剂量范围内通过系统的体内和体外试验证明其具有食用安全性。

思考　1. 什么是体内试验？
　　　　2. 什么是体外试验？
　　　　3. 什么是急性经口毒性试验？

参考答案

第一节　食品毒理学概述

PPT

"国以民为本，民以食为天，食以安为先，安以质为本，质以诚为根"，国家以人民为根基，而人民以粮食为自己生活所系，食物以安全为首要条件，食物安全以食物的质量为根本，而要做保证食物的质量，又得以食物的生产者（生产商和农户等）的诚信为根本。一个国家的发展必须以人民的利益为出发点，而人民最基本的需求是吃饭。同时，食品安全也是我们生活中必须关注的问题，必须加强监管和管理，保障公众健康。此外，正义和真诚也是我们日常生活中需要坚守的品质，这样才能赢得别人的信任和尊重。

2009年2月28日第十一届全国人民代表大会常务委员会第七次会议通过了《中华人民共和国食品安全法》（以下简称《食品安全法》），自2009年6月1日起施行，2021年4月29日进行了第二次修订。相应地，为了有效打击严重危害食品安全的犯罪行为，与《食品安全法》协调一致，《中华人民共和国刑法修正案（八）》（以下简称《刑法修正案（八）》）对刑法中的食品安全犯罪条款作出了相应修改，并增加食品安全监管渎职犯罪的规定，从整体上进一步健全了食品安全法律体系。

一、食品

"食品"作为《食品安全法》的一个核心词语，对《食品安全法》的适用起着举足轻重的作用，故该法第150条（第十章附则）对"食品"作了专门的规定："食品，指各种供人食用或者饮用的成品和原料以及按照传统既是食品又是中药材的物品，但是不包括以治疗为目的的物品。"

《美国食品、药品和化妆品法》（federal food drugs and cosmetic act，FDCA）第201节f款将其定义为"人或其他动物使用的食物和饮料，口香糖及用来组成这些食品成分的物品"。

加拿大《食品药品法案》（food and drugs act，RSC，1985，c.F-27）第二部分"术语解释"中对食品进行了界定：食品包括任何加工、出售或者供人用作食物或者饮用的物品，还有口香糖，以及掺入食物中的供人饮用的任何组成部分。

欧盟《欧盟有关食品安全监管的第178/2002号指令》第2条采用概括定义法和排除法对食品界定："食品（或食物）是指任何加工、部分加工或未加工，旨在或者可以合理期待供人摄取的物质和产品。'食品'包括饮料、口香糖，及在加工、准备或者处理过程中掺入食物中任何含有水的物质。"

知识链接

药食同源

2023年11月17日，国家卫生健康委员会、国家市场监督管理总局发布《关于党参等9种新增按照传统既是食品又是中药材的物质公告》（2023年第9号）。至此，共发布了三批次既是食品又是中药材名单，共计：102种物质。

物质名单	出处	备注
丁香、八角茴香、刀豆、小茴香、小蓟、山药、山楂、马齿苋、乌梢蛇、乌梅、木瓜、火麻仁、代代花、玉竹、甘草、白芷、白果、白扁豆、白扁豆花、龙眼肉（桂圆）、决明子、百合、肉豆蔻、肉桂、余甘子、佛手、杏仁（甜、苦）、沙棘、牡蛎、芡实、花椒、赤小豆、阿胶、鸡内金、麦芽、昆布、枣（大枣、酸枣、黑枣）、罗汉果、郁李仁、金银花、青果、鱼腥草、姜（生姜、干姜）、枳椇子、枸杞子、栀子、砂仁、胖大海、茯苓、香橼、香薷、桃仁、桑叶、桑椹、桔红、桔梗、益智仁、荷叶、莱菔子、莲子、高良姜、淡竹叶、淡豆豉、菊花、菊苣、黄芥子、黄精、紫苏、紫苏籽、葛根、黑芝麻、黑胡椒、槐米、槐花、蒲公英、蜂蜜、榧子、酸枣仁、鲜白茅根、鲜芦根、蝮蛇、橘皮、薄荷、薏苡仁、薤白、覆盆子、藿香	《卫生部关于进一步规范保健食品原料管理的通知》（卫法监发〔2002〕51号）	87种
当归、山奈、西红花（在香辛料和调味品中又称"藏红花"）、草果、姜黄、荜茇	《关于当归等6种新增按照传统既是食品又是中药材的物质公告》（2019年第8号）	6种仅作为香辛料和调味品
党参、肉苁蓉（荒漠）、铁皮石斛、西洋参、黄芪、灵芝、山茱萸、天麻、杜仲叶	《关于党参等9种新增按照传统既是食品又是中药材的物质公告》（2023年第9号）	9种

二、毒理学

在人类的历史长河中，生命与毒物始终相伴相随，远古的炎帝时代就有"神农尝百草，一日而遇七十毒"的记载，毒理学是在人类对毒物从茫然无知到辨识、消解对抗、改造与利用的实践过程中，逐渐形成的一门科学。

毒理学（toxicology）一词是由希腊文"toxikon"与"logos"两个词组合演变而来，原文含义是"描述毒物的科学"，是研究环境因素（化学、物理和生物因素）对机体的损害作用及其机制，并对环境因素进行风险评价和管理的科学，其目的在于预测环境因素暴露对人体和生态环境的危害，为确定接触安全限值和采取防治措施提供科学依据。

毒理学拥有众多的分支学科，与临床医学、预防医学、环境与生态学、药学、食品等学科相互交叉融合。分子生物学和信息学技术的渗透推动了该学科的迅猛发展，使之成为预防、控制和消除威胁人类生存环境的危险因素，促进人群健康，维护环境安全、职业安全、食品安全、药品安全的重要支撑学科。

知识链接

毒理学之父

毒理学是研究毒物对生物体的特性和作用的科学研究的一个分支，被认为是这门学科之父的人是欧洲文艺复兴时期，瑞士人帕拉塞尔苏（Paracelsus）（1493—1541），提出了"一切都是毒药，没有什么是没有毒药的，只有剂量才能使一种东西不是毒药"，这句话经常被缩短为至今仍很著名的说法"剂量决定毒性"。

三、食品毒理学 微课

食品毒理学是采用毒理学的研究方法，探讨食品中各种外源化学物的来源、性质、毒性作用及其作用机制，确定这些物质的安全限量，评价食品的安全性，并从预防医学的观点提出相应的控制或预防措施，确保人类健康的一门综合性学科，涉及分析化学、生物化学、实验动物学、药理学、免疫学、解剖学等多种学科知识。

食品毒理学是现代毒理学的分支学科，原是毒理学和食品卫生学的一个组成部分，是食品安全评价的理论基础和方法学，是毒理学的基础知识和研究方法在食品科学中的应用，是食品专业的基础课程，具有很强的理论性和实践性。

（一）我国古代食品毒理学的萌芽

据西汉初年的古书《淮南子·修务训》记载"尝百草之滋味，水泉之甘苦，令民知所辟就。当此之时，一日而遇七十毒"，传说5000年前的神农氏曾用尝百草方法区分并记录食物、药物与毒物。但是文献中有关食品安全最早的记述可追溯到2500年前的《论语·乡党》，孔子曾对他的学生讲授过著名的"五不食"原则"食饐而餲，鱼馁而肉败，不食。色恶，不食。臭恶，不食。失饪，不食。不时，不食"。明朝著名医药学家李时珍所著的《本草纲目》中记载了关于中草药和食物的毒性，同朝代的科学家宋应星的《天公开物》一书中对有毒物质的毒性及中毒防护措施进行了描述，均为我国食品毒理科学的萌芽，凝聚我国食品毒理先驱的智慧和勤劳。

（二）我国现代食品毒理研究的起步与开始

我国在几千前就出现了食品毒理学的萌芽，新中国成立后，开始现代食品毒理的科学研究。

1. 我国现代食品毒理研究的起步 20世纪50年代，中央卫生研究院营养学系与卫生部药品生物鉴定检定所最先开始了食品毒理学研究，其中特别关注利用动物模型进行急性毒性实验方法的研究，研究主要包括各种途径的 LD_{50} 测试、LD_{50} 计算方法的探讨。

2. 我国现代食品毒理研究的开始　20 世纪 60 年代，着重开展了残留物的检测技术、安全性和卫生标准等，开启了食品添加剂的科学研究。关注的对象包括农药残留、金属毒物、霉菌毒素及其他污染物等，特别是对木薯毒性、农残毒性、粮食熏蒸剂及白酒中甲醇毒性等进行食品安全性毒理学评价，为制定食品卫生标准提供依据。

（三）我国食品毒理学科标准制定

1978 年我国首次出版了《食品毒理学》专著、"毒理学"译丛。我国的《卫生研究》《中国食品卫生杂志》《卫生毒理学杂志》等杂志均不断刊登食品毒理研究报告。

1980 年我国食品添加剂标准化技术委员会首次提出制定毒性评价。

1981 年食品毒理学的基础理论开始写入营养与食品卫生学教材，医药院校中开始设立毒理专业课程，部分省级卫生防疫站建立了食品毒理科（组），开始对食品的毒性进行安全性评价。

1983 年卫生部颁布《食品安全性毒理学评价程序和方法》并在全国试行，是 1983 年《中华人民共和国食品卫生法（试行）》的配套法规之一。

1984 年我国在预防医学专业开设了食品毒理学基础课程，并陆续设立了食品毒理学硕士学位、博士学位点和博士后流动站。

1985 年卫生部颁布了修改后的《食品安全性毒理学评价程序和方法》（试行），并在全国执行。

1992 年我国《食品安全性评价程序和方法》及《食品毒理学试验操作规范》在我国食品卫生标准分会通过。

1994 年中华医学会食品卫生分会成立食品毒理学组；中国毒理学食品毒理分会成立，促进了食品毒理学科的发展。同年编号为 GB 15193.19－94 颁布，该标准对国内的食品卫生监督和国际食品贸易都有重大意义，也是我国食品毒理学发展的里程碑。

1995 年《中华人民共和国食品卫生法》确立了保健食品的地位，为保健食品的安全性和功能评价，实验室的认证，打下了坚实的基础，也为保健食品的开发和利用提供了技术保证。

2003 年卫生部颁布《食品安全性毒理学评价程序》（GB 15193.1－2003）和《保健食品检验与评价技术规范》。

2014 年国家卫生和计划生育委员会颁布《食品安全国家标准 食品安全性毒理学评价程序》（GB 15193.1－2014）。

2018 年 6 月 7 日，国家卫生健康委发布《关于宣布失效第三批委文件的决定》（国卫办发〔2018〕15 号），《保健食品检验与评价技术规范》（2003 年版）失效。

2020 年 10 月 16 日，市场监管总局公布了《保健食品理化及卫生指标检验与评价技术指导原则（2020 年版）》，其中第二部分规定了二十五种功效成分和标志性成分检验方法。

现在，我国食品毒理学已有了长足的发展。我们应与时俱进，发挥自身的优势，克服困难，迎头赶上，以饱满的激情面对挑战，使我国食品毒理学更好地为人民健康和国家建设服务。

第二节　食品毒理学研究对象、方法及内容

PPT

一、食品毒理学研究对象

食品毒理学的研究对象是食品中的各种外源化学物，是在人类生活的外界环境中存在，可能与机体

接触并进入机体，在体内呈现一定生物学作用的一些化学物质，又称为"外源生物活性物质"。

（一）按来源分类

（1）食品污染物指在生产、加工、储存、运输、销售等过程中混入食品中的物质，如有毒金属，或在农业生产中使用农药后残留在农作物中的有害物质；还包括生物性有害因素，如细菌、病毒、霉菌及霉菌毒素、寄生虫及虫卵等，以及物理性有害因素，如放射性核素。

（2）为了达到一定加工目的而加入食品中的食品添加剂。

（3）食品中天然存在的有害物质，有毒鱼类、织纹螺等毒贝类、毒蕈以及有毒植物中天然存在的毒素。大豆中存在蛋白酶抑制剂、十字花科蔬菜中存在致甲状腺肿物质，这些通常称为抗营养因素。

（4）食品加工、保藏过程中产生的有害物质，如酿酒过程产生的甲醇、杂醇油等有害成分，肉、鱼类腐败时产生胺类等。

（5）食品包装材料中的有毒有害物质。

（6）有其他安全隐患的食品，如新资源食品、保健食品、转基因食品。

（二）按性质分类

1. 生物性因素　包括主要使食品腐败变质的一般非致病性微生物；能引起食物中毒和传染病的病原菌（如沙门菌属、志贺痢疾杆菌属和炭疽芽孢杆菌等）；肠道病毒和寄生虫；有致癌、致突变、致畸或急、慢性中毒作用的黄曲霉毒素等多种霉菌毒素。

2. 化学性因素　包括一切有害的化学性物质。最常见的是残留的农药，污染的有毒金属，来自食品工具、容器、包装材料的材质，助剂（加工中的辅助物质），多环芳烃，杂环胺和 N - 亚硝基化物，选用不当的食品添加剂，以及工业"三废"和生产、生活中应用的化学物等。这些物质可使人体发生急性中毒、蓄积中毒、亚急（慢）性或慢性中毒，或能致畸、致突变或致癌。

3. 放射性因素　来自放射性物质的开采、冶炼，放射性核素应用以及事故造成的污染等。人体通过食物摄入的放射性核素，依其代谢蓄积特性的不同，可产生急性或慢性照射性放射病，严重者可以致癌、致死。

二、食品毒理学研究方法

食品毒理学研究方法：动物体内试验、体外试验、人体观察、流行病学研究、化学分析法、风险评估和安全限量制订。

（一）动物体内试验

主要用于检测外源化学物的一般毒性，例如急性毒性试验，亚急性毒性试验、亚慢性毒性试验和慢性毒性试验等。通常在整体动物中进行，所以也称为整体动物实验，是毒理学的标准研究方法。以整体实验动物为研究模型，可在严格控制的接触条件下，使实验动物在一定时间内，按人体实际接触方式接触一定剂量的受试外源化学物，观察受试外源化学物对实验动物可能产生的毒效应（形态或功能变化），其试验结果原则上可外推到人。多采用哺乳动物（啮齿类和非啮齿类），例如大鼠、小鼠、豚鼠、家兔、仓鼠、狗和猴等。在个别特殊需要情况下，也采用鱼类或其他水生生物、鸟类、昆虫等。

优点：易于控制暴露条件；能测定多种效应；能评价宿主特征的作用（如性别、年龄、遗传特征等和其他调控因素饮食等）；能评价机制。

缺点：动物暴露与人暴露相关的不确定性；受控的饲养条件与人的实际情况不一致；暴露的浓度和时间的模式显著地不同于人群的暴露。

（二）体外试验

主要用于外源化学物对机体所引起损害作用（即急性毒作用）的初步筛检、作用机制和代谢转化过程的深入观察，大多利用游离器官、培养的细胞或细胞器等进行研究。采用器官灌流技术可对肝脏、肾脏、肺和脑等进行灌流，借此使离体脏器在一定时间内保持生活状态，与受试外源化学物接触，一方面可观察脏器出现的形态和功能变化，同时还可观察受试物在脏器中的代谢情况。

优点：影响因素少，易于控制；可进行某些深入的研究（如机制，代谢）；人力物力花费较少。

缺点：不能全面反映毒作用，不能作为毒性评价和危险性评价的最后依据；难以观察慢性毒作用。

（三）人体观察

人体观察，亦称为限定人体试验，常见于偶然发生的事故，如误服、自杀、毒性灾害等，通过急性中毒事故的处理和治疗，直接观察到中毒的症状并分析可能的毒效应的靶器官。在不损害人体健康的原则下，有时可设计一些不损害人体健康的受控试验，仅限于低剂量、短时期接触毒性作用可逆的化学品，减少由动物实验结果外推于人的不确定性，特别是一些神经毒物出现的毒性效应。

优点：规定的限定暴露条件；在人群中测定反应；对某组人群的研究是有力的（如患哮喘人群）；能测定效应的强度。

缺点：耗资多；较低浓度和较短时间的暴露；限于较少量的人群（一般<50）；限于暂时、微小、可逆的效应；一般不适于研究最敏感的人群。

（四）流行病学研究

流行病学研究主要是借助统计、调查、分析等方法，将动物实验的结果进一步在人群调查中验证，从对人群的直接观察中，取得动物实验所不能获得的资料，对确定对人体的损害作用具有重要的价值，可为人群检测和防治措施提供比动物实验更直接、更可靠的科学资料，能为制订和修订卫生标准以及制定预防措施提供科学依据。

优点：真实的暴露条件；在各化学物之间发生相互作用；测定在人群的作用；表示全部的人敏感性。

缺点：耗资、耗时多；多为回顾性，无健康保护；难以确定暴露，有混杂暴露问题；可检测的危险性增加必须达到2倍以上；测定指标较粗（发病率、死亡率）。

（五）化学分析法

食品毒理学的研究对象是食品中的外源化学物，需要运用化学分析方法研究外源化学物的组成、杂质的鉴定和不同条件下外源化学物的稳定性、溶解度及解离特性，以及外源化学物或其代谢产物的分析测定等。在食品毒理学中主要采用光谱仪（原子吸收分光光度计、电耦合等离子发光分光光度计、可见或紫外分光光度计）、色谱仪（气相色谱仪、高效液相色谱仪）、色质联用仪、串联质谱仪，以及其他常规化学分析仪器等。通过检测和分析了解外源化学物的成分和含量水平并结合人群摄入水平，确定人群摄入暴露水平，这是进行人群危险性评价的必要步骤。

（六）风险评估和安全限量制定

食品风险评估是以科学研究为基础，运用科学技术手段对食品及其相关产品造成人体健康危害的可能性予以评价，得出其安全与否的判断。根据《食品安全风险评估管理规定》，风险评估是指对食品、食品添加剂、食品相关产品中的生物性、化学性和物理性危害对人体健康造成不良影响的可能性及其程度进行定性或定量估计的过程，包括危害识别、危害特征描述、暴露评估和风险特征描述等。作为一项科学理性的制度，食品安全风险评估是食品安全风险监管实施和国家食品安全标准制定的科学依据，可以有效预防食品安全事故的发生，保障公众的生命健康，增强公众对于国家食品质量的自信心。另外在风险评估研究的基础上，能够较好地制定人体安全摄入量和食品中安全限量标准。

三、食品毒理学研究内容

采用毒理学的研究方法，对外源化学物的毒性作用进行鉴定，为安全性评价和风险管理提供依据，同时为毒作用机制研究提供线索，即描述毒理学。主要关注的是毒性识别，包括定性描述（即是否引起健康危害）与定量描述（剂量–反应关系），对外源化学物的毒性做到"知其然"，为安全性评价，危险度评定和管理提供信息。

阐明外源化学物的损害作用及其作用机制，研究外源化学物与机体交互作用和外源化学物引起毒效应的条件和影响因素，为中毒性疾病预防和治疗、环境污染物暴露风险评价和管理提供科学依据，即机制毒理学。重点研究外源化学物对机体产生损害的作用机制，包括外源化学物的生物转运与生物转化过程，以及如何与靶器官发生反应引起不良生物学改变的机制，对外源化学物的毒性做到"知其所以然"。

在描述毒理学和机制毒理学基础上，结合社会、经济、文化等因素，对外源化学物的毒性和潜在危险进行科学决策与管理，具体管理过程由政府部门主导，毒理学专家从专业的角度协助政府部门制定相关法律法规、技术规范和管理措施，以降低外源化学物的暴露风险，确保"食品"（《食品安全法》第150 条，第十章附则）的安全性，达到保护人民群众身心健康的目的，即管理毒理学。

第三节 食品毒理学展望

PPT

一、食品毒理学新技术在食品安全性检测中的应用展望

食品毒理学是食品安全性的基础，我国历来重视食品安全性毒理学评价。食品安全问题是关系到人民健康和国计民生的重大问题。而食品安全性毒理学评价则是针对某种食品的食用安全性展开的评价，包括新资源食品、保健食品、食品添加剂、转基因食品、食品容器和包装材料及食品中各种化学和生物等的污染物。通过对其急性毒性、遗传毒性、亚慢性毒性、慢性毒性、致畸性和致癌性的评估，为其是否能够安全食用、政府审批和上市或制定食品中污染物限量标准并进行监督和管理提供科学依据。因此食品毒理学安全性评价是保障食品安全和国民健康的重要手段。

世界卫生组织（WHO）在 1996 年发布的《加强国家级食品安全性计划指南》中，将食品安全解释为"对食品按其原定用途进行制作和食用时，不会导致消费者受害的一种担保"，强调了食品安全的保障性质，即食品应当在制作和食用的过程中不会给消费者带来任何损害。目前，食品安全性的定义更加明确，是指"在规定的使用方式和用量下，长期食用食品，对食用者不产生不良反应的实际把握"。不良反应包括一般毒性（如中毒等）和特异性毒性（如过敏反应等），以及由于偶然摄入导致的急性毒性（如食物中的有毒菌素等）和长期微量摄入导致的慢性毒性（如长期摄入含有致癌物质或致畸物质的食品），这些都需要更明确地说明。

在食品安全性检测中，准确评估食物中的毒理学风险是至关重要的。随着毒理学实验方法和技术的快速发展，食品毒理学的发展将以毒理基因组学为先导，整体地迈入分子毒理学时代，将呈现以下几个发展趋势：由被动毒理学向主动毒理学发展；由高剂量测试向低剂量测试发展；实验动物由单一性模型向特征性模型发展；由低通量测试向高通量测试发展；由单一用途向多用途、多领域发展等。

随着科技的进步，食品毒理学新技术主要包括基因组学、蛋白质组学、代谢组学、生物标志物、细胞毒理学和生物芯片等。

1. 基因组学 现代基因组学技术的发展为食品毒理学提供了强有力的工具，为毒性评估提供了更精确的手段。通过研究基因表达的变化、突变和单核苷酸多态性，可以更好地理解个体对毒物的敏感性和相关疾病的发生机制。该技术中最重要的是 DNA 微阵列和基于高通量测序的转录组学技术。DNA 微阵列可以同时检测成千上万个基因的表达水平，从而揭示了毒物暴露后基因表达的变化，而转录组学技术则可以全面分析细胞中所有基因的表达量，为寻找与毒性相关的基因提供了广阔的视野。总之，将该技术应用于食品安全检测中，能够在毒理学检测中，将生物学标志物筛选出来，对食品中有毒物质的毒性机制等加以分析和解释，从而提出具体的降低毒性风险的措施。

2. 蛋白质组学 蛋白质组学主要是选择相应的基础性表达物质，也包括组织细胞和体液中蛋白表达情况等，通过对外源性化合物的比较与鉴定，从根本上实现对外源性化合物蛋白中毒性作用机制的分析。通常情况下，在毒理组学中，蛋白质组学可以从机制性、筛选与预测毒性两个方面展开研究。在机制性方面，主要是从蛋白质角度出发，实现对外源性化合物生物标志物的综合性探查和评价。在筛选与预测毒性方面，是将其作为靶标，分析外源性化合物中的危险性生物标志物含量情况。通过蛋白质组学可以分析食品中蛋白质的组成、结构和功能，揭示食品中毒性物质的来源和毒性机制，也可以为食品安全评估和控制提供重要依据，如通过对食品中蛋白质的研究，可以建立蛋白质指纹图谱，辨别食品中有害物质的种类和含量，进行食品质量和安全性评估。此外，蛋白质组学还可以开发新的食品加工技术和控制措施，减少食品中有害物质的生成，提高食品的安全性和品质。

3. 代谢组学 也叫代谢物组学，是一种系统研究生物体代谢产品谱的方法。它通过将色谱质谱联用技术与生物信息学相结合，可以高通量、高灵敏地测定和分析体内代谢产物。在食品毒理学中，代谢组学主要应用于分析和解释食物成分与人体代谢产物之间的关系，评估食品的安全性，鉴别有害物质，并指导食品的生产和加工过程。首先，代谢组学可以帮助了解不同食物成分对人体的影响。通过分析代谢产物的变化，可以发现某种食物成分是否会引起代谢紊乱或毒性反应。其次，代谢组学可以帮助鉴别和鉴定食品中的有害物质。通过分析代谢产物谱，可以发现并区分食物中的有毒成分和正常代谢产物，以便进行食品安全评估和监管。最后，代谢组学还可以帮助评估和指导食品的生产和加工过程。通过分析食物加工过程中产生的代谢产物谱，可以确保食品的质量和安全。

4. 生物标志物 生物标志物是指在生物体内某些物质的浓度或代谢产物的变化，可以作为食物暴露后对毒性物质的生物效应的指示器。目前，常用的生物标志物包括血清中的生物标志物、尿液中的生物标志物以及皮肤、头发等组织中的生物标志物。当有较多外源化学物在生物学屏障下，进入了人体组织，对进入体内化学物质所产生的相应生物学效应相关指标进行检测，即为生物标志物检测。该检测技术的应用，通常是从反应机体暴露水平、反应个体遗传敏感性和反应致癌效应等三类展开的。在生物标志物检测中，借助敏感性生物标志物，能够有效实现对食品污染物的检测，及时了解人体对食品中有害物质的暴露情况，并进行风险评估，降低食品安全的不确定性，对于保证食品安全具有重要的作用。

5. 细胞毒理学 细胞毒理学是研究细胞毒素对细胞的损伤和影响的科学。该检测技术主要是借助外源化学物，分析毒性物质对生物细胞造成的相应危害。在实际食品安全检测应用中，主要是对食品中有害的物质原理进行分析，从加工食品中有害物质的形成原理探讨，分析不同有害物质外源细胞产生有毒性的原理。可以评估食品中存在的毒素对人体细胞的危害程度，判断食品的安全性和风险。这种技术可以用于筛选有害物质和制定食品安全标准，为食品安全性的检测提供有力的保障。

6. 生物芯片 生物芯片是一种能够同时检测多种生物分子的技术，具有高效、精确和快速的特点，可以大大提高食品检测的效率和准确性。该技术包含三大领域：基因芯片、蛋白质芯片和芯片微缩实验室。该技术是将标记的生物探针固定排列于支持物（硅片、载玻片或高分子聚合物薄片）上，待检测样品与支持物上的探针发生特异性亲和反应后，通过扫描并借助计算机软件分析每一探针上的标记信号，从而完成对 DNA、RNA、多肽、蛋白质等生物物质的检测，即可以在一片芯片上检测多种食品中可能存在的有害物质或者细菌。该技术极大地解决食品毒理学中的伦理问题，它从分子和细胞（体外）进行研究，可以显著减少对动物和人类志愿者的测试数目。有研究报道，在含有或不含对乙酰氨基酚的微流控生物芯片内培养的肝癌细胞的转录组、蛋白质组学和代谢组学图谱研究是全球第一个微流控生物芯片评估毒性的例子，该试验表明了生物芯片对于毒理学方面应用的潜力。

综上，食品毒理学新技术在食品安全评估中具有高效快速的特点，能够在短时间内完成毒性评估。例如，基于高通量筛选技术的毒性评估方法能够同时处理多个样本，大大提高了评估的效率。此外，新技术还能够准确地检测出微量的有害物质，从而提高了食品安全的监测水平。其次，新技术能够通过逐个分析毒性物质的作用机制，揭示出它们对人体细胞和器官的影响方式。这种深入研究毒性机制的能力为我们提供了更准确的食品危害评估依据。

然而，食品毒理学新技术也存在一些不足之处。首先，新技术要求使用先进的检测设备进行实验和分析，而这些设备的购买和维护费用巨大。其次，许多新技术的实验步骤繁琐且数据处理方法复杂，为确保实验的准确性和可靠性，需要对研究人员进行培训和提供技术支持。此外，新技术在对复杂食品样品和混合物的分析方面仍有局限性。例如，某些新技术或许无法准确识别食品中低浓度的毒性物质，或无法对特定物质进行特异性分析。因此，需采用多种分析方法和技术的组合，进一步增加了实验和分析的复杂性。再者，新技术在食品毒性评价方面缺乏统一的标准和方法。不同研究机构和实验室所采用的技术方法和标准不一致，使得结果比较和整合变得困难。最后，科学和技术的进步速度极快，随着时间的推移，新的技术和方法将不断涌现，取代当前的技术，这可能导致现有技术逐渐过时。因此，持续的技术更新和研究投入是必要的，以确保食品毒理学研究与科技的发展同步。

二、食品毒理学研究方向展望

食品毒理学研究是一个全链条模式，从毒性效应、毒作用机制到防治技术和风险评估等的转化应用。随着对食品中可能出现的有毒物质的认识不断深入，客观需要的要求以及有关基础科学的发展，在今后的研究中，食品毒理学需要思考以及亟须解决以下问题，即食品毒理学的研究方向。

（1）有很多的有毒物质，人体在接触后的毒性效应是一个长期慢性的发生过程，而已有的研究很多是专注于急性毒性机制，并试图用急性毒性机制去阐述或解释长期或远后效应，这势必会造成较大的偏差。

（2）大剂量染毒的实验研究数据，外推低水平、低剂量暴露风险，尤其是人群低剂量化学物混合暴露的健康影响，其风险模型的不确定性等问题。

（3）有毒有害物质种类繁多，需要开展大规模的比对研究，或通过高通量技术，揭示其中的共性机制问题，并将物质的物理和化学特性融入机制之中。

（4）复合毒性效应及机制的研究。

（5）氧化应激无疑是多种类物质普遍性毒作用环节，但是同样的氧化应激反应机制，不同物质所表现出的毒效应终点不尽相同，防治策略上的考虑更是有很大的差异。因此，开展机制研究还需要将氧化应激与其他环节的作用一并考虑。

（6）在毒理机制的研究策略上，如何将细胞水平的研究与组织和整体研究相结合。在细胞层面上存在细胞质和细胞核信号机制的交互作用，在组织层面上存在实质细胞与间质或微环境的交互作用，病变细胞对正常细胞特别是具有增殖潜能的干细胞的功能的影响。

（7）需要加强转化毒理的研究，尤其是对于我国急切需要发展解决健康问题、阻碍经济发展困境问题的创新科学技术。比如生物标志物、防治靶标等基础研究成果，不能终止在论文发表阶段。将更多的毒理学基础研究成果，通过转化研究更快地服务于社会和人类健康，体现出学科的社会价值。

答案解析

练习题

选择题

（一）配伍选择题

A. 动物体内试验　　　　　B. 体外试验　　　　　C. 人体观察

D. 流行病学研究　　　　　E. 化学分析法　　　　F. 风险评估和安全限量制定

1. 作为毒理学标准研究方法的是（　　）

2. 主要用于外源化学物对机体所引起损害作用的初步筛检、作用机制和代谢转化过程的深入观察，一般采用（　　）

3. 借助统计、调查、分析等方法，将动物实验的结果进一步在人群调查中验证，从对人群的直接观察中，取得动物实验所不能获得的资料，一般采用（　　）

4. 研究外源化学物的组成、杂质的鉴定和不同条件下外源化学物的稳定性、溶解度及解离特性，以及外源化学物或其代谢产物的分析测定，一般采用（　　）

（二）综合分析选择题

在对金属镉进行危险度评价时，利用动物实验和流行病学资料来定性评价镉对人群的健康危害，对镉引起的肾功能损伤进行剂量－反应关系评价，同时进一步研究镉引起肾功能损伤的具体的生理、生化机制，在对镉进行了危害识别、剂量－反应关系评价、暴露评估以及危险度特征分析后，政府制定相应的卫生标准、法律法规和管理措施，来避免或减少镉对人群健康带来的危害。

A. 利用动物实验和流行病学资料来定性评价镉对人群的健康危害

B. 对镉引起的肾功能损伤进行剂量－反应关系评价

C. 研究镉引起肾功能损伤的具体的生理、生化机制

D. 在对镉进行了危害识别、剂量－反应关系评价、暴露评估以及危险度特征分析后，政府制定相应的卫生标准、法律法规和管理措施，来避免或减少镉对人群健康带来的危害

5. 属于描述毒理学范畴的是（　　）

6. 属于机制毒理学范畴的是（　　）

7. 属于管理毒理学范畴的是（　　）

书网融合……

本章小结　　　　　　　　微课　　　　　　　　题库

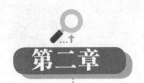

第二章

食品毒理学基础

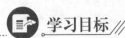 学习目标

知识目标

1. **掌握** 食品毒理学基础的基本概念，特别是毒性的常用指标；剂量－效应、剂量－反应的关系；安全限值的表示方式；外源化学物在体内转运、转化的过程；毒作用的影响因素及机制。

2. **熟悉** 毒作用的分类；生物膜的结构和功能；外源化学物在体内转运、转化的影响因素；毒物代谢动力学的结果评价和结果解释；环境因素、接触途径等对化合物毒作用的影响。

3. **了解** 生物转运、转化的意义；毒物代谢动力学的试验意义及目的；外源化学物产生毒性的可能途径。

能力目标

1. 能运用食品毒理学基础知识辨别食品中可能存在的有毒有害的或潜在有毒有害的因素，并且知道如何消除和预防这些有毒有害因素对人体的影响。

2. 能够依据影响毒作用机制的环境因素，确定动物的饲养条件，判断化合物在特定环境下的毒性作用。

3. 会运用毒理学知识对外源化学物质的毒性作用机制加以分析。

素质目标

通过本章的学习，理解唯物辩证法之质量互变规律，在学习和工作中掌握适度的原则，既要重视量的积累，注意事物细小的变化，不可急于求成，对于消极因素，要防微杜渐；同时又要根据事物的发展进程，不失时机地促使事物由量变到质变的转化。

 情境导入

情境 患者，男，58岁，建筑工，因咽喉肿痛三天，在外院注射头孢哌酮钠舒巴坦钠4.5g 1次/日。三天输液完后，上述症状缓解。12小时后自饮啤酒490ml×2瓶。饮后约半小时，患者出现面部潮红、心慌、胸闷、头昏。被他人送往医院。

查体： P 102次/分，BP 90/60mmHg，神清，烦躁，面部潮红，双瞳孔等大等圆，对光反射存在，项软，双肺呼吸音清晰，心律齐，心音低钝，腹平软，四肢活动可。

心电图提示： 1. 窦性心动过速。2. ST－T波形改变。

考虑： 头孢哌酮钠舒巴坦钠引起"双硫仑样"反应。

思考 1. 什么是"双硫仑样"反应？

2. 为什么服用头孢类抗生素再饮酒，会引起"双硫仑样"反应？

参考答案

PPT

第一节 食品毒理学基础知识

食品的安全性，是与人们日常生活关系密切的概念。人们上街购买鱼、肉、禽、蛋等鲜活产品，总要查看一下是否有腐坏、异味或病虫污染。在食品店的柜台上，印有"不含添加剂""纯天然""绿色食品"等标志的食品，格外吸引购物者的注意。在菜市场，细心的采购者会留心蔬菜的产地，是否有用污水浇灌或被滥用过农药的危险。这些都反映了人们已经把食品的安全性作为购买食品的重要原则和取舍标准。城乡食品的数量与种类日益丰富，关于如何提高食品的质量与安全性的问题十分重要。

一、毒物、毒性和毒作用

（一）毒物

毒物（toxicant）是指在一定条件下，较小剂量即能够对机体产生有害作用或使机体出现异常反应的外源化学物。毒物可以是固体、液体或气体，在与机体接触和进入机体后，能与机体相互作用，发生物理化学或生物化学反应，干扰或破坏机体的正常生理功能，引起暂时性或永久性的病理损害，严重的甚至危及生命。毒物与非毒物其实并无绝对的界限，某些外源化学物在特定条件下有毒性，而在另一种条件下可能并无毒害。比如砒霜，即三氧化二砷，是治疗白血病的重要药材之一。正常情况下成人每日口服 $12 \sim 25 \mu g$ 有良好的药效，可每日口服 $10 \sim 15 mg$ 就可致急性中毒，口服 $60 \sim 300 mg$ 可致死，属于剧毒物质。

食品毒理学中所谓的毒物，主要是指留在食品当中对人体有害的化学物质，包括微生物及其毒素、农业残留物、工业污染物、食品加工贮藏过程中产生的有害物质及食品添加剂，以及动植物原料中的天然毒素等。

1. 按化学性质分类

（1）挥发性毒物 采用蒸馏法或微量扩散法分离的具有挥发性的毒物，如氰化物、醇、酚类等。

（2）非挥发性毒物 采用有机溶剂提取法分离、不具有挥发性的毒物，如巴比妥催眠药、吗啡等。

（3）金属毒 采用破坏有机物的方法分离的含金属元素的毒物，如砷、汞、钡、铬、锌等。

（4）阴离子毒物 采用透析法或离子交换法分离的毒物，如强酸、强碱、亚硝酸盐等。

（5）其他毒物 其他需根据其化学性质采用特殊方法分离的毒物，如箭毒碱、一氧化碳、硫化氢等。

2. 按用途和分布范围分类

（1）工业化学品 包括生产时使用的原料、辅助剂以及生产中产生的中间体、副产品、杂质、废弃物和成品等。

（2）食品中的有毒物质 包括天然的毒素或食品变质后产生的毒素，以及各种食品添加剂，如糖精、食用色素和防腐剂等。

（3）环境污染物 如生产过程产生的废水、废气和废渣中的各种外源化学物。

（4）农用化学品 包括化肥、农药、除草剂、植物生长调节剂、瓜果蔬菜保鲜剂和动物饲料添加剂等。

（5）日用化学品 如化妆品、洗涤用品、家庭卫生防虫杀虫用品等。

（6）医用化学品 包括用于诊断、预防和治疗的外源化学物，如血管造影剂、医用消毒剂、医用药物等。

（7）生物毒素　也统称为毒素，它是由活生物体产生的一种特殊毒物。根据其来源可分为动物毒素、植物毒素、细菌毒素、霉菌毒素等。

（8）军事毒物　主要指用于军事上的一些外源化学物，如沙林、芥子气、梭曼、路易气等。

（二）毒性

毒性（toxicity）是指外源化学物与机体接触或进入体内的易感部位后，能引起损害作用的相对能力，包括损害正在发育的胎儿（致畸胎）、改变遗传密码（致突变）或引发癌症（致癌）的能力等。一种外源化学物对机体的损害作用越大，则其毒性就越高。毒性反映的是毒性的剂量与机体反应之间的关系，因此，引起机体某种有害反应的剂量是衡量毒物毒性的指标。毒性较高的物质，只需要相对较小的剂量或浓度即可对机体造成一定的损害；而毒性较低的物质，则需要较高的剂量或浓度才能呈现毒性作用。

（三）外源化学物毒性影响因素

各种外源性化学物质的毒性大小主要与其化学结构、接触途径、剂量或浓度、环境条件以及物种与个体敏感性差异等一系列因素有关。

1. 化学结构与毒性作用的关系

（1）碳链的长度　不同的外源化学物结构中碳链长短、支链数目、碳链成环程度等会直接影响该毒物的毒性作用。饱和脂肪烃类对有机体的麻醉作用随分子中碳原子数的增加而增强，如戊烷、己烷、庚烷对有机体的麻醉作用依次增强；在碳链中，若以支链取代直链，则毒性减弱，如异庚烷的麻醉作用比正庚烷小一些，2-丙醇的毒性比正丙醇小一些。如果碳链首尾相连成环，则毒性增加，如环己烷的毒性大于正己烷。

（2）分子结构的饱和程度　一般情况下外源化学物的不饱和程度越高，毒性就越大。比如二碳烃类的麻醉毒性随不饱和程度的增加而增大，乙炔、乙烯、乙烷的麻醉毒性依次减弱；丙烯醛和2-丁烯醛对结膜的刺激性分别大于丙醛和丁醛。

（3）分子结构的对称性和空间异构　一般情况下外源化学物对称程度越高，毒性越大。如1,2-二氯甲醚的毒性大于1,1-二氯甲醚，1,2-二氯乙烷的毒性大于1,1-二氯乙烷；芳香族苯环上的三种异构体的毒性次序为：邻位＞间位＞对位。对于空间异构体的毒性，一般认为顺式异构体的毒性大于反式异构体。

2. 接触途径与毒性作用的关系　外源化学物主要通过胃肠道、呼吸道及皮肤等途径与人接触并起毒性作用。不同的接触途径产生的毒性作用速度一般是按静脉注射、空腹注射、肌内注射、口服、皮肤接触顺序依次减弱。其中静脉注射使得外源化学物直接进入血液，吸收系数为1，表现出的最高的毒性。其他接触途径一般吸收系数都小于1，表现出毒性也相对较低。

3. 吸收速率、频率与毒性作用的关系　不同外源化学物在染毒剂量相同的前提下，因吸收速率不同而产生不同的中毒表现。吸收速率高者可在短时间内快速积累在作用部位表现出较强的毒性。除此之外，一种化学毒物的剂量一次性全部给予可引起严重中毒，若分成多次给予可能只引起轻微的毒作用或不起任何毒性效应。对于具体的外源化学物而言，如果接触的间隔时间短于其生物半减期（$t_{1/2}$），则进入机体的量大于排出量，易于在机体内积累至一个高水平，从而引起中毒。反之，如接触的间隔时间长于$t_{1/2}$，就不易引起中毒。

（四）毒性的分级

毒理学最早用于评价急性毒性的指标确实是死亡，因为死亡是各种化学物共同的、最严峻的效应，它易于观看，不需专门的检测设备。长期以来，急性致死毒性是比较、衡量毒性大小的公认方法。LD_{50}

在毒理中是最常用于表示化学物毒性分级的指标。因为剂量－反应关系的"S"型曲线在中段趋于直线，直线中点为50%，故LD_{50}值最具有代表性。

目前我国依据《食品安全性毒理学评价程序和方法》将化学物质分为极毒、剧毒、中等毒、低毒、实际无毒和无毒六个级别（表2-1）。但是，LD_{50}等急性毒性指标并不能反映出毒物对人类潜在的危害，现还是存在多种化学物质长期毒性很严重，LD_{50}却无法反映的情况。

表2-1 我国急性毒性LD_{50}剂量分级

毒性级别	大鼠口服LD_{50} （mg/kg BW）	相对任的致死剂量 （mg/kg BW）	相对于人的致死量 （g/人）	代表外源 化学物
极毒（6级）	小于1	稍尝	0.05	肉毒毒素
剧毒（5级）	1～50	500～4000	0.5	KCN
中等毒（4级）	51～500	4000～30000	5	尼古丁
低毒（3级）	501～5000	30000～250000	50	NaCI
实际无毒（2级）	5001～15000	250000～500000	500	乙醇
无毒（1级）	大于15000	大于500000	2500	丹参多糖

知识链接

杀虫剂解毒药品——碘解磷定

敌敌畏、特普、乙硫磷等是常见农业有机磷杀虫剂。此类化学物进入机体后，与体内胆碱酯酶结合，形成磷酰化酶而使之失去水解乙酰胆碱的作用，因而体内发生乙酰胆碱的蓄积，出现恶心、呕吐、腹痛等一系列中毒症状。碘解磷定作为常见的解毒药品能与磷酰化胆酯酶的磷酰基结合，使胆碱酯酶游离，恢复水解乙酰胆碱的能力，还能直接与有机磷酸酯类结合，生成无毒的磷酰化碘解磷定排出体外，起到了解毒的药效。

（五）毒作用及其分类

毒作用（toxic effect）又称毒效应，是指毒物及其代谢产物在机体作用部位达到一定数量级并与组织大分子成分相互作用的结果。人体在接触外源化学毒物后，机体表现出各种功能障碍、应激能力下降、维持机体稳态能力降低以及对环境刺激敏感性增强等不良反应。

化学物质的毒性作用可根据其特点、发生时间和部位，可以进行如下分类。

1. 速发与迟发作用 速发作用（immediate effect）指某些化学物与机体接触后在短时间内出现的毒效应。如吸收高剂量的硫化氢等毒物引发急性中毒，甚至死亡的情况。迟发作用（delayed effect）指机体接触化学物后，经过一定的时间间隔才表现出来的毒效应。如一些重金属外源化学物在机体发生慢性积累，最终出现肿瘤等恶性病变。

2. 局部与全身作用 局部作用（local effect）指发生在化学物与机体直接接触部位处的损伤作用。如具有腐蚀性的强酸、强碱对皮肤等部位的损伤。全身作用是指化学物吸收入血后，经分布过程到达体内其他组织器官所引起的毒效应。如导致煤炭中毒的一氧化碳会通过血液使得全身性缺氧导致的休克甚至死亡。

3. 可逆与不可逆作用 可逆作用（reversible effect）指停止接触化学物后，造成的损伤可以逐渐消失的毒性作用。如受损伤的组织再生能力较强，或外来化合物与酶或受体等非共价结合所产生的毒作用，往往是可逆的。不可逆作用（irreversible effect）是指停止接触化学物后，损伤不能恢复，甚至进一步发展加重。如外源化学物所引起的肝硬化、肿瘤等不可逆病变。

4. 形态与功能性作用 形态作用（morphologic effect）是指机体组织形态发生肉眼或显微镜下可见的病理变化。如苏云金杆菌分泌的毒素会导致肾近曲小管上皮细胞发生病变，小肠黏膜上皮细胞变形和脱落。外源化学物所引发的形态学改变多数是不可逆的。功能性作用（functional effect）通常是指外源化学物所引起靶器官的可逆性病变。

5. 过敏性反应 过敏性反应（anaphylaxis）也称变态反应（allergic reaction），是机体对外源化学物产生的一种病理性免疫反应。引起过敏性反应的外源化学物称为过敏原，它可以是完全抗原，也可以是半抗原。过敏性反应常见于过敏体质的患者。当这些过敏原与机体接触后，作为一种半抗原与内源性蛋白质结合形成抗原，从而产生抗体。当机体再次与该外源化学物接触后，即可引发抗原－抗体反应，产生典型的变态反应症状。变态反应是一种有害反应，临床表现因人而异，轻者仅有皮肤症状，重者可致休克，甚至死亡。如一些花粉过敏的人群，往往因环境中花粉引发一系列的过敏反应，出现咳嗽、鼻痒、呼吸困难甚至严重的休克等。

6. 特异性反应 特异性反应（idiosyncratic reaction）是指有先天性的遗传缺陷的特异性人群，对于某些化学物表现出异常的反应性。如某些人由于体内缺乏 NADH（还原型烟酰胺腺嘌呤二核苷酸）高铁血红蛋白还原酶，因此对亚硝酸盐及其他能引起高铁血红蛋白血症的外源化学物异常敏感。

（六）损害作用与非损害作用

化学物质对机体产生的生物学作用既有损害作用，又有非损害作用，但其毒性的具体表现是损害作用。在许多情况下，区别损害作用和非损害作用比较困难，尤其在临床表现出现之前更是如此。

1. 非损害作用 非损害作用（non－adverse effect）所致机体发生的一切生物学变化都是暂时的和可逆的，应在机体代偿能力范围之内，不造成机体形态、生长发育过程及寿命的改变，不降低机体维持稳态的能力和对额外应激状态代偿的能力，不影响机体的功能容量，如进食量、体力劳动负荷能力等涉及解剖、生理、生化和行为等方面的指标，也不引起机体对其他环境有害因素的易感性增高。

2. 损害作用 损害作用（adverse effect）所致的机体生物学改变是持久的或不可逆的，造成机体功能容量的各项指标改变、维持体内稳态的能力下降、对额外应激状态的代偿能力降低以及对其他环境有害因素的易感性增高，使机体正常形态、生长发育过程受到影响，寿命缩短。

需要指出，损害作用与非损害作用都属于外源化学物在机体内引起的生物学作用。而在生物作用中，量的变化往往引起质的变化，所以非损害作用与损害作用具有一定的相对意义。

（七）靶器官

外源化学物质直接发挥毒性作用的组织器官称为靶器官（target organ）。靶器官往往只限于一个或几个组织器官。靶器官中化学物质或其代谢物的浓度通常较高，但不一定是最高的。如 DDT 蓄积于脂肪组织，但并不对该组织产生任何毒性；铅浓集于骨，但其毒性主要来自存在于软组织中的铅。

许多化学物质有特定的靶器官，某些化学物质可作用于一个或几个靶器官；在同一靶器官产生相同毒效应的化学物质，其作用机制可能不同。如同样是作用于红细胞影响其输氧功能，苯胺是使血红蛋白中的 Fe^{2+} 氧化为 Fe^{3+}，形成高铁血红蛋白；而一氧化碳是直接与血红蛋白结合为碳氧血红蛋白。

某些特定的器官成为毒物的靶器官可能有如下原因。

（1）器官的血液供给。

（2）存在特殊的酶或生化途径。

（3）器官的功能和在体内的解剖位置。

（4）特异性损伤的易感性。

（5）损伤的修复能力。

（6）特殊的摄入系统。

（7）代谢毒物的能力和活化/解毒系统平衡。

（8）毒物与特殊的生物大分子结合等。

（八）毒效应谱

毒效应谱是指外源化学物质与机体接触后引起的毒效应性质与强度的变化构成了化学物质的毒效应谱。在毒理学研究中，人们使用两类不同的毒性作用终点来检测化学物质引起的各种毒效应。一类为特异指标，如有机磷农药抑制血液中胆碱酯酶活性，致使神经递质乙酰胆碱不能及时水解而堆积于神经突触处，引起瞳孔缩小、肌肉颤动、大汗、肺水肿等中毒表现。其优点是它们的出现与特定化学物质之间有明确的因果关系，常有助于中毒机制的阐明。但是，在完成系统的毒理学研究之前，对于某些化学物质，尤其是新合成的化学物质，常难以确定这样的指标。而且由于指标的不同，无法进行不同化学物质毒性大小的比较。另一类是死亡指标，该指标简单、客观、易于观察，虽然比较粗糙，不能反映毒性作用的本质，但可作为衡量不同作用部位和作用机制的化学物质毒性大小的标准。死亡是常用的主要指标，尤其是在急性毒性评价中。随着分子生物学技术等新的检测技术和方法的出现，有可能对更细微、更早期的生物学改变进行测定，从而发现更多的毒效应，毒效应谱的范围可不断扩大。

（九）生物学标志

为了对化学物质的有害作用进行早期预防、早期诊断和早期治疗，近年来发展了生物学标志（biomarker）的概念，它又被称为生物学标记或生物标志物，指针对进入组织或体液的化学物质及其代谢物，以及它们所引起的生物学效应而采用的检测指标（图2-1）。该研究应用于食品毒理学领域时，对阐明食品污染物与健康损害的关系发挥重要作用。生物学标志可根据进入机体的外源化学物或其生物学后果的测定指标，可分为接触生物学标志、效应生物学标志和易感性生物学标志。

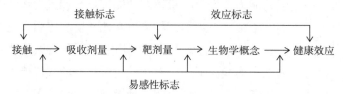

图2-1 从接触到健康效应的模式图和与生物学标志的关系

1. 接触生物学标志 接触生物学标志（biomarker of exposure）是对各种组织、体液或排泄物中存在的化学物质及其代谢或它们与内源性物质作用的反应产物的测定值，可提供有关化学物质暴露的信息。可将其分为体内剂量标志和生物效应剂量标志。体内剂量标志可以反映机体中特定化学物质及其代谢物的含量，即内剂量。如铅、汞、镉等环境污染物可通过各种途径进入人体，检测人体的某些生物材料如血液、尿液、头发中它们的含量即可判断机体有害金属的暴露水平。生物效应剂量标志可以反映化学物质及其代谢物与某些组织细胞或靶分子相互作用所形成的反应产物含量，如苯并［α］芘的DNA加合物，环氧乙烷的血红蛋白加合物。这些加合物的形成往往预示毒效应的开始，而加合物的数量则决定效应的强度。

2. 效应生物学标志 效应生物学标志（biomarker of effect）指机体中可测出的生化、生理参数的异常或病理组织学等方面的改变，可反映与不同靶剂量的化学物质或其代谢物有关的对健康有害的效应的信息。效应生物学标志包括早期效应生物学标志、结构和功能改变效应生物学标志和疾病效应生物学标志。早期效应生物学标志主要反映化学物质与组织细胞作用后，在分子水平产生的改变，如DNA损伤、癌基因活化与抑癌基因失活、代谢酶的诱导和抑制、特殊蛋白质形成及抗氧化能力降低等。结构和功能改变效应生物学标志反映化学物质造成的机体组织器官功能失调和形态学改变，如有机磷农药中毒时胆碱酯酶失活等。

3. 易感性生物学标志 易感性生物学标志（biomarker of susceptibility）是反映机体对化学物质毒性作用敏感程度的指标。由于易感性的不同，性质与剂量相同的化学物质在不同个体中引起的毒效应常有很大差异。机体的易感性是多种因素综合作用的结果，其中基因多态性有重要的作用。易感性生物学标志主要用于易感人群的筛检与监测，以采取针对性的预防措施保护高危人群。

二、剂量-反应（效应）

（一）剂量

剂量（dose）是指给予机体或机体接触的毒物的数量，它是决定外源化学物对机体造成损害作用的最主要因素。剂量的大小意味着生物体接触毒物的多少，是决定毒物对机体造成损害的最主要的因素。

1. 接触剂量 接触剂量又称外剂量，是指外源化学物与机体（如人、指示生物、生态系统）的接触剂量，可以是单次接触或某浓度下一定时间的持续接触。

2. 吸收剂量 吸收剂量又称内剂量，是指外源化学物穿过一种或多种生物屏障，吸收进入体内的剂量。

3. 到达剂量 到达剂量又称靶剂量或生物有效剂量，是指吸收后到达靶器官的外源化学物和其代谢产物的剂量。

剂量的单位可表示为 mg/kg 体重（简称：mg/kg BW），mg/cm^2 皮肤等，并要说明接触途径。对于同一种外源化学物，不同的剂量对机体可以造成不同性质和不同程度的损害作用。因此在涉及剂量概念时，必须与损害作用的性质和程度相联系。同时，在说明某种毒物的剂量时，必须说明其给予的途径。

（二）量反应与质反应

反应（response）是指化学物质与机体接触后引起的有害的生物学改变。一般反应可以根据性质分为量反应和质反应。

1. 量反应 接触一定剂量外来化学物后所引起的一个生物、器官或组织的生物学改变的反应称为量反应。它表示化学物质在个体中引起的毒效应强度的变化，是属于一种计量资料，有强度和性质的差别，可用某种测量数值表示。例如有机磷农药抑制血液中胆碱酯酶的活性，其程度可用酶活性单位的测定值表示。

2. 质反应 接触某一化学物的群体中出现某种效应的个体在群体中所占的比率称为质反应。它表示化学物质在群体中引起的某种毒效应的发生比例，是属于计数资料，没有强度的差别，不能以具体的数值表示，而只能以"阴性或阳性""有或无"来表示。例如死亡或存活、患病或未患病等，称为质反应。

量反应通常用于表示外源化学物在个体中引起的毒效强度的变化，质反应则用于表示外源化学物在群体中引起的某种毒效应的发生比例。

（三）剂量-反应关系

1. 剂量-反应关系的概念 剂量-反应关系（dose-response relationship）可分为剂量-量反应关系和剂量-质反应关系。

剂量-量反应关系（graded dose-response relationship）表示外源化学物的剂量与个体中发生的量反应强度之间的关系。如空气中的一氧化碳浓度的增加导致红细胞中碳氧血红蛋白的含量随之升高，血液中铅浓度的增加引起 ALAD（氢基乙酰丙酸脱氢酶）的活性相应下降，都是表示剂量-量反应关系的实例。

剂量-质反应关系（quantal dose-response relationship）表示外源化学物的剂量与某一群体中质反应发生率之间的关系。如在急性吸入毒性试验中，随着苯浓度的增高，各试验组的小鼠死亡率也相应增高，表明存在剂量－质反应关系。

剂量－量反应关系和剂量－质反应关系统称为剂量－反应关系，是毒理学的重要概念。外源化学物的剂量越大，所致的量反应强度应该越大，或出现的质反应发生率应该越高。在毒理学研究中，剂量－反应关系的存在被视为受试物与机体损伤之间存在因果关系的证据。所以，剂量－反应关系是毒理学研究的核心，安全性评价或各种允许量标准的制订主要建立在剂量－反应关系上，只有剂量－反应关系的研究成果才能用于评价对人类的安全性。

2. 剂量－反应曲线 剂量－反应曲线是由表示量反应强度的计量单位或表示质反应的百分率为纵坐标（因变量）、以剂量为横坐标（自变量）绘制散点图所得到的一条曲线。该曲线可描述不同外源化学物在不同的条件下，因剂量与量反应或质反应的相关关系的不一致呈现出不同的曲线特征。一般情况下，剂量－反应曲线有直线型、抛物线型、"S"曲线型、"全或无"反应等多种曲线形式。

（1）直线型 直线型曲线形式描述反应强度与剂量成正比关系，仅在某些体外试验中，在一定剂量范围内存在，生物机体内比较少见。如采用修复缺陷的细菌或细胞试验系统进行致突变试验时，常在较低剂量下即曲线的起始部分观察到线性的剂量－反应关系（图2-2）。

（2）抛物线型 抛物线型曲线形式描述剂量与反应呈非线性关系，随剂量增加，反应强度先迅速增加，而后增速缓慢，以致曲线先陡峭后平缓，呈现出类似抛物线型（图2-3）。如将此剂量换成对数值则成一直线。将剂量与反应关系曲线转换成直线，可便于在低剂量与高剂量或低反应强度与高反应强度之间进行相互推算。

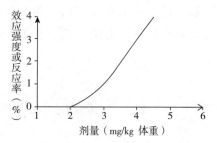

图2-2 "直线型"型剂量－反应曲线

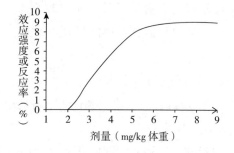

图2-3 "抛物线"型剂量－反应曲线

（3）"S"曲线型 "S"曲线型是典型的剂量－反应曲线，多见于剂量－质反应关系中，可分为非对称"S"曲线型和对称"S"曲线型两种形式（图2-4）。

非对称"S"曲线型：该曲线在靠近横坐标左侧的一端由平缓转为陡峭的距离较短，而靠右侧的一端曲线则伸展较长。它表示随着剂量的增加，反应率的变化呈偏态分布。由于毒理学试验使用试验组数和动物数有限，受试群体中存在一些高耐受性的个体，故这种曲线较为常见。

对称"S"曲线型：当群体中的全部个体对某一外源化学物的敏感性差异呈现正态分布时，剂量与反应率之间的关系表现为对称"S"曲线型。对称"S"曲线型往往见于试验组数和每组动物数均足够多时，在毒理学中仍属少见。

无论是对称"S"曲线型还是非对称"S"曲线型，均在50%反应率处的斜率最大，剂量与反应率的关系相对恒定。因此，常用以引起50%反应率的剂量来表示外源化学物的毒性大小。

（4）"全或无"反应 在毒性试验中有时会看到"全或无"的剂量反应关系现象。这种现象仅在一个狭窄的剂量范围内才能观察到，为坡度极陡的线性剂量－反应关系。例如致畸试验中的剂量－反应关系，在低剂量时，由于个别动物极为易感，因此致畸率增加并不明显；当剂量增加到一定程度时，致畸率会迅速升高；再稍微继续增加剂量则会引起胎仔和母鼠的死亡，因此在高剂量范围内致畸率的增高曲线就无法被描述。产生"全或无"反应的原因应根据具体情况进行分析和解释。

（5）其他曲线形式　除上述几种反应类型的曲线外，剂量－反应关系还可能表现为其他的曲线形式。某些满足机体生理需要的外源物，如维生素、矿物质，其给予量和个体效应间的关系呈"U"形。当人体缺乏某种必需的营养成分时，会引起一系列营养缺乏病；而当摄入过量时，则导致中毒甚至死亡，安全的摄入剂量仅在一段剂量的区间。对于一些非营养物质，随着剂量的增加，则会出现毒性作用，导致死亡（图2－5）。

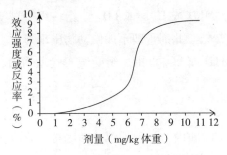

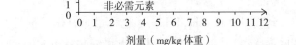

图2－4　"S"曲线型剂量－反应曲线　　　　图2－5　人体接触必需元素和非必需元素的剂量－反应曲线

3. 剂量－反应曲线的转换　为通过数学的方法更加准确地计算 LD_{50} 等重要的毒理学指标并得出曲线的斜率，可以将"S"形曲线转换为直线。当把纵坐标的标志单位反应率改为反应频率时，对称"S"形曲线转换为高斯曲线。当纵坐标单位用概率单位表示时，对称"S"形曲线即转换为直线。将非对称"S"形曲线转换为直线，需要分两步进行：先把横坐标的剂量单位换算为相应的对数，再把纵坐标的反应率改为概率单位，即可得到一条直线。

三、毒性参数和安全限值

毒理学中常用的毒性指标包括致死剂量、阈剂量、最大无作用剂量和毒作用带等。毒性指标可大致分为两类：一类为毒性上限指标，是在急性毒性试验中以死亡为终点的各项毒性指标；另一类是毒性下限指标，即有害作用的阈剂量及最大无作用剂量，可以从各种毒性试验中得到。毒性参数的测定是毒理学试验剂量－效应关系和剂量－反应关系研究的重要内容。

（一）致死剂量

指在急性毒性试验中外源化学物引起受试实验动物死亡的剂量或浓度，通常按照引起动物不同死亡率所需的剂量来表示。致死剂量常以引起机体不同死亡所需的剂量来表示，单位为 mg/kg 或 mg/L。由于在同一群体中，个体死亡的多少有很大的差异性，所需的剂量也就不一样，因此致死剂量又有如下不同的概念。

1. 绝对致死剂量　绝对致死量（absolute lethal dose，LD_{100}）指引起一组受试实验动物全部死亡的最低剂量或浓度。由于一个群体中，不同个体之间对外源化学物的耐受性存在差异，个别个体耐受性过高，并因此造成100%死亡的剂量显著增加。所以表示一种外源化学物的毒性高低或对不同外源化学物的毒性进行比较时，一般不用绝对致死量（LD_{100}），而采用半数致死量（LD_{50}）。LD_{50} 较少受个体耐受程度差异的影响，较为准确。

2. 半数致死剂量　半数致死剂量（median lethal dose，LD_{50}）指引起一组受试实验动物半数死亡的剂量或浓度。它是一个经过统计学处理计算得到的数值，常用以表示急性毒性的大小。LD_{50} 数值越小，表示外源化学物的毒性越强，反之 LD_{50} 数值越大，则毒性越低。与 LD_{50} 概念相似的毒性参数，还有半数致死浓度（ID_{50}），即能使一组实验动物在经呼吸道接触外源化学物一定时间后，死亡50%所需的浓度（mg/m^3）。

LD$_{50}$代表受试群体感受性的平均情况。它位于剂量－反应关系"S"形曲线的中央，不受两端个别动物感受性特高或特低的影响，此处曲线的斜率最大，剂量稍有增加就能引起死亡率明显的变化，因而灵敏度最高；且其附近的线段又几乎成直线，所以稳定性好。死亡是一个能够准确观察且简便的观察指标。因此，LD$_{50}$是评价化学毒物急性毒性最敏感、最精确、最具代表性的指标，最常被作为评价化学毒物急性毒性的指标。

3. 最小致死剂量　最小致死剂量（minimum lethal dose，MLD 或 LD$_{min}$ 或 LD$_{01}$）指一组受试实验动物中，仅引起个别动物死亡的最小剂量或浓度。从理论上说，低于此剂量即不能使动物出现死亡。

4. 最大耐受量　最大耐受量（maximal tolerance dose，MTD 或 LD$_0$）指一组受试实验动物中，不引起动物死亡的最大剂量或浓度。

（二）阈剂量

阈剂量（threshold dose）也称最小有作用剂量，指在一定时间内，一种外源化学物按一定方式或途径与机体接触，并使某项灵敏的观察指标开始出现异常变化或使机体开始出现损伤作用所需的最低剂量。即剂量稍低于阈值时，效应不发生；而剂量达到或高于阈值时，效应将发生。

一种化学物对每种效应都有一个阈值，因此一种化学物可有多个阈值。对某种效应，对不同的个体可有不同的阈值。同一个体对某种效应的阈值也可随时间而改变。目前，对于某些化学物和某些毒效应还不能证实存在阈剂量（如遗传毒性致癌物和性细胞致突变物）。

随着科学的发展和观察指标的变化，阈剂量也会变动，但应注意区别效应是生理的、无毒的，还是毒性效应。例如体重减轻可能是食物摄入量减少引起的，也可能是机体对化学品不适应产生的毒效应；又如肝肿大可能是化学品一时性引起肝混合功能氧化酶的兴奋的结果，也可能是化学品导致肝损伤而引起的毒效应。

（三）安全限值

安全限值是指为保护人群健康，对生活和生产环境和各种介质（空气、水、食物、土壤等）中与人群身体健康有关的各种因素（物理、化学和生物）所规定的浓度和接触时间的限制性量值。他是国家颁布的卫生法规的重要组成部分，是对人类生活和生产环境实施卫生监督和管理的依据，是提出防治要求、评价改进措施和效果的准则，对于保护人民健康和保障环境质量具有重要意义。

1. 安全系数　安全系数（safety factor，SF）是根据所得的最大无毒性反应剂量（NOAEL）提出安全限值时，为解决由动物实验资料外推至人的不确定因素及人群毒性资料本身所包含的不确定因素而设置的转换系数。安全系数一般采用100，据认为安全系数100是为物种间差异（10）和个体间差异（10）两个安全系数的乘积（图2-6）。

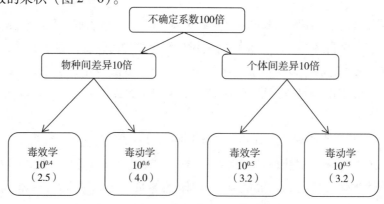

图2-6　100倍不确定系数（安全系数）的构成

2. 每日允许摄入量 每日允许摄入量（acceptabledaily intake，ADI）是指人类终生每日随同食物、饮水和空气摄入某种外源化学物而对健康不引起任何可观察的损害作用的剂量。ADI 是世界卫生组织提出的，是根据"最大无毒性反应剂量"（NOAEL）来制订的，单位为 mg/（kg BW·d）。

$$ADI(mg\ BW \cdot d) = \frac{NOAEL\left[mg/(kg\ BW \cdot d)\right]}{安全系数}$$

知识链接

我国常见食品添加剂 ADI 值如下（表 2-2）。

表 2-2 我国几种常见的食品添加剂 ADI 值

品名	ADI（mg/kg BW·d）	食品中的最大使用量（g/kg）	用途
六偏磷酸钠	0～70	5.0	方便米面制品
三聚磷酸钠	0～70	5.0	方便米面制品
磷酸氢钙	0～70	1.0	发酵制品、婴儿食品
苯甲酸	0～5	0.2～1.0	食品防腐
山梨酸	0～25	0.75～2.0	食品防腐
二丁羟基甲酸	0～0.3	0.2	食谷类食品

3. 最高容许残留量 最高容许残留量（tolerance level or maximal residue limit，MRL）又称容许量，也称最高残留限量，是指允许在食品表面或内部残留药物或化学物质的最高含量或浓度。具体来说，就是在屠宰或收获以及加工、贮存和销售等特定时间内，直到被人体消费时，食品中的药物或化学物质残留的最高容许含量或浓度。MRL 的根据 ADI 计算的，其计算公式如下：

$$MRL = \frac{ADI(mg/kg\ BW \cdot d) \times BW(kg)}{人每日摄入食品总量(kg/d) \times 食物系数(\%)}$$

式中，食物系数指待测食物占食物总量的百分率（%）；BW（body weight）是指人群平均体重（kg）。

4. 最高容许浓度 最高容许浓度（maximal allowable concentration，MAC）是指某一外源化学物可以在环境中存在而不致对人体造成任何损害作用的浓度。我国在制订 MAC 时遵循"在保证健康的前提下，做到经济合理，技术可行"的原则，因此与上述几种以保护健康为基础的安全限值有区别。MAC 的概念对生活环境和生产环境都适用，但人类在生活与生产活动中的具体接触情况存在较大差异，同一外源化学物在生活环境中与生产环境中的 MAC 也不相同。

第二节 食品中外源性化学物在体内的生物转运 微课

PPT

一、生物膜与生物转运

外源化学物与人体接触后，能通过各种途径进入人体。机体对这些物质的处置在体内呈现出动态过程，即外源化学物和机体之间的相互作用经过吸收（absorption）→分布（distribution）→代谢（metabolism）→排泄（exretion）过程。这四个过程英文单词的首字母合在一起又称为 ADME 过程。在这四个过程中吸收分布和排泄具有共性即都是化学物穿越生物膜的过程，其本身的结构和性质不发生变化，只在体内发生位移，所以统称为生物转运，主要是通过生物膜实现的。生物膜保障有机体和外环境中物质的交换（摄入和排出），从而维持有机体的正常生命活动。

（一）生物膜的结构和功能

生物膜是包围着每个细胞的细胞膜和细胞器膜的总称，是镶嵌有蛋白质的流动脂双层。生物膜主要由脂质、蛋白质和少量的糖链组成，其骨架是磷脂双分子层。每个磷脂分子具有一个极性的亲水"头部"和两个非极性的疏水性"尾部"。所有脂质分子的亲水"头部"都朝向膜两侧表面，疏水性"尾部"都朝向膜的中心，形成生物膜的脂质双分子层。蛋白质分子以不同的方式镶嵌在生物膜中，如整合蛋白、表面蛋白等。生物膜的各种功能，主要取决于膜内所含的蛋白质。一般来说，膜中所含蛋白质越多，其功能越复杂和多样化；细胞和周围环境之间的物质、能量和信息的交换，大多与细胞膜上的蛋白质有关。细胞膜的表面还有许多糖类分子，形成糖脂和糖蛋白。糖链相当于细胞的许多"天线"，使细胞接受外界的多种信息，具有细胞识别的功能。

生物膜主要有四个功能。

（1）隔离功能　生物膜包绕和分隔内环境，为细胞的生命活动提供相对稳定的内环境。

（2）屏障功能　生物膜是内外环境物质交换的屏障，使膜两侧的水溶性物质不能自由通过。

（3）选择性物质运输功能。

（4）多种生物功能　如吸收、滤过等。

生物膜与细胞物质、能量和信息的转换息息相关。

（二）生物转运

外源化学物通过生物膜的转运方式主要有被动转运、主动转运和膜动转运三大类。

1. 被动转运　被动转运是一种顺浓度梯度的跨膜运输过程，此过程的特点是运输过程中不消耗能量。类型包括简单扩散、膜孔滤过、易化扩散三种形式。

（1）简单扩散　简单扩散是由生物膜外源化学物分子浓度高的一侧跨过细胞膜进入浓度低的一侧这样一个过程。化学物以其溶于脂的特性溶解于膜脂双层中，再达到膜对侧，不与膜起化学反应，也不消耗能量，是大多数化学毒物的主要转运方式。外源化学物进行简单扩散的条件：①生物膜两侧存在浓度差即浓度梯度；②化学毒物必须具有一定的脂溶性，可溶解于膜双层磷质层中，并通过生物膜；③外源化学物必须是非离子状态即非解离型。此外，膜的厚度和面积对物质的扩散也有一定影响。

脂/水分配系数是表示化学物质脂溶性的一个参数，是指化学物在含脂和水的体系中，当分配达到平衡时在脂相和水相中的浓度比值。一般情况下，脂水分配系数大的化学物和非解离的化学物容易以简单扩散的方式通过生物膜。对于具有适当脂/水分配系数的化合物，其转运速度与膜两侧的浓度差成正比。

此外，化学毒物的解离度和体液的 pH 值对其简单扩散的影响很大。这是因为未解离时处呈分子状态的化学物的脂溶性相对较高，一旦解离成离子，其水溶性明显增高而脂溶性相应降低。很多化学毒物为弱的有机酸或弱的有机碱，在体液中可部分解离。以解离型（离子型）存在的化合物脂溶性较小，难以通过细胞膜简单扩散；而非离子型（分子型）化合物脂溶性大，容易跨膜扩散。环境中的 pH 值越小，有机酸的非离子型的比例就越大，越容易吸收，如苯甲酸主要在胃内吸收。反之，环境中的 pH 值越大，有机碱的非离子型比例越大，也越容易吸收，如苯胺主要在小肠内被吸收。

（2）膜孔滤过　膜孔过滤是指分子量较小的外源化学物通过生物膜上不断形成膜孔的过程。通常情况下，生物膜在膜脂的运动下可形成许多微孔（一般直径为 4nm）、可允许相对分子量≤100，不带电荷的极性分子如水、尿素、乙醇、乳酸等水溶性小分子及氧气、二氧化碳等气体分子迅速自由地穿过，其相对扩散速率与该物质在膜两侧的浓度差成正比，相对分子量较大的物质通常不易通过。各种生物膜上的微孔直径并不相同，肾小球、肝脏上的孔道直径较大，如肾脏这样的特化的细胞膜，微孔直径达到

60~80nm，可允许相对分子质量为50000以下的分子迅速通过。凡是分子直径小于孔道直径的物质，皆可在流体静压或渗透压的作用下，随同大量水流跨过细胞膜而转运。由于许多化学毒物的相对分子质量相对较大，因此，膜孔过滤不是化学毒物通过细胞膜的主要转运方式。

（3）易化扩散　又称帮助扩散或载体扩散。是指不易溶于脂质的外源性化学物质利用载体从高浓度向低浓度转运的过程。两者都是由高浓度向低浓度的顺浓度梯度转运，且不耗能；不同之处是易化扩散需要借助载体才能完成。一些水溶性的大分子如核酸、氨基酸、葡萄糖及Na^+、Ca^{2+}等可通过易化扩散方式进行跨膜转运。

2. 主动转运　是逆浓度梯度进行的物质转运，即能将外源化学物透过生物膜由低浓度一侧向高浓度一侧转运的过程。这种转运需要消耗能量，并需要载体的参与。细胞膜上存有进行主动转运的特殊结构，在物质转运过程中起到"泵"的作用，其本质是一种具有ATP酶活性的特殊镶嵌蛋白质。

主动转运对于已吸收的化学物在体内的不均匀分布和排泄具有重要意义。如许多外源化学物的代谢产物经由肾脏和肝脏排出，机体需要的某些营养物质如某些糖类、氨基酸、核酸和无机盐等由肠道吸收进入血液循环。一些外源化学物，其化学结构与内源性化学物非常相似，可假借后者的运载系统进行主动转运，如铅、铊、钴、锰等金属离子。

3. 膜动转运　膜动转运是指细胞与外界环境进行的一些大分子物质交换过程，其特点是在转运过程中生物膜结构发生变化，包括入胞作用和出胞作用。

（1）入胞作用　又称为内吞作用，是指细胞膜与外界物质接触处，细胞膜内陷，将该物质包围形成小泡，然后小泡与细胞膜脱离而进入细胞内的过程。如果被摄入的是固态物质（如细胞碎片、细胞等）则称为吞噬；如果被摄入的是液态物质则称为胞饮。

（2）出胞作用　又称为排外作用，是指拟排出的物质线形成膜性分泌小泡，小泡逐步与细胞膜接触，然后接触处两膜融合，中心出现小孔，物质经小孔排到细胞外。

相对而言，膜转运系统在整个生物转运过程中的重要性不如其他转运机制，但在一些大分子颗粒物质被吞噬细胞由肺泡去除或被肝、脾的网状内皮系统由血液去除的过程中起主导作用。

二、吸收、分布及排泄

外源化学物（毒物）从接触部位进入机体，到从机体内消除的全过程称为体内过程，可分为吸收、分布、代谢和排泄四个环节。

（一）吸收

外源化学物经各种途径通过机体的生物膜而进入血液的过程称为吸收。吸收的主要部位是消化道、呼吸道和皮肤。药物治疗中还有注射方式给药，如皮下注射、肌内注射和静脉注射等，在毒理学试验中还有腹腔注射等染毒方式。

1. 经消化道吸收　饮水和食物中的污染物质主要是通过消化道被吸收入体内。消化道的任何部位均有吸收作用，但起主要作用的是小肠。因小肠是消化道中最长的部分，可达5~6m，小肠黏膜的皱襞上有很多绒毛、微绒毛，使小肠黏膜的总吸收面积达200~300m^2，这也是外源化学物主要在消化道吸收的原因。

2. 经呼吸道吸收　空气中的化学污染物主要经呼吸道进入机体，从鼻腔到肺泡的各部分结构不同，对外源化学物的吸收也不同，其中以肺泡为主，且吸收速度快，仅次于静脉注射。鼻腔黏膜虽然表面积小，但具有高度通透性，可吸收部分毒物。

知识链接

矽 肺

矽肺又称硅肺，是由于长期吸入含有游离二氧化硅的粉尘所引起，是尘肺中最常见、进展最快、危害最严重的一种类型。肺部有广泛的结节性纤维化，严重时影响肺功能，丧失劳动能力。症状是呼吸困难、咳嗽、咳痰、胸闷、胸痛、体力减弱。矽肺的严重程度取决于3个因素：空气中的粉尘浓度、粉尘中游离二氧化硅的含量和接触时间，此外，防护措施及个体因素如个人习惯（吸烟），上、下呼吸道疾病等在矽肺发生发展中均有一定影响。

矽肺的发病机制是游离二氧化硅颗粒进入肺泡后，被聚集在肺淋巴管起始部位的肺巨噬细胞所吞噬，游离二氧化硅对巨噬细胞有极强的毒性作用，可致其自溶死亡。巨噬细胞自溶后，释放出来的溶酶体继续使邻近的肺泡细胞溶解，而尘粒释放出来后再被其他巨噬细胞吞噬。如此周而复始，肺泡不断自溶而形成空洞。同时，巨噬细胞崩解时释放出致纤维化因子，激活成纤维细胞，促进成纤维细胞增生并形成胶原，填补空洞，最终导致肺纤维化。

3. 经皮肤吸收 皮肤是外源化学物的天然屏障，吸收比较困难。但是有不少外源化学物也可以通过皮肤吸收而产生全身毒性作用。例如四氯化碳可以通过皮肤吸收而引起肝损害，某些有机磷农药可经皮肤吸收引起中毒甚至死亡。另外，一些多环芳烃和重金属也可以经皮肤吸收进入血液循环。

（二）分布

分布是指外源化学物吸收进入血液或淋巴液后，随着体循环分散到全身各组织器官的过程。大部分外源化学物在组织器官中的分布是不均匀的，其分布情况受组织局部的血流量、游离型化学物的浓度梯度、转运速度、亲和力等因素的影响。

1. 初始分布与再分布 外源化学物被吸收后，在外源化学物的初始阶段主要取决于器官或组织和灌注速率，首先向机体血流量大的器官分布，心、肝、肺、肾和脑组织由于血管丰富、血液灌注速率大，从而分布速度快，外源化学物含量更多；而血供贫乏、血液灌注速率低的脂肪、肌肉、皮肤等组织分布速度慢，外源化学物含量低；初始分布后，随着时间的延长，受到外源化学物经膜扩散速率和器官组织对化学物质亲和力的影响，引起外源性化学物的再分布。经过再分布，外源化学物主要分布在代谢器官、靶器官、排泄器官及贮存库。如铅一次经口染毒，2小时后剂量的50%在肝内；1个月后铅在体内的残留剂量的90%与骨结合。一次静脉注射二噁英（TCDD），5分钟后剂量的15%在肺内，仅1%在脂肪组织中；24小时后仅有剂量的0.3%在肺内，约20%在脂肪组织中。

2. 毒物在体内的贮存库 进入血液的外源化学物在机体内的某些组织器官中蓄积而浓度较高，如外源化学物对蓄积器官造成毒性损伤，称这些器官为靶器官；如外源化学物在某种组织器官中蓄积但未显示明显的毒性作用，则这些组织器官称为贮存库。

（1）与血浆蛋白结合作为贮存库 血浆中的各种蛋白质都具有结合其他化学物质的能力，其中白蛋白的结合能力最强。不同化学毒物与血浆白蛋白结合的量不同，其结合能力与外源化学物的理化性质有关，如安替比林不与白蛋白结合，丙烯巴比妥与白蛋白的结合率为50%，保泰松与白蛋白的结合率为98%，几乎全部与白蛋白结合。

（2）肝脏与肾脏作为贮存库 肝肾具有与许多化学毒物结合的能力，因其组织的细胞中含有一些特殊的结合蛋白。肝脏中存在有配体蛋白类物质，如谷胱甘肽－S－转移酶、γ－蛋白（与有机化学物亲和力高）、金属硫蛋白等，他们能与许多有机酸、金属离子及一些有机阴离子、偶氮染料致癌物和皮质类固醇结合。肾脏中含有较高浓度的金属硫蛋白，能与镉、铅、砷、汞等金属离子结合。镉与金属硫蛋白结合，在肝、肾中的含量较高，体内的生物半衰期可达几十年以上。所以肝肾既是毒物转化和排泄的重要器官，也是外源毒物的贮存场所。

（3）脂肪组织作为贮存库　普通人的脂肪约占体重的20%，肥胖者可高达50%。脂溶性高的外源化学物进入体内不易被机体代谢，而容易储存在脂肪组织中，如多氯联苯（PCBs）、有机氯农药（如DDT、六六六、林丹等）和二噁英（TCDD）等。由于化学毒物在脂肪中贮存可降低其在靶器官中的浓度，所以肥胖者对脂溶性毒物的储存能力强，对其毒性耐受性高。但当脂肪被迅速动员时，可使血中的浓度突然增高而引起中毒。

（4）骨骼作为贮存库　骨骼中的某些成分对有些化学物具有特殊亲和力。氟离子可代替羟基磷灰石晶格中的 OH^-，使骨组织中氟含量增加，造成骨的明显损害（氟骨症）。铅、锶与钙的代谢近似，在骨骼中可互相置换，代替骨质中钙贮存在骨中。放射性的锶可致骨肉瘤及其他肿瘤。人体内90%以上的铅蓄积于骨，而对骨无毒性。故而说明骨是氟、锶的靶器官，是铅的贮存库。

（5）其他贮存库　具有特殊重要性的器官如大脑、内分泌器官（如甲状腺）和生殖器官，在反复接触外源化学物后，有时也会发生化学物原型或代谢产物在这些器官蓄积现象。

3. 体内的屏障作用　屏障作用是阻止或减缓外源化学物由血液进入某些组织器官的生理保护机制。机体内较为重要的生物屏障主要有以下几种。

（1）血-脑屏障　是指血液与脑细胞、血液与脑脊液、脑脊液与脑细胞之间三种屏障的总称，它有利于维持中枢神经系统内环境的稳定。外源化学物经血-脑屏障的转运方式主要是简单扩散，故外源化学物的脂溶性和解离性是影响其转运的主要因素。脂溶性物质可直接通过血-脑屏障；有些分子可通过载体转运通过血-脑屏障，如甲基汞可与半胱氨酸结合成复合物，借助中性氨基酸的转运系统通过血-脑屏障进入脑组织，造成中枢神经系统的损害。新生儿由于血-脑屏障还没有发育完全，脑组织更容易受到外源化学物的影响。

（2）胎盘屏障　是指胎盘将母体与胎儿血液隔开的屏障，是保护胎儿免受外源化学物损害的重要结构。胎盘屏障的细胞层数随动物物种不同和不同妊娠阶段而各异。虽有"胎盘屏障"，但至今还没有肯定胎盘对防止毒物从母体进入胚胎有特殊作用。大多数脂溶性化学毒物经被动扩散方式通过胎盘，脂溶性越高，达到母体-胚胎平衡越迅速。许多药物可导致胎儿发生先天性畸形或疾病，如引起海豹样畸形、先天性水俣病（胎儿慢性甲基汞中毒症）。多环芳烃类可通过胎盘进入胎儿体内，并在远期危害胎儿，如出生后致癌等。

（3）其他屏障　血-眼屏障和血-睾丸屏障分别在眼毒理学和生殖毒理学中有重要意义。

（三）排泄

排泄是指外源化学物及其代谢产物向体外转运并最终排出体外的过程，是生物转运的最后环节。

外源化学物的排泄途径主要有经肾排泄和经肝、胆汁排泄。此外，肺、皮肤、乳汁、唾液和眼液等也可进行少量排泄。

1. 经肾排泄　每个肾含有一百多万个肾单位，每一个肾单位由一个肾小球和一条细长的肾小管组成。肾小管的一端呈杯状即肾小囊，肾小囊包裹着肾小球构成肾小体；另一端与集合管相连。肾小体主要位于肾皮质，而肾小管位于肾髓质。肾脏是水溶性化学物或水溶性代谢产物的主要排泄器官，排泄效率极高，其排泄机制包括肾小球滤过、肾小管分泌和肾小管的重吸收等。

（1）肾小球滤过　肾小球的毛细血管膜孔较大（7~8nm），除与血浆蛋白结合的物质不能滤过外，其他游离型外源化学物及其代谢产物都可以通过肾小球滤过而排泄。

（2）肾小管分泌　肾小管具有主动转运功能，包括有机阴离子和有机阳离子两套转运系统，可逆浓度梯度分别将这两类外源化学物从近曲小管的毛细血管中转运到肾小管腔内，称为肾小管分泌。某些毒物可通过肾小管的分泌而排泄，如有机阴离子有青霉素、水杨酸等；有机阳离子有四乙胺、N – 甲基烟酰胺等。

（3）肾小管的重吸收　经肾小球滤过的滤液中含有许多机体必需物质，肾小管可重新吸收这些物质并将其送回血液中。如葡萄糖几乎全部被重吸收，Na^+ 等大部分被重吸收，更重要的是水的重吸收。在正常情况下，成人每天经肾小球滤出的原尿约180L，相当于全身体液总量的4倍，但每天排出的终尿仅 1～2L，仅为滤液总量的1%，其余99%的滤液被肾小管和集合管重新收送回血液。经过水分的重新收，原尿中的外源化学物浓度明显增加，可高达血液中浓度的100倍，从而对肾实质细胞产生损害作用。同时，外源化学物浓度的增加，脂溶性的外源化学物也会以简单扩散的方式被重新收，从而影响毒物排泄。正常尿液的 pH 为 4.0～7.0，低于血浆而偏酸性，有机酸的非解离型比例增加，有利于重吸收；有机碱的非解离型比例降低，则有利于重吸收。

2. 经肝、胆排泄　肝脏既是外源化学物代谢的主要器官，也是外源化学物排泄的器官之一。进入肝脏实质细胞的外源化学物及其代谢后的结合物，会以主动转运的方式排到胆囊中，再随胆汁排入十二指肠。胆汁排泄是多种结合物（如谷胱甘肽结合物和硫酸结合物）的主要排泄途径，可看作是经尿排泄的补充途径。经肝胆排泄到肠腔内的葡萄糖醛酸等结合物由于水溶性高，不易被肠道重吸收，会随粪便排出体外。在下段肠道中，经膜和肠内菌群的水解酶如葡萄苷酶的作用下，结合物会被分解，外源化学物再次游离，可被肠道吸收，经门静脉重新进入肝脏，这种现象称为肠肝循环。肠肝循环具有重要的生理意义，可使一些机体需要的化学物质被重新吸收利用，如每天排出的胆汁酸约95%被小肠壁重吸收，并被再次利用。在毒理学方面，由于某些外源化学物被再次吸收，使其在体内的停留时间延长，毒性也相应增强。

3. 其他排泄途径

（1）经肺排泄　经呼吸道吸入的、在体内不能被代谢的气态化学物和经其他途径吸收或在体内形成的挥发性大的产物（如四氯化碳、丙酮等），都会经肺随呼气排泄。肺排泄的机制是简单扩散，肺泡壁两侧的气体分压差大，经肺排泄的速度快。

（2）乳汁排泄　外源化学物主要以简单扩散的方式进入乳汁。由于乳汁富含脂肪并微偏酸性（pH 为 6.5～7.0），所以脂溶性物质和弱碱性化学物容易在乳汁中浓集。现已知数十种外源化学物可随乳汁排泄，如毒性极大的二噁英（TCDD）类物质也随乳汁排泄。乳汁排泄的特殊意义是，婴儿通过母乳、牛奶可接触到这类化学物，成人通过乳和乳制品也会接触到污染在乳汁中的外源化学物。

（3）其他排泄　如通过汗液、唾液和头发等排泄。

第三节　食品中外源性化学物在体内的生物转化

PPT

一、生物转化和毒物代谢酶

（一）生物转化

生物转化又称代谢转化，是指外源化学物在体内经历酶促反应或非酶促反应而形成代谢产物的过程。生物转化的结果是改变了毒物的化学结构和理化性质，从而影响了它们所致毒效应的强度和性质，以及在体内的分布过程和排泄速度。因此，生物转化是机体对外源化学物进行处置的重要环节，也是机体维持稳态的主要机制。肝脏是含有生物转化酶类最丰富的器官，因此是生物转化反应最主要的部位，其次为肺、胃、肠、皮肤以及肾脏。

毒物生物转化的速度及其类型，因物种甚至品系而异，此常用来解释毒物的毒性差异。动物的年龄和性别以及接触其他化学物也可改变生物转化。了解这些因素，对毒理学实验的设计和阐明毒物对人体健康的危害都是很重要的。

1. 代谢解毒与代谢活化 生物转化具有解毒和活化的正负两面性。外源化学物经过生物转化以后成为低毒或无毒的代谢物（metabolite），这一过程称为代谢解毒（metabolic detoxication）。多数外源化学物代谢后毒性降低，毒效应减弱。所以，人们曾把生物转化视为一个完全对机体有利的解毒过程。随着研究的深入，发现有一些外源化学物经过生物转化后，毒性非但没有减弱，反而明显增强，甚至产生致突变、致癌和致畸作用，这种现象称为代谢活化（metabolic activation）或生物活化（bioactivation）。如对硫磷可在体内代谢为毒性更大的对氧磷，氯乙烯、苯并［α］芘等本身不致癌，但其代谢物具有致癌作用。由于代谢活化的产物多数不够稳定，仅在短时间内存在，故称为活性中间产物（reactive intermediate），可分为 4 类：①亲电子剂，其分子中含有一个缺少电子的原子，易于通过共享电子对的方式与生物大分子（如蛋白质、RNA 和 DNA）中富含电子的原子反应。如苯并［α］芘的代谢产物 7,8 - 二氢二醇 -9,10 - 环氧化物即属此类；②自由基，是化合物中的共价键发生均裂后形成的含奇数电子的原子、分子或离子。如四氯化碳、醌等均可经代谢形成自由基；③亲核剂，较为少见。如苦杏仁苷经肠道菌群酶的作用生成氢化物，二卤代甲烷经氧化脱卤形成 CO 等；④氧化还原反应物，较为少见。如抗坏血酸可将 Cr^{6+} 还原为 Cr^{5+}，后者又可催化生成 HO· 。

2. 外源化学物溶解度的变化 由于被机体吸收的大多数毒物均具有较好的脂溶性，如果没有生物转化过程，它们的排泄将会极其缓慢，以至在体内蓄积到引起中毒的水平，甚至造成机体死亡。

生物转化涉及两大类反应：Ⅰ相反应和Ⅱ相反应。Ⅰ相反应包括氧化、还原和水解反应。Ⅱ相反应即结合反应，包括葡萄糖醛酸化、硫酸化、乙酰化、甲基化、与谷胱甘肽结合及与氨基酸结合。Ⅰ相反应的作用主要是使被催化的底物暴露或获得一些功能基团，如—OH、—COOH、—NH_2、—SH 等。这些基团不仅增加了反应产物的水溶性，而且使之易于进行Ⅱ相反应。在Ⅱ相反应中，内源性辅因子与Ⅰ相反应产物获得的功能基团作用而形成结合物。多数Ⅱ相反应使外源化学物的水溶性显著增加，排泄加速。只有甲基化和乙酰化反应可使结合物的水溶性降低。

（二）毒物代谢酶

1. 毒物代谢酶的基本特性 毒物代谢酶指外源化学物的生物转化酶。由环境进入机体的外源化学物种类繁多，不可能都有专一的代谢酶与之对应。因此，生物转化又称代谢转化，是指外源化学物在体内经历酶促反应或非酶促反应而形成代谢产物的过程。毒物代谢酶包括结构酶和诱导酶。前者可在体内持续地表达；后者在外源化学物刺激或诱导下合成。

某些毒物代谢酶的结构（氨基酸序列）在不同个体有所差别，即存在多态性，致使其代谢活性不同。这是造成同一外源化学物在不同个体中出现代谢速率差异的根本原因。氨基酸取代对于毒物代谢酶催化活性的影响通常存在底物依赖性。如等位变体可正常地与某些底物及抑制剂作用，但对于其他底物则反应异常。

某些外源化学物具有一个或多个手性中心，即存在立体异构体，它们的生物转化表现出立体选择性。如抗癫痫药麦山妥英是 R - 和 S - 两种立体异构体的外消旋混合物，S - 异构体可被细胞色素 P_{450} 的亚族 CYP2C19 迅速羟化而排泄，而 R - 异构体的相同代谢则要缓慢得多。还有一些具有抑制生物转化酶能力的手性外源化学物，也呈立体选择性。如奎尼定是 CYP2D6 的强抑制剂，而其立体异构体奎宁则对该酶的抑制作用相对较弱。在某些情况下，非手性分子可转变为立体异构体代谢物的混合物，立体选择性同样有所表现，即一种异构体的形成优于另一异构体。

2. 毒物代谢酶的分布 毒物代谢酶在机体各组织的分布广泛，在细胞内则存在于数种亚细胞结构中。在脊椎动物，肝脏是含有代谢外源化学物酶类最多的器官。皮肤、肺、鼻黏膜、眼和胃肠道等外源化学物的主要接触部位也具有毒物代谢酶。其他如肾脏、肾上腺、胰、脾、心脏、脑、睾丸、卵巢、胎盘、血浆、血细胞、血小板、淋巴细胞和大动脉等也有一定的代谢能力。肠道菌群对于某些外源化学物的代谢起着重要作用。

在肝脏和大多数组织中，毒物代谢酶主要位于内质网（微粒体）和胞液，在线粒体、细胞核和溶酶体中分布较少。毒物代谢酶的亚细胞分布与外源化学物的溶解性相适应，高脂溶性物质的代谢酶多位于生物膜，而高水溶性物质的代谢酶多位于胞液。

二、Ⅰ相反应与Ⅱ相反应

进入体内的大多数外源化学物是脂溶性的。生物转化的主要意义就在于通过形成水溶性代谢物来促进外源化学物的排泄。如果没有代谢过程，脂溶性外源化合物将会蓄积在体内，毒性加大。与此相反，水溶性强的外源化学物通常不依赖代谢作用，即可经尿快速排出。生物转化的早期研究者将生物转化过程分成两种类型，即Ⅰ相反应（包括氧化、还原、水解）和Ⅱ相反应（结合）。通过Ⅰ相反应，分子中加入了一个活性基团，形成最适于Ⅱ相反应酶作用的底物形式。在Ⅱ相反应中，通过结合酶的作用，Ⅰ相反应产物与来自内源代谢物的更大的一个取代基团相结合，从而大大增加了外源化学物的水溶性。

外源化学物生物转化的酶主要位于内质网（微粒体）或胞质的可溶部分（胞液）（表2-3）。

表2-3　生物转化的类型

类型	反应	酶	位置
Ⅰ相反应	氧化	细胞色素 P_{450}	微粒体
		黄素单加氧酶	微粒体
		前列腺素 H 合成酶	微粒体
		双胺氧化酶	胞液
		单胺氧化酶	线粒体
		黄嘌呤氧化酶	胞液
		全氧化酶	胞液
		醛脱氢酶	线粒体，胞液
		醇脱氢酶	胞液
	还原	偶氮和硝基还原	肠道菌群，微粒体，胞液
		羰基还原	胞液，血，微粒体
		醌还原	胞液，微粒体
		二硫还原	胞液
		硫氧化物还原	胞液
		还原性脱卤	微粒体
	水解	酯酶	胞液，微粒体，溶酶体，血
		肽酶	溶酶体，血
		环氧化物水解酶	微粒体，胞液
Ⅱ相反应	结合	葡萄糖醛酸结合	微粒体
		硫酸结合	胞液
		谷胱甘肽结合	胞液，微粒体
		氨基酸结合	线粒体，微粒体
		乙酰化	线粒体，胞液
		甲基化	胞液，微粒体，血

（一） I 相反应

I 相反应的 3 种类型：氧化、还原和水解。

1. 氧化

（1）细胞色素 P_{450}　许多外源化学物的生物转化是氧化过程。催化此过程主要的酶系为细胞色素 P_{450} 单加氧酶系。在反应过程中分子氧的一个氧原子被还原成水，另一个氧原子与底物结合。由于这些酶所在部位以及氧所起的作用，故其又称为微粒体混合功能氧化酶（MFO）。细胞色素单加氧酶位于细胞内质网上。将细胞制成匀浆时，内质网破裂成为小囊即微粒体。微粒体包含在组织匀浆经 9000g 离心后所得上清液中。

细胞色素单加氧酶系实际上是许多（人类至少有 40 种）同工酶的总称。其化学组成的基础是血红素蛋白（细胞色素 P_{450} 和细胞色素 b5），蛋白分子中心含有 1 个铁原子。细胞色素 P_{450} 中的铁通常以 Fe^{3+} 的形式存在。当三价 Fe 变为二价 Fe 时，细胞色素 P_{450} 可以结合配体如 O_2 和 CO。还原型细胞色素 P_{450} 可与 CO 结合成复合体，其最大吸收峰为 450nm，细胞色素 P_{450} 因此而得名。此酶系还需有另一酶，即 NADPH – 细胞色素 P_{450} 还原酶（以 FDA 为辅基的黄素蛋白酶），它可为细胞色素 P_{450} 提供电子。P_{450} 酶系广泛分布于各种组织，但其主要分布于肝脏的滑面内质网。细胞色素 P_{450} 是一个蛋白质基因超家族，其中至少有 27 个基因家族。细胞色素 P_{450} 的酶蛋白用 CYP 表示，有 3 个基因家族与外源化学物的代谢有关，分别以 CYP1、CYP2 和 CYP3 表示。此外，另一家族 CYP4，主要负责脂肪酸的代谢，但有时也参与外源化学物代谢。有些同工酶呈现遗传多态现象，从而影响到药物和其他化学物的代谢。同一种动物不同组织或不同种动物之间，同工酶的比例存在着差异。性别或其他因素，如接触可诱导某特定同工酶的外源化学物，也会造成同工酶的差异。

细胞色素 P_{450} 可催化 60 多种不同类型反应的进行，同工酶具有较宽泛或相互重叠的底物专一性。细胞色素 P_{450} 催化各种类型的氧化反应，某些情况下可催化其他类型的反应。

细胞色素 P_{450} 有大量不同类型的底物，它们具有一个共同的特征，即都是亲脂性的。由此酶代谢的化学物的亲脂性与其代谢作用之间确实有关联，也就是亲脂性越强越易作为底物进行代谢。

细胞色素 P_{450} 催化的基本反应是单加氧反应——一个氧原子结合到一个命名为 RH 的底物上，另一个氧原子则来自于 NADPH 的质子结合还原为水。

$$底物（RH）+ O_2 + NADPH + H^+ \rightarrow 产物（ROII）+ H_2O + NADP^+$$

细胞色素 P_{450} 催化下面几种类型的氧化反应。

1）脂肪族或芳香族碳的羟基化。

2）双键的环氧化作用。

3）杂原子（S、N、I）的氧化和 N – 羟基化。

4）杂原子（O、S、N 和 Si）脱烷基作用。

5）氧化基团的转移。

6）酯的裂解。

7）脱氢作用。

（2）黄素单加氧酶（FMO）　肝脏、肾脏和肺含有一种或更多种含 FAD 的单加氧酶（FMO），它能氧化亲电性氮、硫和磷等各种外源化学物的杂原子。像细胞色素 P_{450} 一样，FMO 是微粒体酶，且需要 NADPH 和 O_2。FMO 催化的许多反应也可由细胞色素 P_{450} 催化，但作用机制不同。

FMO 催化亲电子的胺氧化生成 N – 氧化物，催化伯胺氧化生成羟胺和肟。苯丙胺等胺类都是含氮化学物，可经 FMO 进行 N – 氧化，但大多数情况经细胞色素 P_{450} 进行 N – 氧化。FMO 还可氧化含硫的外源化学物，如硫醇、硫醚、硫酮、硫代氨去甲酸盐以及磷化氢，分别生成 S – 和 P – 氧化物。

经 NADPH 将 FAD 分子还原成 $FADH_2$ 后，氧化性辅助因子 NADP 仍结合在酶上，$FADH_2$ 然后结合氧产生一过氧化物（即 FAD 的 4a - 氢化过氧化黄素）这种过氧化物相对稳定，可能是因为 FMO 的活性中心由非亲核性、亲脂性氨基酸残基组成。在外源化学物氧化期间，4a - 氢化过氧化黄素蛋白转变成 4a - 羟基黄素蛋白，并将黄素蛋白过氧化物的氧转送到底物上，FMO 产生的代谢物是在外源化学物与过氧化物或过酸化物之间化学反应的产物。催化循环的最后一步涉及 4a - 羟基黄素蛋白的脱氢作用，并释放 $NADP^+$。因为它是限速反应，且在底物氧化后完成。

（3）胺类氧化酶　单胺氧化酶位于肝、肾和神经系统的线粒体，二胺氧化酶存在于多种组织的胞液中包括肝、小肠、肾及胎盘。这两种胺氧化酶催化内源性和外源性伯胺、仲胺和叔胺的氧化脱氨基生成相应的醛。

（4）醇、乙醛脱氢酶　醇脱氢酶催化醇转化为乙醛或酮，醇脱氢酶催化的反应是可逆反应，羰基化合物也可以被还原为醇。此酶存在于肝、肾、肺的胞浆中，是参与外源性醇类代谢最重要的酶。

$$RCH_2OH + NAD^+ \rightarrow RCHO + NADH + H^+$$

乙醛在乙醛脱氢酶催化下，以 NAD^+ 为辅助因子将乙醛氧化生成羧酸。

$$RCHO + NAD^+ + H_2O \rightarrow RCOOH + NADH + H^+$$

此酶有助于减轻醛类产生的毒性效应。

（5）其他重要的氧化酶类　其他重要的氧化酶类也可催化外源化学物的氧化反应。例如共氧化反应的过氧化酶及黄素单加氧酶。有毒溶剂苯在骨髓内就是由过氧化酶催化代谢的。

2. 还原　毒物在还原酶的作用下可进行还原反应。机体内参与还原反应的酶主要是细胞色素 P_{450} 和黄素蛋白酶。另外，肠道菌群还原酶的活性较高，在外源化学物的还原中也占有重要地位。某些金属（如五价砷）、醛、酮、二硫化物、N - 氧化物、亚砜、烯烃、卤代烃和含有硝基、偶氮基和羰基的外源化学物可在体内发生还原反应。

（1）偶氮和硝基还原　主要有肠道菌群催化。偶氮还原和硝基还原是经肠道菌群和两种肝脏酶，细胞色素 P_{450} 和 NADPH 醌氧化还原酶（一种胞浆黄素酶，也称为 DT - 黄递酶）催化。在某些情况下，醛氧化酶也参与偶氮还原反应和硝基还原反应。其反应需要 NAD［P］H，可被氧抑制。胃肠道下段的无氧条件很适合偶氮还原和硝基还原反应，所以这些反应主要由肠道菌群催化的。而在低氧分压时，细胞色素 P_{450} 也能催化外源化学物的还原反应。

（2）羰基还原　某些醛类还原成伯醇和酮类还原成仲醇的过程是经醇脱氢酶和羰基还原酶催化。羰基还原酶是单聚体的，依赖 NADPH 的酶，分布于血液和肝脏、肾脏、大脑及其他神经的胞浆中。

（3）醌还原　醌由 NAD［P］H - 醌氧化还原酶催化还原成氢醌，此酶是黄素蛋白，又称为 DT - 黄递酶，催化醌双电子还原。醌还原的第二条途径是由 NADPH - 细胞色素 P_{450} 酶催化，经醌的电子还原生成一半醌自由基。半醌很容易自身氧化，与半醌自由基自身氧化有关的氧应激可产生超氧阴离子、过氧化氢及其他活性氧族。它们极具细胞毒性。

3. 水解　机体催化外源化学物水解的酶包括酯酶、酰胺酶、肽酶和环氧化物水化酶，它们广泛存在于血浆、肝、肾、肠和神经组织中。

（1）酯酶和酰胺酶　可水解具有羧酸酯、酰胺、硫酯、磷酸酯和酸酐等功能基团的外源化学物。酯类可被水解为醇和酸，酰胺可被水解为酸和胺，硫酯可被水解为酸和硫醇。

根据与有机磷酸酯的相互关系可将酯酶分为 A - 酯酶、B - 酯酶和 C - 酯酶 3 类。A - 酯酶可以水解有机磷酸酯，B - 酯酶则为有机磷酸酯所抑制，而 C - 酯酶既不能水解有机磷酸酯也不能被其抑制。对氧磷酶等属于 A - 酯酶，它们对于磷酸酯键的水解作用是哺乳动物解除有机磷农药毒性的最重要途径。羧酸酯酶和胆碱酯酶属于 B - 酯酶，催化羧酸、酰胺和硫酯的水解反应。

（2）肽酶 存在于血液和各种组织中，可水解各种肽类。如氨基肽酶和羧基肽酶分别在肽链的 N - 末端和 C - 末端水解氨基酸，而内肽酶则在肽链内的特定部位裂解肽类。肽酶可水解相邻氨基酸之间的酰胺键，故功能上属于酰胺酶。

（3）环氧化物水化酶（epoxide hydrolase，EH） 广泛存在于肝、睾丸、卵巢、肺、肾、皮肤、肠、胸腺、脑和心脏等全身组织中，可催化环氧化物水解生成具有反式构型的邻位二醇。

在哺乳动物体内有 5 种 EH，但只有微粒体环氧化物水化酶（mEH）和可溶性环氧化物水化酶（sEH）具有代谢外源化学物的作用。由于许多环氧化物是亲电子物，可与蛋白质及核酸结合而引起细胞毒性和遗传物质损伤，故在多数情况下，EH 与细胞色素 P_{450} 分布保持一致，使后者催化形成的环氧化物被及时水解解毒。但某些二氢二醇代谢物可进一步氧化形成二醇环氧衍生物，其特殊的空间构型可阻碍 EH 的催化作用。如苯并［α］芘 - 7，8 - 二氢二醇 - 9，10 - 环氧化物所具有的湾区结构即有此种功能，可免受 EH 水解而发挥其致突变、致癌作用。

（二）Ⅱ相反应

Ⅱ相反应（phase Ⅱ biotransformation） 即结合作用（conjugation），是外源化学物原有的或经 Ⅰ 相反应后引入或暴露出来的羟基、氨基、羧基、巯基、羰基和环氧基等基团与内源性辅因子之间发生的生物合成反应。最常见的结合反应有葡萄糖醛酸结合、硫酸结合、谷胱甘肽结合、氨基酸结合、乙酰化和甲基化等，所形成的产物称为结合物（conjugate）。结合反应需要酶的参与并消耗能量。Ⅱ相反应速度通常比 Ⅰ 相反应快得多，一种外源化学物如果先后经历 Ⅰ 相和 Ⅱ 相反应进行代谢，其清除速率主要由 Ⅰ 相反应决定。

多数 Ⅱ 相反应产物的水溶性增强，易于从体内排出。同时，生物活性或毒性减弱或消失。但也有被代谢活化者。如 2 - 乙酰氨基芴（2 - acetylaminofluorene，2 - AAF）经 N - 羟化后，可通过与硫酸、葡萄糖醛酸结合或乙酰化转变为亲电子致癌物。

结合反应主要在肝脏进行，其次为肾脏，也可在肺、肠、脾、脑等组织器官中发生。

1. 葡萄糖醛酸结合（glucuronidation） 是体内最主要的结合反应类型。凡是含有—OH、—COOH、—NH、—SH 等功能基团的外源化学物或 Ⅰ 相反应代谢产物都可发生该反应。

尿苷二磷酸葡萄糖醛酸（uridinediphosphate glucuronic acid，UDPGA）是葡萄糖醛酸的供体，系由糖代谢过程中产生的尿苷二磷酸葡萄糖氧化形成。催化反应的酶是 UDP - 葡萄糖醛酸基转移酶（uridine diphosphate glucuronyl transferase，UDPGT），属于微粒体酶，在肝脏及肾、肠、皮肤、脑、脾和鼻黏膜中都有分布。该酶使 UDPGA 的糖苷键与底物中富含电子的 O、N、S 或 C 原子结合，形成 β - 葡萄糖醛酸苷。这种结合产物具有高水溶性，可通过胆汁排出或随尿液排泄。但经胆汁排出部分可被肠道下段菌群的 β - 葡萄糖醛酸酶作用而发生水解，毒物被重新吸收，进行肠肝循环。

$$UDPGA+ROH \xrightarrow{\text{UDPGT}} R—O—GA+UDP$$

2. 硫酸结合（sulfation） 在硫酸结合反应中，内源性硫酸的来源是 3′ - 磷酸腺苷 - 5′ - 磷酰硫酸（3′ - phosphoade - nosine - 5′ - phosphosulfate，PAPS）。催化反应的酶是硫转移酶（sulfotransferase，SULT）。该酶主要分布于肝、肾、肠、肺、血小板和脑等组织的细胞液中。底物主要是含有—OH 的毒物，含有—NH₂、—SH 者也可发生该反应。反应产物为高水溶性的硫酸酯，主要经尿排泄，少部分随胆汁排出。

$$PAPS+ROH \xrightarrow{\text{SULT}} R - O - SO_3H+PAP$$

由于 PAPS 的前体游离半胱氨酸的数量有限，致使 PAPS 的生理浓度很低（约为 75μmol/L，而 UD-

PGA 约为 $350\mu mol/L$），这直接影响了硫酸结合反应的容量。与葡萄糖醛酸结合比较，硫酸结合的亲和力较高但结合容量较低。故它们的共同底物在剂量低时，主要与硫酸结合；随着剂量的增加，与葡萄糖醛酸结合的比例随之增加。

3. 谷胱甘肽结合（glutathione conjugation） 谷胱甘肽（glutathione，GSH）是一种广泛存在于生物组织中的三肽，在亲电子剂解毒和消除自由基中具有重要作用。催化谷胱甘肽结合反应的酶是谷胱甘肽S-转移酶（glutathione S-transfer-ase，GST）。该酶几乎存在于全身所有组织中，但以肝脏含量最高，占肝细胞液蛋白总量的10%左右。其底物的共同特点：具一定的疏水性；含有亲电原子；可与GSH发生非酶促反应。GST催化GSH中的亲核性—SH与底物含有的亲电原子C、N、S、O反应，生成结合物，此种结合被认为是亲电子剂解毒的一般机制。GSH结合物具有极性和水溶性，可经胆汁排出，也可随体循环转运至肾脏并经一系列酶促反应转变为硫醚氨酸衍生物，由尿排泄。

GSH还能清除过氧化氢、有机氢过氧化物和有机自由基等，在抗脂质过氧化、防止外源化学物所致的氧化损伤方面起重要作用。

4. 甲基化反应（methylation） 该反应主要涉及内源性底物如组胺、氨基酸、蛋白质、糖和多胺等的甲基化，并不是外源化学物结合的主要方式。甲基化反应产物的水溶性通常不如母体毒物，不利于从机体消除，但毒性普遍降低。

甲基化反应的甲基供体是S-腺苷甲硫氨酸（S-adenosinyl methionine，SAM）。结合在SAM硫离子上的甲基可在甲基转移酶（methyl transferase）的催化下攻击富含电子的O、N、S杂原子而与底物形成结合物。甲基转移酶在体内分布广泛，主要定位于微粒体和胞液。其底物包括苯酚、儿茶酚、脂肪胺和芳香胺、N-杂环和含硫氢基化合物。某些金属也可发生甲基化反应，如无机汞和无机砷均可二甲基化，无机硒可三甲基化。

5. 乙酰化作用（acetylation） 是含有芳香胺或肼基团的外源化学物代谢的主要途径，反应产物分别是芳香酰胺和酰肼，水溶性比母体毒物低。催化该反应的酶是N-乙酰转移酶（N-acetyltransferase，NAT），主要存在于肝细胞液中。乙酰辅酶A是反应所需的乙酰基供体。乙酰化作用的利弊取决于解毒与活化反应的相对速度。如前致癌物芳香胺类的乙酰化是解毒反应，但芳香胺的N-羟化产物也是NAT的底物，可形成N,O-乙酯并最终生成氮宾离子，此为代谢活化。

6. 氨基酸结合（amino acid conjugation） 氨基酸结合是羧酸和芳香羟胺的主要代谢途径。羧酸先在酰基-CoA合成酶的催化下形成酰基-CoA硫酯，然后在N-酰基转移酶（N-acyltransferase）作用下将酰基转移到甘氨酸、谷氨酸或牛磺酸的氨基上，形成酰胺。该反应需要ATP和乙酰辅酶A，为解毒过程。芳香羟胺与丝氨酸和脯氨酸等含有的羧基结合形成N-酯的过程，需要氨酰基-tRNA合成酶催化和ATP供能。这是活化反应，因为N-酯可进一步分解为亲电子的氮宾离子或碳宾离子。

三、毒物代谢酶的遗传多态性、诱导和激活、抑制和阻遏

影响外源化学物生物转化的因素包括遗传因素和环境因素两类。遗传因素涉及动物的物种、性别、年龄、生理和营养状态等，表现为毒物代谢酶的种类、分布、数量和活性的差别。代谢酶的遗传多态性是不同个体对毒物的敏感性存在差异的重要原因。各种环境因素通过干扰代谢酶的合成与催化过程影响毒物的生物转化，代谢酶的诱导和抑制就是最主要的表现形式。

1. 毒物代谢酶的遗传多态性 遗传多态性（genetic polymorphism）系指在群体中出现了频率大于1%的多种等位基因形式。由于基因组内不同位点的DNA序列发生改变是非常普遍的现象，故参与Ⅰ相反应和Ⅱ相反应的代谢酶中很多具有多态性。毒物代谢酶的多态性在很大程度上决定了个体对于毒物所致毒效应的易感性，目前已成为毒理学研究的热点。下面介绍几个实例。

人的 CYP1A1 是芳烃羟化酶，在肝外组织表达，肺的活性最强，可催化多种芳香烃成为致癌物。该酶的基因位于 15 号染色体上，含有 7 个外显子，6 个内含子，全长 6311 个碱基对。目前认为 CYP1A1 存在 Msp1 多态和第 7 外显子多态。Msp1 位于 CYP1A1 的 3′端非编码区，为限制性内切酶的作用位点。根据该位点的存在与缺失，可分为 A、B、C 3 种基因型。其中基因型 A 为优势型纯合子，其 Msp1 位点缺失；基因型 C 也为纯合子，其 Msp1 位点的胸腺嘧啶核苷被胞嘧啶核苷取代，比较少见；基因型 B 是基因型 A 和基因型 C 的杂合子。在第 7 外显子的血红素结合区，可发生 A→G 突变，使原编码的异亮氨酸（Ile）转变为缬氨酸（Val），也可分为 3 种基因型：Ile/Ile 型、Ile/Vle/ValVal 型和 Val/Val 型。CYP1A1 的 Msp1 多态和第 7 外显子多态可增加个体对于肺癌的易感性。据报道，在日本的肺癌患者中，基因型 C 的比例比正常对照组高 2 倍；携带基因型 C 的个体罹患肺癌的相对危险度比具基因型 A 和 B 者高 7.31 倍。在我国，Val/Val 型患肺癌的危险度为其他基因型的 2.43~2.91 倍。此外，CYP1A1 的遗传多态性还与膀胱癌、乳腺癌、结肠癌等的易感性有关。

谷胱甘肽 S-转移酶（GST）可分为 T1、M1 和 P1 基因多态性，具体形态包括基因缺损、碱基置换和基因多重拷贝等。GST M1 基因完全缺失者的肺组织中 DNA-多环芳烃加合物水平较正常人群明显增高，可能与肺癌的易感性有关。GST T1 基因缺失者淋巴细胞中姐妹染色单体交换率（SCE）升高，GST T1 还涉及 1,2-二溴乙烷的代谢活化及其诱导的基因突变。GST P1 基因的遗传多态性发现较晚，有报道认为其突变型基因与膀胱癌和睾丸癌的高发有密切联系。

N-乙酰转移酶（NAT）的等位基因变异可增加罹患结肠癌和膀胱癌的风险。NAT1 在这两种组织中的高表达与吸烟及芳香胺接触者患癌之间的关系已部分明确。快乙酰化型 NAT2 等位基因携带者患结肠癌的风险大于慢乙酰化型基因携带者，而对于膀胱癌，情况正好相反。

2. 毒物代谢酶的诱导和激活　许多外源化学物可引起某些代谢酶的合成增加并伴有活力增强，这种现象称为酶的诱导（enzyme induction）。凡具有诱导效应的毒物称为诱导剂（inducer）。诱导剂分为双功能和单功能两类。双功能诱导剂系既能诱导 I 相酶，又可诱导 II 相酶，如苯巴比妥（PB）、苯并 [α] 芘 B（α）P、三甲基胆蒽（3-MC）、β-萘黄酮和 TCDD 等。诱导机制有两种：一种是通过抗氧化效应因素（ARE）、或称 EpRE 亲电子效应因素；另一种涉及芳香烃受体（AhR）结合及外源化学物效应元件（XRE）活化。ARE 和 XRE 同为 DNA 的短序列，常位于基因的 5′区上游，可与控制基因转录的因子结合。CYP1A1 等酶的表达主要由 XRE 调控，GST 等酶的表达主要由 ARE 调控，而 DT-黄素酶的表达由这两种机制调控。单功能诱导剂只能通过 ARE 诱导 II 相酶的合成。

毒物代谢酶的主要诱导剂包括①巴比妥类：以 PB 为代表，可诱导 CYP2B1/2、2C、3A1/2、NADPH-细胞色素 P_{450} 还原酶、EH、UDPGT 和 GST。②多环芳烃类：以 3-MC 为代表，可诱导 CYP1A1/2、EH 和 GST。③醇/酮类：如乙醇、异烟肼可诱导 CYP2E1。④甾类：如孕烯醇酮 16α-腈、地塞米松可诱导 CYP3A1/2。⑤氯贝特（安妥明）类过氧化物酶体诱导剂：可诱导 CYP4A1/2 和 NAT。多氯联苯（PCB，如 Aroclor1254）兼有 PB 和 3-MC 样诱导作用，在检测致突变物的 Ames 试验中常用作大鼠肝微粒体酶的诱导剂。

酶的诱导在肝脏最为明显，也可发生于肾、肺、肠、脑、皮肤和胎盘等组织。为使诱导成功，常需重复给予诱导剂。

毒物代谢酶的激活（activation）指外源化学物直接作用于酶蛋白，使其活性增加，但不涉及酶蛋白的诱导合成。这样的现象较少。如异喹啉和克霉唑在体外可使 mEH 水解苯乙烯氧化物的活性增加 5 倍；二乙基酮可明显提高 UDPGT 代谢 2-氨基酚的活性。

3. 毒物代谢酶的抑制和阻遏　外源化学物对代谢酶的抑制作用（inhibition）可分为两类。

（1）竞争性抑制　因为毒物代谢酶的底物特异性相对较低，活性有限，如同时有两种或两种以上的外源化学物为一种酶代谢，可发生竞争性抑制。这种抑制并不影响酶的活性及含量，而是一种毒物占据了酶的活性中心，导致其他毒物的代谢受阻。如甲醇和乙醇都由醇脱氢酶代谢。在甲醇中毒时，临床上常给予乙醇治疗。这是因为乙醇与醇脱氢酶的亲和力比甲醇强，可竞争性减缓甲醇的代谢速度而降低其毒性。

（2）非竞争性抑制

1）与酶的活性中心发生可逆或不可逆性结合　如 β – 二乙基氨基苯丙基乙酯（SKF – 525A）可与细胞色素 P_{450} 结合而抑制其活性。苯硫磷可抑制羧酸酯酶活性使马拉硫磷的水解速度减慢而增强其毒性。

2）破坏酶　四氯化碳、氯乙烯、肼等的代谢产物可与细胞色素 P_{450} 共价结合，破坏其结构和功能。

3）减少酶的合成　如重金属铅可抑制 δ – 氨基酮戊酸脱水酶（ALAD）和血红素合成酶活性，使血红素的合成受阻，从而抑制细胞色素 P_{450} 的合成。

4）变构作用　如 CO 与细胞色素 P_{450} 结合后引起变构，阻碍酶与氧结合而抑制其代谢过程。

5）缺乏辅因子　如马来酸乙二酯可耗竭 GSH，使 GST 因缺乏辅因子而无法催化亲电子剂的结合反应。

毒物代谢酶的阻遏（enzyme repression）指对某些代谢酶诱导的同时可阻遏另一些代谢酶的合成。这种情况比较少见。如过氧化物酶体增生剂在诱导 CYP4A1、UD – PGT、sEH 等酶合成的同时，显著降低了几种 GST 和 CYP 同工酶的表达水平。

第四节　毒物代谢动力学

PPT

一、毒物代谢动力学目的

毒物代谢动力学是研究外源化合物在体内吸收、分布、排泄和代谢的学科。毒物代谢动力学涉及建立数学模型并用速率论的理论来揭示外源化学物数量在生物转运和转化过程中的动态变化规律。时 – 量关系是毒物动力学研究的核心问题。毒物代谢动力学研究的目的：①求出动力学参数，以阐明不同染毒频度、剂量、途径下毒物的吸收、分布和消除特征，为完善毒理学试验设计提供依据；②根据毒物时 – 量变化规律与毒理学效应之间的关系，解释毒作用机制，用于人的危险度评价。

二、毒物代谢动力学试验方法

毒物代谢动力学试验是一种重要的试验方法，它利用实验室动物或其他受试物作为模式，研究毒物代谢的行为。它将食品毒物以不同浓度注入动物体内，随着时间推移，测定动物体内外毒物含量及其代谢产物含量，并计算出毒物在身体内的处理效率。毒物代谢动力学试验为进行对比安全性分析，研究特定的毒物的代谢行为，以及其在多种大鼠模型同时进行比较中，提供了科学的理论支持。毒物代谢动力学试验一般包括表观动力学和取代动力学试验。表观动力学试验利用动物模型，在试验期间测定毒物和其代谢产物的含量及其处理效率，得出毒物的表观动力学参数。取代动力学试验是将动物的每个代谢产物及其活性的水平研究，从而得出毒物代谢的活性代谢产物，从而分析毒物的毒性机制。

实施毒物代谢动力学试验的前提是准备充足的有关资料，研究外源化学物毒物的吸收、分布、代谢及排泄规律，由此可以确定试验所需的模型及其保存和执行试验的条件。此外，还需要研究及评价毒物，以及准备足够的试验样品材料，并准备全面和高效的检测方法。

（一）试验原则

实验动物通过适当的途径染毒。根据试验目的，对一组或几组实验动物分别给予一次染毒或在规定的时间内多次染毒。然后按试验要求，测定动物体液、组织和（或）排泄物中的受试物和（或）其代谢产物的量或浓度。

（二）试验方法

1. 准备　健康初成年动物，试验前预先适应实验条件至少 5 天，并随机分组。特殊情况下，幼小、怀孕期动物也可以使用。

2. 实验动物

（1）动物种系选择　毒物代谢动力学通常采用 1 种或多种合适的动物种系，并适当考虑该受试物在其他毒理学试验中采用或拟采用的动物种系。当试验用啮齿类动物时，体重的标准差异不应超过平均体重的 20%。

（2）数量与性别　在吸收与排泄试验中，开始时每个剂量组需要 4 只动物，雌雄不限。但在某些特定条件下，两种性别都需要试验。如果有性别差异，那需要每种性别设 4 只动物。试验中采用非啮齿类动物时，所用动物数量可酌情减少。

当试验受试物的组织分布时，在确定每个剂量组试验开始的动物数量时，应考虑到每个时间点需要处死的动物数。当试验受试物的代谢情况时，每个剂量组的动物数取决于试验的需要，对于多剂量和多时间点的试验，每个剂量组动物数与时间点数和计划处死的动物数有关，但不能少于 2 只。每组动物数应足以提供受试物的吸收、稳态和消减的良好特性。

（3）动物饲养条件　实验动物房应维持温度 22℃ ±3℃，相对湿度 30% ~70%。动物于代谢笼中单独饲养，人工照明，并模拟 12 小时昼夜差，常规实验室饲料喂养，饮水不限。非啮齿类动物可采用其他相关的饲养条件，饲料 成分需给出，并考虑其对试验的影响。

3. 试验条件

（1）受试物　试验可采用"未标记的"或"标记"受试物。使用标记受试物时，应标在受试物的适当位置，以便尽可能多地提供该物质在体内转归的信息。

（2）染毒剂量　一次性染毒时，至少应设 2 个剂量，其中包括一个最大无作用剂量（低）和能引起毒物代谢动力学参数改变或产生毒效应的高剂量。多次重复剂量染毒时，通常设低剂量即可；但在某些情况下，也需设高剂量组。

（3）染毒途径　在毒物代谢动力学试验中，尽可能选用其他毒理学试验中使用的染毒途径和赋形剂。受试物可在规定的期限内通过经口灌胃、喂饲、经皮或吸入等方式给动物染毒。如果要测定给受试物后不久的吸收量和在体内的分布情况，可采用静脉内染毒。试验中应考虑赋形剂对受试物的干扰，应注意经口灌胃和喂饲之间在机体吸收水平上的差异，并应得到喂饲的精确剂量。

（4）观察时间　所有染毒动物需每日对其毒性表现及其他相关临床体征进行观察，包括起始时间、水平和持续时间。

4. 操作步骤　动物称重后，随机分组，适当途径染毒。如有需要，染毒前动物应禁食。

（1）吸收　可采取多种方法测定受试物吸收速率和程度，可设也可不设参照组，如：a. 测定机体排泄物（如尿液、胆汁、粪便、呼气及残留在体内）内的受试物和（或）其代谢产物的量；b. 比较剂量组和对照组和（或）参照组之间的生物学反应（如急性毒性试验）；c. 比较剂量组和参照组之间经肾脏排泄的量；d. 测定受试物和（或）代谢产物的血浆水平 - 时间曲线下的面积，并与参照组比较。

（2）分布　目前有两种方法，可以采取其中的一种或两种方法分析分布模式：用整体放射自显影技术获得有用的定量资料；染毒后不同时段时处死动物，测定组织器官内受试物和（或）代谢产物的量，而获得定量资料。

（3）排泄　在排泄试验中，分别收集动物的尿样、粪便、呼出气，某些情况下还应收集胆汁。动物染毒后，应多次测定这些排泄物中的受试物和（或）代谢产物，直至染毒剂量95%被排出体外时或染毒后第7天。特殊情况下，还需测定哺乳期动物乳汁中排出的受试物。

（4）代谢　应采用适当的技术分析生物样本，以确定受试物的代谢程度和模型。应阐明代谢产物的结构，而代谢途径的提出，是回答既往毒理学试验所提问题的需要。此外，体外试验也有助于获取受试物代谢途径方面的信息。

为了进一步获得受试物代谢与毒性有关系的资料，可以进行生化试验，如测定受试物对机体代谢酶系统、内源性非蛋白巯基化合物的耗减以及受试物与生物大分子结合的影响。

三、毒物代谢动力学试验评价

根据具体的试验类型，将数据汇总，并以表格列出，再适当配加图例。适当情况下，每个剂量最好能按组与时间、剂量、组织和器官显示平均值和统计学差异。要通过适当的方法测定吸收的程度和排泄的量和速率；在代谢试验中，应给出已确认的代谢产物的结构和可能的代谢途径。

（一）吸收

测定受试物的吸收数据有助于急性毒性试验的评价和重复剂量毒性试验的剂量设计及评价。完全不吸收和无急性毒性作用的受试物（如多聚物），提示再无必要进行后续的重复剂量毒性试验。

（二）分布

测定受试物在组织和器官内的分布谱有助于对重复剂量毒性试验的评价。孕期动物的受试物分布试验可以提供器官形成期这一关键时期内由母体经胎盘转移到子代的受试物剂量。分布试验也可提供受试物在体内或体内有关组织和器官中的蓄积情况。

（三）排泄

受试物的排泄数据可用于重复剂量毒性试验的评价。排泄量和排泄速率可以显示受试物或代谢产物是否能在体内贮留，残留水平可能与受试物的毒性反应的改变有关。

（四）代谢

测定受试物的代谢模式和代谢速率的数据有助于长时程毒性试验的解释。此类试验中的代谢参数变异可在一定剂量范围内反映机体毒理学反应不呈比例的变化。代谢的剂量依赖性资料是长时程毒性试验的剂量选择依据。重复剂量试验中可观察到毒理学反应的变化，可能与代谢酶的诱导作用有关。放射标记的受试物染毒后，与体内大分子结合的放射活性，可能来自正常的中间代谢过程，或表明活性中间代谢产物的形成。了解内源性巯基化合物的消耗有助于评价与活性代谢产物形成有关的毒性作用和重复剂量试验的剂量选择。

四、毒物代谢动力学试验结果解释

受试物的吸收资料为估算该物质经口、经皮、吸入或其他染毒途径进入实验动物体内的量和吸收速度提供了依据。受试物的体内分布资料为估算受试物被吸收入体后，该物质和（或）代谢产物在体内的循环和在不同器官组织的分布情况提供了依据。

受试物的排泄资料为估算受试物和（或）代谢产物排出体外的量和排泄速度打下了基础。受试物的代谢情况试验为体内受试物通过酶促反应或非酶促反应发生结构性改变提供了有用的信息。

PPT

第五节　毒作用影响因素

一、毒作用的影响因素

毒作用是指机体接触外源化学物后出现的生物学变化包括微小的生理生化改变，临床中毒甚至死亡，又称为毒效应。毒效应的产生是化学物与机体相互作用的结果。其毒作用的性质和大小受很多因素的影响。不同外源化学物对同一种属个体产生的毒作用各不相同，同一外源化学物对不同物种、品系、个体，在不同条件和环境下产生的毒作用也存在明显差异。因此，了解外源化学物毒作用的影响因素对有效控制其在食品中的毒性有着重要的理论基础和现实意义。

（一）化学物因素

1. 化学结构　化学物的结构决定其特有的化学性质和物理性质，从而决定化学物所固有的生物活性。研究化学物的化学结构与其毒性作用之间的关系，有助于预测或开发高效低毒的新化学物，推算新化学物的毒效应和安全接触限量，即构效关系和定量构效关系研究。化学物的化学结构对其毒性的影响：其中各种功能团、化学物的分子构型、同系物碳原子数等都能对毒性产生影响。

（1）功能团　卤素具有强烈的负电子效应，在化合物中增加卤素就会使分子的极化程度增强，在体内更容易与酶系统结合，使毒性增加，所以卤素是较强的毒性基团。当烷烃类的氢被卤素取代时，毒性增强，且取代基越多，毒性也越强。其毒性也按照氟、氯、溴、碘的顺序而增强，如氯化甲烷对肝脏的毒性依次为：CCl_4（四氯化碳）> $CHCl_3$（三氯化碳）> CH_2Cl_2（二氯化碳）> CH_3Cl（一氯甲烷）> CH_4（甲烷）。

氨基是氨分子中去掉一个氢原子形成的基团，含有氨基的化合物就是氨基化合物。引入氨基变成胺后，碱性增强，易与核酸、蛋白质的酸性基团反应，易与酶发生作用，毒性增强。胺类化合物毒性大小为叔胺 < 仲胺 < 伯胺。芳香族胺类为致癌物，对血液和神经系统也有较强毒性。芳香族化合物引入羟基（—OH），分子的极性增强，毒性增加，且羟基引入芳香族化合物越多，毒性就越强。若苯环中的氢被氨基（—NH_2）或者硝基（—NO_2）取代时，则具有明显地形成高铁血红蛋白的作用，而对肝脏具有不同程度的毒性。但在化合物中引入羧基（—COOH）及磺酸基（—SO_3H）可使化合物的理化特性发生改变，不易通过扩散进入组织，毒性随之减小，因此苯甲酸毒性小于苯。

> **知识链接**
>
> ### 高铁血红蛋白
>
> 高铁血红蛋白（MHb）为血红蛋白的氧化物。铁为三价的衍生物，呈赤褐色。在弱酸性条件下具有60nm的特异的光吸收而呈现微绿色（酸性高铁血红蛋白），但在碱性条件下，这种特异的吸收消失，而呈现较深的红色（碱性高铁血红蛋白）。主要是测定血浆中高铁血红蛋白的含量，用于诊断高铁血红蛋白血症患者。一旦MHb在血中增高，称高铁血红蛋白血症。中毒性高铁血红蛋白血症较常见，有接触某些药物或毒物（如亚硝酸盐、非那西汀、普鲁卡因、苯胺等）的病史，婴儿腹泻也是常见的诱因。先天性高铁血红蛋白血症较罕见，主要因细胞色素b5还原酶缺乏所致。

偶氮基是氨基偶氮苯类化合物致癌作用的基本基团，它如果被亚胺基、酰胺基或肼取代后，则失去致癌作用。如果被乙烯基取代，则致癌作用增强。偶氮化合物是指分子中含有偶氮基—N＝N—的化合物。它对不同长度的光有吸收，往往呈现出颜色，很多染料都是偶氮化合物。

带有负电荷的基团均可与机体中带正电荷的基团相互吸引，使其毒性增加，如负电荷基团硝基（—NO_2）、苯基（—C_6H_5）、氰基（—CN）、醛基（—CHO）、酮基（—COR）、酯基（—COOR）、乙烯基（—$CH＝CH_2$）等。

在烷烃类化合物中，甲烷和乙烷是惰性气体；从丙烷至庚烷，随碳原子数增加，其麻醉作用增强；庚烷以后的烷烃由于水溶性过小，麻醉作用反而减小。

一般芳香族烃类化合物比脂肪族烃类毒性大。取代基毒性按照毒性大小顺序依次为亚硝基、氰基、氯、氢、甲基等。

在非烃类化合物分子中引入烃基可使化合物脂溶性增高，易于透过生物膜，从而毒性增强。但是，烃基结构也可增加毒物分子的空间位阻，从而使毒性增加或减小。

（2）分子空间结构　环境化学物的构型不同，毒性作用也会有所差异。一般直链化合物毒性大于异构体，成环化合物毒性大于不成环化合物。环烃取代基的位置不同，毒性也不同。一般来说，对位＞邻位＞间位，对称的＞不对称的。如二甲苯、硝基酚、氯酚等；但也有例外，如邻硝基苯醛的毒性大于其对位异构体的毒性。同一化学物的不同旋光异构体的毒性也不同，动物体内的酶对旋光异构体物质具有高度专一选择性，分布和代谢速度均不同，毒性也不同。一般左旋异构体对机体作用较强，而右旋体往往无作用；但也有例外，如右旋和左旋尼古丁对大鼠的毒性相等，而对豚鼠，则右旋体毒性较左旋体大2.5倍。

（3）同系物碳原子数　烷、醇、酮等碳氢化合物碳原子越多，毒性越大（甲醇与甲醛除外），但当碳原子数超过一定限度时。一般为七至九个碳原子，随着碳原子数增加，毒性反而下降。这是由于其脂溶性随着碳原子数的增多而增加，水溶性则下降，不利于经水相转运，在机体内易滞留于最先到达的脂肪组织中，不易到达靶组织，对人体产生麻醉作用的危险，反而逐渐减少。

（4）分子饱和度　相同碳原子数时分子中不饱和键增多可使化学物活性增大，毒性增强。如丙烯醛对眼结膜的刺激作用大于丙醛，丁烯醛大于丁醛。乙烷的毒性＜乙烯的毒性＜乙炔的毒性。

（5）化学物结构与营养物或内源性物质的相似性　某些化学物结构与主动转运载体的底物类似，可通过转运营养物或内源性物质的载体转运系统主动吸收。如锭、钴、锰等有害金属物质可以通过铁蛋白转运系统而被吸收；铅依靠钙的转运系统而被主动吸收。

2. 物理性质　化学毒物的理化性质，如溶解性、分散度、挥发度与蒸气压、电离度、稳定性、熔点与其毒性或毒性效应有关。

（1）溶解性　一般化合物的脂/水分配系数较大而呈现出化合物的脂溶性高，容易在脂肪组织中蓄积，而水溶性物质吸收较差。难溶于胃肠的化合物不易接触黏膜表面，就不易被吸收，如金属汞在胃肠基本不溶解，故经口摄入相对无毒。脂/水分配系数是指化合物在脂（油）相和水相中的溶解分配率，即化合物的水溶性与脂溶性达到平衡时的平衡常数称为脂/水分配系数。它直接影响化合物的吸收、分布、转运、代谢和排泄，与其毒性密切相关。

化学物的水溶性越大，毒性越大。如砒霜（As_2O_3）在水中的溶解度比雄黄（As_2S_3）大3万倍，因而毒性较后者大。气态化合物的水溶性不但影响其毒性大小，还会影响作用部位。如氯气、二氧化硫、氟化氢、氨气等易溶于水的刺激性气体，主要引起上呼吸道的刺激作用，而不溶于水的二氧化氮则达到肺泡引起肺水肿。

（2）分散度　粉尘、烟、雾等固体物质的毒性则与分散度有关。分散度以微粒的直径大小来表示，颗粒愈小，分散度愈大，比表面积越大。生物活性愈强，外源化学物粒径的大小与分散度成反比。毒物颗粒的大小可影响其进入呼吸道的深度和溶解度，从而可影响其毒性。直径 >5μm 的微粒，几乎全部在鼻和支气管沉积；直径为 2~5μm 的微粒沉积在肺的气管、支气管；直径 <1μm 的微粒常附在肺泡内。

（3）挥发度与蒸气压　挥发度通常用来表示某种纯粹物质（液体或固体）在一定温度下蒸气压的大小。具有较高蒸气压的物质称为易挥发物；较低的称为难挥发物。对于组分互溶的混合液，两组分的挥发度之比称作相对挥发度。

有些液态毒物的挥发度较大，在常温下容易挥发形成蒸气，易通过呼吸道和皮肤吸收进入机体，如汽油、四氯化碳、二硫化碳等。有些液态毒物的 LD_{50} 值相近，即绝对毒性相当，但由于各自的挥发度不同，所以实际毒性（即相对毒性）可相差很大。将物质的挥发度估计在内的毒性称为相对毒性，相对毒性指数更能够反映液态毒物经呼吸道吸收的危害程度。如苯与苯乙烯的 LC_{50} 均为 45mg/L 左右，但苯的挥发性较苯乙烯大 11 倍，故其经呼吸道吸入的危害性远大于苯乙烯。将毒物的挥发度估计在内的毒性称为相对毒性，对有机挥发性溶剂来说，相对毒性指数更能反映其经呼吸道的危害程度。但是皮肤吸入时恰好相反，因为挥发性强的毒物与皮肤接触时间短，吸收少，毒性小。

（4）电离度　电离度指弱电解质在溶液里达到电离平衡时，已电离的电解质分子数占原来总分子数（包括已电离的和未电离的）的百分数。

不同的弱电解质在水中电离的程度是不同的，K_a 表示弱酸的电离常数，K_b 表示弱碱的电离常数，pK_a（pK_b）表示其负对数。

物质的电离度对其毒性也有一定的影响。对于弱酸性或弱碱性有机化合物，在适宜 pH 条件下，其电离度越低，非离子型比率越高，越易被吸收而发挥毒效应；反之，化合物的离子型比率越高，虽易溶于水，但较难被吸收而易随尿排出，故其毒性作用较小。

（5）稳定性　化合物的不稳定性也可能影响其毒性，如有机磷酸酯杀虫剂库马磷可在存储过程中形成分解产物，从而对牛的毒性增强。

3. 纯度　某个毒物的毒性是指该毒物纯品的毒性。毒物的纯度不同，其毒性也不同，但在生产或使用的化学物质常含有一定数量的不纯物，其中有些不纯物的毒性比原来化合物的毒性高。若不加注意会影响一些毒物毒性的正确评定。因此，对于待研究的毒物，应首先了解其纯度，所含杂质成分与比例，与不同时期的毒理学资料进行比较，得出受检毒物的正确评价。比如商品乐果对大鼠的毒性试验表明，大鼠经口 LD_{50} 为 247mg/kg BW。而纯品乐果为 600mg/kg BW，一般来说，如果杂质毒性大于主要成分，样品越纯则毒性越小，当杂质毒性小于主要成分，样品越纯则毒性越大。

4. 接触途径　毒物进入机体的途径即为接触途径。外源化学物接触的途径不同，则化学物吸收、分布和首先到达的组织器官也不同，接触途径对化学物的代谢转化、毒性反应的性质和程度也有影响。静脉注射时，外源化学物直接进入血液，通常引起最大的效应和最快的反应。经口给药时候，外源化学物在胃肠道吸收后经门静脉系统到达肝脏而被代谢，称为首过效应。

经呼吸道吸收的化学物，入血后先经肺循环进入体循环。经皮肤吸收时外源化学物由外界进入皮肤并经血管和淋巴管进入血液和淋巴液。在毒理学的动物实验中有时也采用静脉、腹腔、皮下和肌内注射等途径将毒物注入机体。静脉注射时毒物直接进入血液；皮下和肌内注射毒物吸收较慢，但能直接进入一般循环；因为腹腔血液供应丰富且表面积相对较大，先经过肝脏后再分布到其他组织，所以腹腔注射后毒物吸收较快。

一般认为，化学物暴露途径的吸收速度和毒作用大小的顺序是：静脉注射 = 吸入 > 腹腔注射 ≥ 肌内注射 > 皮下注射 > 皮内注射 > 经口 > 经皮。但也有例外，如农药久效磷小鼠腹腔注射与经口暴露毒作用基本一致，前者 LD_{50} 为 5.37mg/kg BW，后者为 5.46mg/kg BW，表明久效磷经口吸收速度较快，且吸收率高，所以经口染毒与腹腔注射效果才会相近。

染毒途径不同，有时也可出现不同的毒作用，如硝酸盐经口染毒时，在肠道细菌作用下可还原成亚硝酸，而引起高铁血红蛋白血症，而静脉注射则没有这样的毒效应。

5. 毒物浓度与容积　一般在同等剂量情况下，浓溶液较稀溶液的毒性强。如氰化钾和氰化钠，以 1.25% 水溶液对 20 只小鼠灌胃分别引起 9 只与 2 只死亡，而 5% 水溶液，虽剂量如前，但 20 只小鼠分别死亡 19 只与 13 只。但也有例外，如，1,1 - 二氯乙烯原液的毒性不明显，但稀释后肝毒作用增强。染毒容积对毒性也有影响。在动物实验中，一次灌胃容积一般为体重的 1% ~2%，不应超过 2%；静脉注射的容积对鼠类不能超过 0.5ml，较大动物不能超过 2ml。

6. 接触频率与期限　接触频率同样也影响化学物质对机体毒作用的性质和程度。多次接触使毒性损伤连续，有可能出现累积效应。多次接触实质上产生相对大的总剂量。对食品物质来说，通常是多次长期以及终身接触。所以，对食品物质的安全性评价着重考虑多次、长期以及终身接触。

接触频率和期限分为 4 种，即急性、亚急性、亚慢性和慢性。急性接触通常是指一次给化学毒物，低毒化合物可在 24 小时内多次给予，经急性接触，通常连续接触 4 小时，最多连续接触不得超过 24 小时；亚急性接触为反复接触 1 个月或略少于 1 个月；亚慢性接触为反复接触 3 个月或略少于 3 个月；慢性接触为反复接触 3 个月以上，通常需 6 个月以上。

任何重复染毒，毒作用的产生可能完全依赖于染毒的频率和剂量，而非染毒持续时间。如果化学物在体内蓄积（暴露频率间隔时间短于其生物半衰期），可引起严重的毒作用；机体对毒作用损害恢复的间隔时间不够，则可能发生慢性毒作用。许多外源化学物，急性大剂量染毒与较长时间低剂量染毒的毒作用表现不同。例如，苯的原发急性毒作用显示中枢神经系统抑制作用，但是长期慢性暴露可导致骨髓毒作用，即增高再生障碍性贫血和白血病的发病风险。

（二）机体因素

不同种属和同种动物的不同个体对同一外源化学物的毒性反应有量和（或）质的差异。某些外源化学物在相同剂量及接触条件下作用于人或动物，个体之间的反应可从无任何作用，到出现严重损伤甚至死亡，即使在双生子之间亦不例外。处于相同环境中的人群，其发病的危险性和病损程度在不同的个体间可存在很大差异，出现异乎寻常反应的人被认为对毒作用有敏感性，又称为高危个体。

1. 种属、品系及个体的遗传学差异

（1）解剖、生理的差异　不同物种动物的解剖、生理、遗传、代谢过程等生命特征存在差异（表 2 -4），因基因组的不同，其在解剖、生理等过程不同。

表 2-4　不同物种动物的解剖、生理、遗传、代谢过程等生命特征

项目	狗	兔	豚鼠	大鼠	小鼠
寿命周期	10~20 年	4~9 年	4~9 年	4~9 年	4~9 年
性成熟期	8~10 月	5~8 月	4~6 月	2~3 月	35~55 天
发情周期	2 次/年	全年	全年	全年	全年
解剖学特征	肝 7 叶	肝 5 叶	肝 8 叶	肝 7 叶	肝 7 叶
生理学特征	听觉、嗅觉敏感			无呕吐反应	无呕吐反应
遗传学特征	78 条	44 条	64 条	42 条	40 条

（2）代谢转化的差异　不同种属的或同一种属不同品系对同一毒物的易感性有差异，例如，苯可引起兔白细胞减少，但引起狗白细胞升高，这主要是由于毒物在体内的代谢差异（如代谢酶的差异）。代谢差异，即机体对毒物的活化能力或解毒能力的差异，包括量和质的差异。它是引起不同种属和品系的动物对同一毒物存在易感性的主要原因。代谢酶量的差异意味着占优势的代谢途径不同，可导致毒性反应的不同。代谢酶还存在质的差异，其差别往往因为解毒机制不同。代谢酶的遗传多态性是个体间在

化学物代谢中差异的主要原因，而代谢的多态性是导致机体致癌易感性和某些疾病的内在因素。遗传多态性是指同一种群中具有两种或两种以上基因型并存的现象，表现出代谢酶的表型不同，即催化代谢的活性大小不一。同时，化学物致畸作用的种属差异可能与胎盘屏障的转运情况不同有关。同一种群的不同个体对毒物的反应也有差异。因此在动物实验时应尽可能选择条件一致的动物，以减少个体差异的影响。

（3）修复能力的个体差异　机体所有组织、细胞和大分子对化学物所致损害都有其相应的修复机制。这些修复过程有各种酶参与，若这些酶出现功能缺陷，将明显影响对毒作用损害的修复能力。修复酶亦存在多态性，使个体的修复能力也表现出明显差异。

2. 其他因素　宿主因素如健康与免疫状态、年龄、性别、营养状况与生活方式等对于毒作用的敏感性有不同程度的影响。

（1）健康与免疫状态　一般情况下，疾病往往会加重外源化学物对机体产生的损害作用。如肝脏作为外源化学物在体内代谢最重要的器官，若有肝脏疾患，可减弱对外源化学物的代谢，致使外源化学物在血浆中的半衰期延长。

肾脏作为重要的排泄器官，若出现功能下降或衰竭，对许多外源化学物的排泄半衰期亦出现延长作用，从而对药效和毒效均产生影响。

免疫状态对某些毒作用有直接影响，过低或过高的免疫水平都可能带来不良的后果。过敏性反应发生率不太高，主要见于少数敏感者。最好能在接触这类致敏物前发现这类敏感者，以便及时采取适当的措施。

（2）年龄　年龄可影响各种代谢能力和生理学功能，从而造成对外源化学物敏感性差异。新生和老龄动物药物代谢能力常较低，血浆蛋白质结合能力改变，外源化学物从身体清除效率低，可接触较成年动物更高水平的未代谢外源化学物，并持续更长的时间。此外，新生和幼年动物通常对毒物较成年动物敏感，对多数毒物，估计要敏感 1.5～10 倍。

1）年龄对生物转运的影响　由于新生儿和老年人的血浆总蛋白和血浆白蛋白含量均较低，与外源化学物的结合较少，致使游离化学物的浓度增加，机体对其敏感性增强。如新生儿对药物利多卡因，只有 20% 与血浆蛋白结合，而正常成年人中 70% 与其结合。新生儿和老年人胃酸分泌较少，因此可改变某些外源化学物或药物的吸收，如对青霉素的吸收增加，而对对乙酰氨基酚的吸收减少。

2）年龄对生物转化的影响　婴儿的药物代谢酶系统较少，且要达到成年的活性水平，因物种不同需要不同的时间。如人直到 6 岁羟化酶活性才增加，到达比成年人更高的水平，性成熟之后减少。因此安替比林和茶碱的排出在孩子中比成年人更快。另外，同工酶的构成比在婴儿中和成年动物中可能有非常大的差异。新生儿代谢能力的缺陷可能对外源化学物的毒作用有重要意义。老年机体对某些化学物的药物代谢能力较年轻成年机体低。

（3）性别　性别对毒性的影响主要见于成年动物，性别差异主要与体内激素与代谢功能的差别有关。大多数情况下雄性动物在代谢转化能力和代谢酶活力均高于雌性，因此，一般对雄性动物毒性作用较低，对雌性毒性作用较高。但也有少数化合物的情况与此相反，某些外源化学物的毒作用性别差异是由于排泄差异所致。

性别对化学物毒性的影响主要表现在成年动物中。一般来说，雌性动物和雄性动物对毒物的感受性相似。但是动物对一些类型的化合物会出现性别差异，特别是大鼠。例如雌性大鼠对有机磷化合物、有机氯化合物及巴比妥酸盐类一般较雄性敏感；但铅和乙醇对雄性大鼠的毒性较对雌性大鼠的毒性大。

性别差异主要与性激素有关。雄性激素能促进细胞色素 P_{450} 的活力，故外源化学物在雄性体内易于代谢和降解。雄性大鼠的葡萄糖醛酸结合反应能力也较雌性为高。孕激素能抑制肝微粒体酶的氧化作用和葡萄糖醛酸的结合作用，故怀孕可增加小鼠对某些毒物（如农药和一些金属）的敏感性。

（4）营养状况与生活方式 合理营养可以提高机体通过非特异性途径对外源化学物以及内源性有害物质毒性作用的抵抗力。特别是对经过生物转化毒性降低的化学物质尤为显著。营养不足或失调也将影响化学物的毒性作用。当食物中缺乏必需的脂肪酸、磷脂、蛋白质及一些维生素（如维生素 A、维生素 E、维生素 C、维生素 B）及必需的微量元素，都可使机体对外源化学物的代谢转化发生变动。机体内代谢改变，尤其是多功能氧化酶系（MFO）活性改变将使外源化学物毒性发生变化，而蛋白质缺乏将降低多功能氧化酶系活性，摄入高糖饲料也将使多功能氧化酶系活性降低，维生素 B 是 MFO 黄素酶的辅基等。蛋白质缺乏最突出，它主要是对药物代谢的影响。动物喂食以含蛋白质 5% 的饲料与含 20% 的饲料相比较，微粒体蛋白质的水平较低，酶活性显著丧失。脂肪酸的缺乏减少微粒体酶的水平和活性，可使乙基吗啡、环己巴比妥和苯胺代谢减少。

饥饿或饮食改变可能减少必要的辅助因子，如 II 相结合反应必需的硫酸盐可能容易被耗损。短期食物缺乏增加二甲亚硝胺的脱烷基化作用，而增加肝毒性。动物整夜禁食可增加对乙酰氨基酚和溴苯的肝毒性，可能是因为正常水平的谷胱甘肽 50% 被消耗，导致这些化学物解毒作用所需的谷胱甘肽不足。

酗酒、吸烟等行为习惯对机体的有害影响已为人所熟知，具有这些生活习惯的人在接触其他外源化学物时，对某些毒作用的敏感性也可能增加。此外，社会及心理因素、精神因素等对外源化学物毒作用也有影响。

（三）环境因素

环境因素通过改变机体的生理功能，继而影响机体对毒物的反应。影响毒物毒性的环境因素很多，诸如气温、湿度、气流、气压、季节和昼夜节律，以及其他物理因素等。

1. 气象条件

（1）气温 环境温度的改变可引起不同程度的生理、生化系统和内环境稳定系统的改变，如改变某些生理功能（通气、循环、体液、中间代谢等）影响外源化学物的吸收、代谢和毒作用。引起代谢增加的外源化学物，如五氯酚、2,4 - 二硝基酚在8℃时毒作用最低；而引起体温下降的外源化学物，如氯丙嗪在8℃时毒作用最高。一般在正常生理状况下，高温引起动物皮肤毛细血管扩张、血液循环和呼吸加快，胃液分泌减少，出汗增多，尿量减少，使经皮和经呼吸道吸收的化学物吸收增加（如增加氮氧化物和硫化胺对呼吸道的刺激作用），经胃肠道吸收减少，随汗液排出增加，经尿液排出减少。

高温环境下机体排汗增加，胃液分泌减少，且胃酸降低，将影响化学物质经消化道吸收的速度和量。皮肤毛细血管扩张，血液循环和呼吸加快，可加速毒物经皮吸收和经呼吸道的吸收。高温多汗时，氯化钠随汗液排出增多，胃液分泌减少，胃酸减少，从而影响胃肠的吸收。此外，排汗增多则尿量减少，使经肾随尿排出的毒物在体内滞留时间延长，毒性作用增强。有人比较了不同温度下 58 种化学物对大鼠 LD_{50} 的影响，结果发现有 55 种在36℃高温环境中的毒性最大，26℃时毒性最小。

（2）湿度 高气湿可造成冬季易散热，夏季不易散热，增加机体体温调节的负荷。其伴随高气温时，能使环境化学物经皮吸收的速率加快。气湿增大，汗液蒸发困难，皮肤表面的水合作用加强，水溶性强的环境化学物可溶于皮肤表面的水膜而被吸收；同时也延长了化学物与皮肤的接触时间，使得吸收量增加。高湿环境下某些化学物如 HCl、HF、H_2S，它的刺激作用是增大的；某些毒物还可改变形态，如 SO_2 可转化为 SO_3 和 H_2SO_4，使其刺激性和腐蚀性增大。高温高湿时汗液蒸发困难，呼吸更加快，呈气体、蒸气、气溶胶的化学物质经呼吸道吸入的机会增加。

（3）气流 对以气态或气溶胶形态存在的毒剂，气流对其的毒作用效果影响较大。不利的气象条件，如无风、风速过小（<1m/s）、风向不利或不定时，使用气态毒剂就会受到很大限制；但风速过大（如超过6m/s），毒剂云团很快被吹散不易形成有害浓度。对流时，染毒空气迅速向高空扩散，不易形

成有害浓度，有效毒害浓度时间和范围会明显缩小；逆温时，染毒空气沿地面移动，并不断流向低洼处，此种情况下，毒剂浓度高、有效毒害时间长。

（4）气压 一般情况下，气压变化不大，因而对毒作用影响相对较小。但在特殊情况时，气压增高往往影响大气污染物的浓度，气压降低可因降低氧分压而增加一氧化碳的毒作用。气压可引起某些化学物毒性作用的改变。如在高原低气压下士的宁的毒性降低，而氨基丙苯它的毒性就增强。

2. 季节和昼夜节律 生物节律是长期生命进化过程中形成的生物的基本特征，因此生物节律对毒性作用的影响体现在化学物的毒性与其进入机体发挥作用的时间有关。生物体的许多功能活动常有周期性的波动，如 24 小时（昼夜节律）或更长周期（季节节律）的波动。外源化学物的毒作用可因每日给药时间不同或给药季节不同而有差异。如对于夜行动物小鼠，下午 2 时给予巴比妥的睡眠时间最长，而清晨 2 时给药睡眠时间最短，为下午 2 时给药的 40% ~60%。大鼠血液嗜酸性粒细胞、淋巴细胞和白细胞计数的量均呈现昼夜节律。人排出某些药物的速度也显示昼夜节律，例如口服水杨酸，于早上 8 时服用，排出速度慢，在体内停留时间最长，而晚上 8 时服用，排出速度快，在体内停留时间最短。

昼夜节律有的是受体内某种调节因素所控制，如切除肾上腺后的大鼠其昼夜节律变得不明显。又如临床试验发现心脏病患者对洋地黄的敏感性在清晨 4 时要大于平常的 40 倍；用大白鼠做苯巴比妥半致死量试验，上午服药死亡率为 50%，下午服药死亡率高达 100%，而夜间服药死亡率很低。这表明药物的吸收代谢与排泄速度与生物周期活动有密切的关系。因此，做这类试验检测时必须作相应的对照，并注意季节和昼夜节律变化对结果的影响。

季节影响，例如给予大鼠苯巴比妥盐的睡眠时间以春季最长，秋季最短（只有春季的 40%），有人认为动物对外源化学物毒作用敏感性的季节差异，与动物冬眠反应或不同地理区域的气候有关。

3. 噪声、震动、紫外线 对于机器转动、气体排放、工件撞击与摩擦等所产生的噪声，称为生产性噪声或工业噪声。生产性噪声对人体的危害主要是对听觉器官的损害，还可对神经系统、心血管系统等产生不同程度的危害。

生产设备、工具产生的振动称为生产性震动。产生震动的机械有锻造机、冲压机、压缩机、振动筛、送风机、振动传送带、打夯机等。手臂震动所造成的危害较为严重，主要有捶打工具，如凿岩机、空气锤等；手持转动工具，如电钻、风钻等；固定轮转工具如砂轮机等。振动病分为全身震动和局部震动两种。

噪声与紫外线等物理因素与化学物共同作用于机体时，可影响该化学物对机体的毒作用，紫外线有某些致敏化学物的联合作用，可引起严重的光感性皮炎；全身辐照可降低中枢神经系统抑制剂的毒作用，增加中枢神经系统兴奋剂的毒作用，但不影响吗啡类药物的止痛作用。

4. 动物笼养形式 每笼装的动物数、垫料、笼养的形式和其他因素也能影响某些外源化学物的毒作用。大鼠为群居性动物，单独笼养会使大鼠烦躁易怒、凶猛具有攻击性。异丙肾上腺素对单独笼养三周以上的大鼠，其急性毒性明显高于群养的大鼠。养于"密闭"笼（四壁和底为薄铁板）内的群鼠对吗啡等物质的急性毒性较养于"开放"笼（铁丝笼）中的大鼠低。

5. 溶剂 有的化学毒物在溶剂环境中可改变其化学物理性质与生物活性。染毒时往往要将毒物用溶剂溶解或稀释，有时还要用助溶剂，有的溶剂和助溶剂可改变化合物的理化性质和生物活性，从而改变其毒性。通常引起化学毒物毒性改变的溶剂有以下几种类型。

（1）有的化学毒物可能加速或延缓危害物的吸收、排泄而影响其毒性。如 DDT 的油溶液对大鼠的 LD_{50} 为 150mg/kg，而水溶液为 500mg/kg。这是由于油能促进该危害物的吸收所致。

（2）有些溶剂本身有一定毒性。如乙醇经皮下注射时，对小鼠有毒作用，0.5ml 纯乙醇即可使小鼠致死；又如二甲基亚砜（DMSO）溶剂在剂量较高时有致畸和诱发姐妹染色单体交换（SCE）的作用。

（3）有些溶剂还可与受试物发生化学反应，改变受试物的化学结构，从而影响毒性。如用吐温-80和丙二醇做助溶剂测定敌敌畏和二溴磷的毒性时，后者的毒性比前者高，原因是丙二醇的烷氧基可与这两种毒的甲氧基发生置换，形成毒性更高的产物所致。

一般来说，选用的溶剂或助溶剂应是无毒、与受试化学物不起化学反应，而且化学物在溶液内应当稳定。最常使用的溶剂有蒸馏水、生理盐水、植物油（橄榄油、玉米油、葵花籽油）和二甲基亚砜等；常用的助溶剂有非离子型表面活性剂吐温-80，具有亲水性基团和亲脂性基团，可将水溶性化合物溶于油中，脂溶性化合物溶于水中。

二、联合作用

（一）联合作用的类型

一种外源化学物对机体的毒性作用，可以由于同时或先后接触另一种外源化学物而使其所表现的联合毒性比任一单一的外源化学物的毒性增强或减弱，毒理学将两种或两种以上的外源化学物机体的交互作用称为联合毒作用。联合毒作用可以为非交互作用和交互作用两类，其中前者包括相加作用和独立作用，后者包括协同作用、拮抗作用和增强作用。

1. 非交互作用 非交互作用指机体同时或先后接触两种或两种以上的外源化学物，各化学物相互不影响的毒作用。可以通过各化学物的暴露剂量总和或生物学效应总和直接推算联合毒作用。非交互作用包括相加作用和独立作用。

（1）相加作用 指两种或两种以上化学物以同样的作用方式和机制，作用于相同的靶器官，它们的效力不同，其对机体产生的毒作用等于各个外源化学物单独对机体所产生毒作用的算术总和，也就相当于1+1等于2的作用。例如，大部分刺激性气体引起的呼吸道刺激作用或同分异构物或结构类似物，如多氯联苯和TCDD的联合毒作用，多呈相加作用。相加作用也成为简单的相似作用、简单的联合作用或剂量相加作用，是一个非交互的过程。这种联合作用中每个化学物都按照他们的相对毒作用和剂量比例对总毒作用作贡献，原则上不存在阈值。

（2）独立作用 又称为简单的独立作用、简单的不同作用或反应（或效应）相加作用。在这一事件中，各外源化学物不相互影响彼此的毒性效应，作用的模式和作用的部位可能（但不是必然）不同，各化学物表现出各自的毒性效应。效应相加是对混合物中每个化合物的反应的综合决定的相加效应，如严重中毒导致的共同效应死亡。在铅冶炼时，工人不但有铅暴露，而且有砷暴露，砷以蒸气状态逸散在空气中，形成氧化砷。慢性铅中毒主要损害神经（类神经症、周围神经病和中毒性脑病）、消化（腹绞痛）和血液系统（轻度贫血），而慢性砷中毒主要表现为皮肤黏膜病变、类神经症和多发性神经炎。他们联合暴露时，砷对皮肤的损害可能是独立作用。

在人体实际的低剂量接触中，反应相加和剂量相加的概念有很大差别。对于反应相加，当各化学物剂量低于无作用水平，即各化学物造成的反应为零时，总联合作用为零。而对于剂量相加模型，各化学物低于无有害作用水平也可发生联合毒作用。对于低剂量的多重暴露，剂量相加可能导致严重的毒性。对于有线性剂量-反应关系的遗传毒性致癌物（假定不存在无作用水平，作用机制被认为是"相似的"），反应相加和剂量相加可得到相同的毒作用。

2. 交互作用 两种或两种以上外源化学物造成比预期的相加作用更强的（协同、增强）或更弱的（拮抗作用）联合效应，在毒理学中称之为外源化学物对机体的交互作用，主要表现为协同作用和拮抗作用。但若一种化学物对某器官或系统并无毒作用，而与另一种化学物同时或先后暴露时可增强或降低另一种化学物的毒作用则被称为增强作用或抑制作用。

（1）协同作用 两种或两种以上外源化学物对机体所产生的毒性效应大于各个外源化学物单独对

机体的毒性效应总和，即毒性增强，称为协同作用，这是 1+1 大于 2 的效应。协同作用的机制复杂，取决于暴露的外源化学物或染毒途径。例如，马拉硫磷联合染毒，毒性明显增加，经研究可能是苯硫磷可以抑制肝脏分解马拉硫磷的酯酶，使马拉硫磷分解减慢。

（2）拮抗作用　两种或两种以上外源化学物对机体所产生的毒性效应低于各个外源化学物单独毒性的总和，即为拮抗作用，也就是 1+1 小于 2 的效应。其机制也很复杂，包括化学性拮抗作用和功能性拮抗作用。化学性拮抗作用是指发生了化学反应形成了一种毒性较低的产物，如二硫基丙醇对重金属的络合作用。功能性拮抗作用发生于两种化学物质对同一生理指标有相反的作用，如中枢神经兴奋剂和抑制剂的对抗作用。拮抗作用在模式上可分为竞争性拮抗和非竞争性拮抗，前者是毒物和拮抗剂作用于同一受体，如神经节抑制剂可阻断尼古丁对神经节的作用，后者则是毒物与拮抗剂作用于不同受体，如阿托品降低胆碱酯酶（AChE）抑制剂的毒作用，并不是作用于 AChE，而是阻断胆碱能神经所支配的效应细胞的 M 胆碱受体。

（3）增强作用　一种化学物对某器官或系统并无毒性，但当加至另一种化学物时使其毒性效应增强，即为增强作用。三氯乙烯和异丙基肾上腺素对肝脏并无作用，却都能明显地增加四氯化碳对肝脏的毒性。

（二）联合作用的评价

在人类的实际生活与生产环境中，往往同时或先后暴露在多种外源化学物下，对环境中共存化学物的联合毒作用评价和健康危险性评定已成为迫切需要解决的问题，同时它可以为制定卫生标准和研究防治药物提供客观的毒理学依据。

1. 联合作用的评价　目前尚未形成对外源化学物联合作用类型统一评价体系。用于外源化学物联合作用定性或定量评价的方法主要有以下几种。

（1）等效应图法　等效应图法只能评价两个化学物的联合作用，其原理是利用同种实验动物，分别求出相同暴露途径下两个化学物（A 和 B）的 LD_{50} 及其 95% 可信限，然后以纵坐标表示一个化学物（如 A 化学物）的剂量范围，以横坐标表示另一个化学物（如 B 化学物）的剂量范围，分别将两个化学物在纵坐标和横坐标上的 LD_{50} 值及 95% 可信限的限值连成 3 条直线。此后再以等毒性比例，求出混合物 AB 的 LD_{50} 值，以混合 LD_{50} 剂量中两个化学物所含的实际剂量分别在相应的坐标线上找到各自的剂量位置。并由相应剂量点做垂直线，视其交点位置进行联合作用的评价。如交点正好落在两个化学物 95% 可信限的上下两条连线之间，表示为相加作用；如交点落到 95% 可信限连线之外，则为拮抗作用。

（2）联合作用系数法　联合作用系数（K）法是利用 Finney 毒性相加公式，在先求出各化学物各自的 LD_{50} 基础之上，从各化学物的联合作用是相加作用的假设出发，计算出混合化学物的预期 LD_{50} 值。然后实测混合物的 LD_{50}，再求混合物的预取 LD_{50} 与实测混合物 LD_{50} 的比值（预期 LD_{50}/实测 LD_{50}），此比值即为 K 值。如果各化学物呈相加作用，则预期 LD_{50}/实测 LD_{50} 的理论 K 值应等于 1。但是由于测定 LD_{50} 本身会有一定波动，所以 K 值也应有一定范围。

（3）等概率和曲线法　等概率和曲线法以效应相加为基础进行联合作用评价，它根据混合物中各化学物的剂量 - 死亡概率回归曲线求出预期死亡概率，再对概率求和，推算死亡率。

（4）共度系数法　根据不同的指标又分为 3 种。①以毒性指数为指标，先以常规方法测定混合物及各化学物的 LD_{50}，再以一种化学物质的 LD_{50} 为标准与其他化学成分和混合物 LD_{50} 进行比较（称为毒性指数），然后推算混合物的理论和实际毒性指数，据此计算共毒系数并作出联合作用评价。②以死亡率为指标，根据实测混合物死亡率和预期死亡率计算共毒系数，评价混合物的联合作用。③共毒可信限法，测定两种化学物的 LD_{50} 及可信限，按混合比例和各自 LD_{50} 值推算混合物的预测 LD_{50} 及可信限，预测 LD_{50} 与实测 LD_{50} 之比即为共毒系数，据此评价联合作用类型。同时根据实测值与预测值的可信区间是否相覆盖进行分析，覆盖者为联合作用较弱，反之则强。

（5）广义三阶多项式回归模型　在研究固定剂量或固定比例设计下的联合作用时，若其单独或联合的量－效曲线散点图呈三次抛物线形时，可采用广义三项多项式回归模型。该模型可成功解决不同效应水平（如 ED_{50}、ED_{60} 等）所对应的联合作用特征可能不一致的问题，具有简便、有效、客观及使用范围较宽的优点。

以上方法均可通过相应统计学软件实现，但每种方法又有各自的使用条件和优、缺点。因此在进行外源化学物联合作用评价时应严格根据条件选择方法。

2. 联合作用评价中注意事项

（1）明确试验结果的代表性　两种或多种化学物在某种剂量比例下的试验结果不能作为其联合作用的普遍结果。

（2）注意给药途径　在实际生产生活中，接触毒物主要是经呼吸道和皮肤，而单用经口联合作用试验结果是不够的，必须有经呼吸道与经皮肤联合作用试验资料。

（3）观察毒作用的指标选择　某种毒作用作为观察指标对联合作用的评价和以另一种毒作物作为指标所作的评价，有时结论恰恰相反，故在评价时应注意。

（4）接触化学物的时间、顺序和途径　多种化学物同时暴露与间隔暴露，以及不同接触途径，其联合作用结果可能不尽相同。

（5）试验结果外推的不确定性　体内试验结果与体外试验结果有时并不一致，将动物实验结果外推到人更应慎重。

（6）要注意化学物代谢动力学中的有关因素　单纯地以酶诱导或酶抑制来解释化学物的联合作用有时会导致错误。

（三）联合作用的方式

1. 联合作用的机制　由于目前的认识水平和研究方法的限制，目前对于联合作用机制的了解尚不够充分，大致的机制如下。

（1）生物转化的改变　联合作用的一个重要机制是一种化学物可改变另一种化学物的生物转化。这往往是通过酶活性改变产生的。常见的微粒体和非微粒体酶系的诱导剂有苯巴比妥、3－甲基胆蒽、DDT 和苯并［α］芘，这些诱导剂通过对化学物的解毒作用或活化作用，减弱或增加其他化学物的毒性作用。

（2）化学物之间的化学反应　一些物质可在体内与毒物发生化学反应。例如硫代硫酸钠可与氰根发生化学反应，使氰根转变为无毒的硫氰根；又如一些金属螯合剂可与金属毒物（如铅、汞）发生螯合作用，使之成为螯合物而失去毒性作用。

（3）受体作用　两种化学物与机体的同一受体结合，其中一种化学物可将与另一种化学物生物学效应有关的受体加以阻断，以致不能呈现后者单独与机体接触时的生物学效应。例如阿托品对有机磷化学物的解毒作用以及抗组胺药物对组胺的作用。

（4）功能叠加或拮抗　两种因素，一种可以激活（或抑制）某种功能酶，而另一种因素可以激活（或封闭）受体或底物。若同时使用，则可出现损害作用增强或减弱，如有机磷农药和神经性毒剂的联合作用等。

（5）其他　吸收、排泄等功能可能受到一些化学物的作用而使另一毒物吸收或排泄速度改变，于是影响其毒性。例如，三氯甲烷等难溶于水的脂溶性物质在穿透皮肤后仍难吸收，如果与脂溶性及水溶性均强的乙醇混合就很容易吸收，其肝脏毒性明显增强。

2. 联合作用的方式　人类在生活和劳动过程中实际上不是仅仅单独地接触某种外源化学物，而是经常地同时接触各种各样的多种外源化学物，其中包括食品污染（食品中残留的农药、食品加工添加的色素、防腐剂）、各种药物、烟与酒、水及大气污染物、家庭房间装修物、厨房燃料烟尘、劳动环境中的各种化学物等。这些外源化学物在机体可呈现十分复杂的交互作用，最终对机体引起综合毒性作用。联合作用的方式可分为两种。

（1）外环境进行的联合作用　几种化学物在环境中共存时发生相互作用而改变其理化生质，从而使毒性增强或减弱。如烟尘中的三氧化二铁、锰等重金属，可催化 SO_2 氧化成 H_2SO_4，它凝结在烟尘上形成硫酸雾，其毒性增强。再如高温可以加快挥发性毒物的挥发而使空气环境中的毒物浓度明显增高，酸遇到含有砷的矿石、废渣等可产生毒性很高的砷化氢，从而引起急性中毒事故。

（2）体内进行的联合作用　这是毒物在体内相互作用的主要方式。环境或职业有害因素在体内的相互作用，多是间接的，常常是通过改变机体的功能状态或代谢能力而实现。如某些可与巯基结合的金属在体内与含巯基酶结合，使通过这些酶催化的毒物代谢减慢而产生增毒作用。另外，就是通过作用于同一靶器官，产生相同的或相反的效应使毒性增加或者减弱。

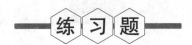

答案解析

一、选择题

（一）最佳选择题

1. 外源化学物经消化道吸收的主要方式是（　）

　A. 滤过　　　　　　　　　　B. 简单扩散

　C. 载体扩散　　　　　　　　D. 易化扩散

2. 外源化学物蓄积时，在体内的分布常为相对集中的形式，当化学物对蓄积部位相对无害时，这种组织或器官就称为（　）

　A. 蓄物库　　　　　　　　　B. 累计库

　C. 贮藏室　　　　　　　　　D. 贮存库

3. 化学结构与毒效应的关系（　）

　A. 化合物的化学活性决定理化性质

　B. 理化性质决定化合物的生物活性

　C. 化合物的生物活性决定该化合物的化学活性

　D. 化合物的化学结构决定其化学活性及理化性质

4. 几种化学物质之间由于对机体作用的部位不同、靶器官不同、受体不同、酶等都不同，而且化学物质的靶位点之间的生理学没有密切关系，此时各化学物质所致的生物学效应表现为各个化学物本身的毒性效应，称之为（　）

　A. 各自作用　　　　　　　　B. 独立作用

　C. 拮抗作用　　　　　　　　D. 相加作用

5. LD_{50} 的概念是（　）

　A. 引起半数动物死亡的最大剂量

　B. 引起半数动物死亡的最小剂量

　C. 出现半数动物死亡的该试验组的剂量

　D. 能引起一群动物50%死亡的剂量

（二）多项选择题

6. 毒物进入机体后产生毒性的可能途径（　　）

A. 化学物质首先在机体的靶部位分布，终毒物与靶分子相互作用，激活机体组织水平、细胞水平和分子水平的修复机制，当毒物所导致的生物紊乱超过了修复能力时，就会发生毒性作用

B. 化学物质可以直接与机体的重要部位接触而发生毒性作用

C. 化学物质在皮肤真皮层产生损伤作用

D. 化学物质经过机体的吸收、分布、代谢等途径后与靶分子相互作用，从而导致毒性作用

二、综合问答题

生物学标志有哪几类？

书网融合……

本章小结　　　　　　　微课　　　　　　　题库

第三章

食品毒理学毒性作用评价方法

 学习目标

知识目标

1. **掌握** 一般毒性作用（急性毒性、蓄积毒性、亚慢性毒性、慢性毒性）、特殊毒性（致突变、致癌、致畸等）的概念、作用和评价方法。

2. **熟悉** 一般毒性作用、特殊毒性检测方法的要点和注意事项；特殊毒性的作用机制。

3. **了解** 特殊毒性的影响因素。

能力目标

1. 能运用致癌评价程序与检验方法对食品中外源性化学物进行致癌作用评价。

2. 能运用致畸作用相关知识识别生活中的致畸风险因素，并提出相应的预防措施。

素质目标

通过本章的学习，树立正确的科学观，科学地看待癌症，癌症的发生是一个多阶段的过程，做好预防和筛查，很多癌症是可以防止和治疗的；培养健康的饮食习惯。日常生活中，应少吃致癌物含量较多的烧烤类和油炸类食品。

 情境导入

情境 以掌叶茶叶为原料，研究其水提物的急性毒性及半数致死量 LD_{50}。结果表明：茶水提物经口 $LD_{50} > 15000$ mg/kg BW，属于实际无毒物质。与对照组相比，灌胃 2521～15000 mg/kg BW 茶水提物对雌性和雄性小鼠的体重增量无显著影响（$P > 0.05$），对雌鼠心、脾和肺脏器系数、血清 ALT、AST 和肌酐水平均无显著影响（$P > 0.05$），对雄鼠肺和肾脏器系数、血清 ALT 水平均无显著影响（$P > 0.05$）。极高剂量茶水提物使雌性（剂量≥7350 mg/kg BW）和雄性（剂量≥5145 mg/kg BW）小鼠的血清尿素水平显著高于空白对照组（$P < 0.05$），说明极高剂量茶水提物对肾脏有一定毒性。急性毒性研究表明，茶水提物经口 $LD_{50} > 15000$ mg/kg BW，属于实际无毒物质，极高剂量时其对肾脏有一定毒性。

思考 1. 请简述急性毒性试验目的与常用参数。

2. 半数致死量 LD_{50} 的计算方式有哪些？

3. 毒性试验一般需要进行哪些方面的观察？

参考答案

第一节 一般毒性作用及评价

PPT

食物本是机体能量之源，但若食物被外源化学物污染则会产生不同的毒性作用。由于外源化学物性质不同可能产生的毒性作用也不尽相同。根据外源化学物毒性作用的作用部位、作用持续时间、作用后果等将其分为一般毒性作用和特殊毒性作用，均属于系统毒性作用。

一般毒性作用（general toxic effects），又称为化学毒物的基础毒性（basic toxicity）或一般毒性（general toxicity），指外源化学物在一定的剂量、一定的接触时间和一定的接触方式下对实验动物或机体产生综合毒效应的能力。根据接触时间的不同，一般毒性作用分为急性毒性作用、亚急性毒性作用、亚慢性毒性作用、慢性毒性作用。

特殊毒性作用（special toxic effect）指外源化学物在一定的剂量、一定的接触时间和一定的接触方式下对动物机体的某一组织器官或某种功能产生毒效应的能力。特殊毒性作用包括致突变作用、发育与生殖毒性作用、致畸作用、致癌作用。基于动物福利伦理、经济成本等因素综合考虑，通常可将致癌试验与慢性毒性试验合并进行。

随着食品加工技术的逐渐成熟以及食品的商品化程度越来越高，食品加工过程允许加入非营养性添加剂，其他外源化学物在加工、储存期间很容易被带入到食品中，这使得食品的安全性评价时间和空间维度拉大。当前食品安全不仅仅限于直接入口的食品，还包括食品原料、食品添加剂、新资源食品、辐照食品、包装材料，以及食品生产经营过程中使用的容器、工具、设备、洗涤剂、消毒剂等相关产品。可见，在食品的生产、加工、运输、保藏、销售过程中可能涉及对人体健康造成危害的化学、生物和物理因素，需要对这些因素的安全性进行评价，开展必要的不同水平的一般毒性试验和特殊毒性试验，以保证上市产品的安全。

一、急性毒性作用及评价

急性毒性作用是外源化学物基础毒性研究的主要内容之一，是认识化学物毒性的开端，并为进一步全面评价化学物毒性奠定基础。急性毒性试验应用十分广泛，在食品、化学品、药品、化妆品、消毒产品、农药等产品的安全性评价中是必做和首做的项目，其结果甚至决定了是否有必要进行其他毒性试验，在风险评估、制定安全限量、管理毒理学的决策等方面都具有不可替代的重要意义。

（一）急性毒性作用的概念

急性毒性作用（acute toxicity）是机体接触外源化学物后在短期内产生的毒效应，具体是指机体一次或在 24 小时内多次接触外源化学物后在一定时间内产生的毒效应。通常需要观察的毒效应包括机体的一般行为、外观改变、大体形态变化及死亡情况。

"一次接触"有多种方式，包括经口、经皮、静脉、呼吸道等。当接触是经口、静脉途径时，是指将外源化学物瞬间给予实验动物；而当接触是经皮、呼吸道途径时，则是指在一个规定期间内使实验动物持续接触外源化学物，如持续吸入暴露 2~6 小时。"24 小时内多次接触"是指在 24 小时内分多次给予外源化学物，通常不超过 3 次。由于有的化学物的毒性较低或受到染毒容量的限制，一次给予最大染毒剂量仍不见明显的毒性作用，分多次给药可加大染毒剂量，有利于充分发现毒性。在食品领域毒理学研究中接触途径以经口为主。"接触"在毒理学领域常称为染毒、给药、暴露等。同一外源化学物对不同种属实验动物的毒效应可能不同，因此在经济和时间允许的情况下，可以考虑啮齿类动物和非啮齿类动物同时开展急性毒性试验以获得更全面的毒性信息，例如在药品急性毒性评价时，要求至少有两种不同种属动物的数据，而食品、化妆品等却无此要求。急性毒性试验是评价外源化学物毒性作用最基本的一项试验，通常急性毒性大小用 LD_{50} 表示并以此进行急毒毒性分级。

（二）急性毒性试验目的

急性毒性试验主要是为获得化学物的急性毒性大小、受试物剂量 - 反应关系和毒效应的特征，依据 LD_{50} 对化学物进行急性毒性分级；初步估测化学物毒性作用的靶器官和可能的毒性作用机制；为化学物蓄积毒性、亚慢性毒性、慢性毒性、特殊毒性及其他毒理学试验的剂量设计和观察指标选择提供参考依据；为化学物急性中毒的诊断、预防和急救措施提供数据基础。

根据目的不同以及化学物自身特点，急性毒性试验可以是以死亡为终点，也可以是以充分暴露毒性不以死亡为终点，很多情况下后者的意义更加重要。以死亡为终点的急性毒性试验可用以下毒性参数表示：半数致死剂量（LD_{50}）、绝对致死剂量（LD_{100}）、最小致死剂量（LD_{01}或MLD）。以非致死性急性毒作用可以用最大耐受剂量（LD_0或MTD），也称为最大非致死剂量（MNLD）。

1. 半数致死剂量（LD_{50}）　在急性毒性试验中，经口一次或24小时给予受试物后，能够引起一组实验动物一半死亡的受试物剂量，该剂量是经过统计得出的计算值。其单位是每千克体重所摄入受试物的毫克数或克数，即mg/kg体重或g/kg体重（简称为mg/kg BW或g/kg BW）。LD_{50}是对受试物进行急性毒性分级的主要依据。LD_{50}值可受多个因素的影响，如动物种属和品系、性别、接触途径等，因此，通常情况下表示LD_{50}时需注明动物种系和接触途径。为了更准确地反应毒性，通常需分别计算雌雄动物的LD_{50}，并应有95%可信限。

2. 绝对致死剂量（LD_{100}）　在急性毒性试验中，受试物引起一组实验动物全部死亡所需的最低剂量。由于绝对致死剂量可随实验动物品种、动物敏感性、动物数量不同而发生变化，故难以在试验中得到重复的结果，LD_{100}常有较大的波动性。一般不用绝对致死剂量来衡量受试物急性毒性的大小，更多是用于急性毒性试验剂量设计时的范围确定。

3. 最小致死剂量（LD_{01}）　在急性毒性试验中，受试物能引起一组受试实验动物个别中毒死亡的最小剂量。该参数同样受到实验动物品种、动物敏感性、动物数量的影响，最小致死剂量的数值常有波动。

4. 最大耐受剂量（LD_0或MTD）　在急性毒性试验中，受试物不引起实验动物出现死亡的最高剂量。与LD_{100}的情况相似，LD_0同样受个体差异的影响，存在较大的波动性。一般不用最大耐受剂量来比较两种化合物的毒性。LD_0和LD_{100}常作为急性毒性试验中选择剂量范围的依据。

（三）急性毒性试验的设计

由于化学物的质和量的不同，使实验动物出现中毒效应的快慢和剧烈程度不同。有的化学物质接触后几分钟动物便出现中毒症状，甚至死亡，而有的化学物在接触后几天才出现明显的中毒症状或死亡，即迟发性死亡。通过急性毒性试验的设计，选择易感的动物、合理的剂量、充分的观察指标，以得到比较真实的LD_{50}。

1. 实验动物的选择　应选择健康性成熟的实验动物，可以是小鼠、大鼠、家兔、豚鼠、犬、猪、猫、猴等。目前，大多数的产品的急性毒性评价通常会选择小鼠、大鼠。啮齿类动物易于繁殖和饲养管理，价格相对较低，杂食性与人类食谱相似，且操作方便，尤其是大鼠，被认为在代谢和毒性反应上与人类较为接近，但大鼠不是对所有化学物都敏感，最终还是需要结合化学物特点以及预考察的毒性来选择合适的动物模型。急性毒性试验用动物的体重过重过轻都不合适，一般用18～22g小鼠，180～220g大鼠，2～2.5kg家兔，200～250g豚鼠，8～12kg狗，多是刚刚性成熟初成年的体重，所有动物体重不应超过平均体重的20%范围。所用实验动物应为雌性、雄性各占一半，雌性实验动物应未经交配和受孕。如果有要求选择两种或两种以上实验动物，应该是一种为啮齿类动物，另一种为非啮齿类动物。为保证实验动物质量，须经过检疫，剔除不合格动物，才能最终选定。啮齿类动物检验时间在3～5天，家兔、豚鼠等5～7天，犬、猴等7～14天，可根据现实情况延长，但是一般不能缩短。检疫和后期试验期间雌雄动物应分开饲养。

2. 剂量选择　剂量选择是急性毒性试验能否成功的关键点之一，范围过大、过小都不能得到精确LD_{50}，甚至不能获得LD_{50}。如是一个新的化学物，在正式试验之前，需要经过预实验摸索化学物的毒性剂量范围。首先需要了解化学物的理化特征，通过文献查阅等方式查找与该化学物结构和理化性质类似的化学物的毒性资料，可以参考其 LD_{50} 来设计预实验剂量范围，对于毒性较大的物质，还应该制订合适的操作者健康防护方案。预实验时，先用少量动物，以较大的剂量间隔（一般是 4 倍）染毒，找出 10%～90%（或 0%～100%）的致死剂量范围，然后在这个剂量范围内以合适的间距设几个剂量组。当致死剂量范围越大，则组数及每组动物数越多。剂量范围上限值与下限值如相差 2～4 倍，至少应设 3～4 组；相差 4～9 倍者，至少应设 4～5 组；相差 10 倍以上者，至少应设 6 个组。一般说来，剂量范围上限值与下限值相差多在 10 倍以内，通常设置 5～7 个剂量组。在利用不同的方法计算化学物 LD_{50} 时，试验设计中对剂量设计和动物数的要求不同。急性毒性试验多可以不设阴性对照组。

3. 毒性观察 急性毒性染毒后的观察期一般为 14 天，特殊情况下，可延长观察期。若动物的中毒症状以及死亡出现在给予受试物后 24～48 小时内，可缩短观察至 1 周，后期很少再出现异常。如中毒反应出现较迟，主要在 2～4 天后出现，则观察期为 2 周甚至 4 周。

（1）中毒症状观察 观察实验动物的中毒症状，对于获得受试物的急性毒性特征十分重要。给药当天，尤其是在给药 4 小时内，应该严密观察并记录，给药后 72 小时内也是获取信息的关键期，不应放松。有的化学物可引起不同症状的兴奋现象，而有的则引起抑制现象，还有的是先引起短时间兴奋后迅速转入抑制状态。如以含有氰基的氢氰酸和丙烯腈对大鼠和小鼠染毒后，均快速出现兴奋。染毒氢氰酸的动物呈一过性兴奋，呼吸加快、加深，之后呼吸困难，耳与尾呈桃红色，而染毒丙烯腈的动物先出现活动增加、骚动、窜跑，甚至跳跃，之后出现呼吸困难，耳与尾呈青紫色，可见虽同为氰化物，中毒机制却有所不同。此外，不少化学物还可引起实验动物出现瞳孔变化、黏膜刺激症状、出汗、血性分泌物等。小鼠吸入染毒某些馏温段的冷油后，大汗淋漓，被毛全湿，表现为神经系统症状。因此，应注意观察并记录发生每种症状的时间、症状表现程度、各症状发展的过程及死亡前特征和死亡时间。临床中毒反应和死亡时间可提供中毒机制的线索，若染毒后立即出现惊厥、共济失调和死亡提示受试物可能是神经毒性，若染毒后经一段潜伏期出现迟发性死亡提示受试物可能对肾或肝的作用，若出现腹泻和（或）竖毛，提示受试物可能使自主神经兴奋。

（2）体重观察 体重改变是动物中毒后一个非常重要的指标，可以反映动物染毒后的整体变化。在染毒前、观察期内需多次测量动物体重。对于观察期结束存活的动物，应当注意整个试验期间其体重变化，以便了解受试物引起的中毒效应是短暂的还是有较长时期的效应。试验中动物体重下降或增重减缓的原因复杂，可能是受试物影响食欲而导致动物厌食，也可能是受试物有消化系统毒性而导致动物腹泻或吸收功能下降，亦或是抑制神经系统食欲降低。因此，对实验动物体重的变化要仔细观察分析。

（3）可恢复性毒效应观察 可恢复性毒效应是指随着化学物从体内消失而逐渐减小以至消失的毒效应。毒作用的可恢复性与作用器官和系统、化学物本身的毒作用特点、化学物接触时间、特定时间内机体接触化学物的总量、动物的年龄及一般状况有关。注意观察毒性效应的消失时间点，可以获得更多的信息，有助于更全面了解受试物的急性毒性。

（4）死亡记录与分析 急性毒性试验多是以死亡为终点的，不仅要及时记录动物的死亡时间，还应对其展开进一步的分析，通过类比、对比来发现化合物之间的异同，进而获得一些重要信息。例如久效磷小鼠经口与腹腔注射染毒，均呈现随染毒剂量增加，死亡时间缩短。以死亡时间与染毒剂量作图，呈直线负相关，提示可能是化学物原型导致动物死亡。大鼠腹腔注射过氧化二碳酸二环己酯后，染毒剂量对数值与死亡时间呈明显的负相关关系，而小鼠腹腔注射过氧化二碳酸二环己酯后，染毒剂量或染毒剂量对数与死亡时间无明显相关性，提示该化学物在大鼠和小鼠体内代谢方式不同。

（5）大体尸检 对中毒死亡的动物应及时解剖作大体尸检，观察各器官有无充血、出血、水肿或其他改变，胃及肠道有无胀气，一般需要对肉眼观察有变化的脏器进行组织病理学检查（表 3 - 1）。实验结束时存活的动物也应作病理学检查。死亡动物的大体尸检或组织病理学检查有时可得到有价值的资料。病理组织学检查对迟发性死亡动物，尤其是发生"双峰"死亡现象时是必要的。"双峰"死亡现象是指早期死亡较多，继之有所减少，然后又出现大批死亡的现象。病理解剖学检查的发现，可为亚慢性、慢性毒性试验的实验设计提供依据。为获取更多信息，可采集血液、尿液做进一步的检查，或者根据已观察到的阳性参数进一步扩大观察项目。

表 3 – 1　急性毒性实验动物中毒表现观察项目

器官和系统	观察及检查项目	中毒后一般表现
中枢神经系统与躯体运动系统	行为	体位异常、叫声异常、活动异常、多动或呆卧，反复抓挠口周，反复梳理
	运动状态	少动、转圈、震颤、痉挛、抽搐、强直、麻痹、运动失调、倒退行走或自残
	对刺激反应性	易兴奋，感觉迟钝或过敏，反应低下或过高
	脑、脊髓反射	减弱或消失
	肌肉张力	松弛或紧张
自主神经系统	瞳孔	散大或缩小
	腺体分泌	流涎，流泪，出汗
呼吸系统	鼻	鼻孔溢液，鼻翼扇动
	呼吸表现	呼吸深缓、过速、困难、衰竭
心血管系统	心区触诊、听诊	震颤、心动过速或过缓、心律不齐等
胃肠系统	排便	腹泻、便秘
	腹部外形	膨隆、凹陷
	粪便硬度与颜色	不成形、黄色、灰白色
泌尿生殖系统	阴道口、乳腺、阴茎	肿胀、分泌物增多、会阴部污秽；脱出、遗精
皮肤和被毛	颜色、张力	皮肤松弛、皱褶、发红、皮疹、溃疡，被毛蓬松
黏膜	结膜、口腔	分泌物增多、充血、水肿、苍白、发绀、黄疸
眼睛	眼睑	上睑下垂
	眼球	眼球突出、震颤、充血
	角膜	角膜混浊、血性分泌物
其他	直肠温和脚爪、皮肤温	升高或降低
	一般情况	姿势异常、消瘦等

4. LD$_{50}$的计算　在急性毒性试验中，不同的试验方法对应着不同的 LD$_{50}$ 计算方法，常见的有寇氏法、改进寇氏法、霍恩法及概率单位法等。

（1）寇氏法和改进寇氏法　寇氏法：又称 Karber 法或平均致死量法，急性毒性试验经典方法之一。是依据剂量对数与死亡率呈 S 形曲线时所包含的面积推导出死亡率为50%的剂量。该法要求各组实验动物数量相等，死亡率呈常态分布，最小剂量组死亡率为0，最大剂量组死亡率为100%。计算公式：

$$\log LD_{50} = 1/2 \sum (X_i + X_{i+1}) \times (P_i - P_{i+1})$$

式中 $(X_i + X_{i+1})$ 为相邻两组剂量对数之和，$(P_i - P_{i+1})$ 为相邻两组死亡率之差。

改进寇氏法：该法是对寇氏法的改进，其最高剂量组死亡率可以不是100%，最低剂量组死亡率也可以不是0，仅仅要求最低剂量组死亡率小于20%，最高剂量组死亡率大于80%，各剂量组间的剂量按几何级数排列。计算公式：

$$\log LD_{50} = A - i\left(\sum p - 0.5\right)$$

式中 A 为最高剂量组对数值，i 为相邻两组剂量对数值之差，$\sum p$ 为死亡率总和。

寇氏法易于了解、计算简便、可信限不大、结果可靠，特别是在试验前对受试物急性毒性了解不多时，尤其适用。

（2）概率单位（probit method）–对数图解法　对数图解法是将死亡率（反应率）转换成概率单位与剂量的对数值作图，则 S 形曲线转换成为直线，在直线上找出概率单位等于 5.0（即死亡率 50%）的点，其相应的剂量对数就是 $\log LD_{50}$ 值，查反对数表即可求得 LD_{50}。此法简便，各染毒剂量组动物数不要求相等，组间距也不要求成等比级数，但等比可使各点距离相等而利于作图。

由于 0 和 100% 死亡率在理论上不存在，为计算需要将 0 改为 $(0.25 \times 100/N)\%$，而 100% 改为 $[(N-0.25) \times 100/N]\%$ 后作点（N 为该组动物数）。以各对数剂量与概率单位点作图后，在尽量照顾到概率单位为 5 的一点条件下作一直线，使各点分布于最靠近直线的两侧。直线上相当于概率单位 5 的相应剂量对数值，即为 $\log LD_{50}$ 值。也可将剂量转化成对数值，并将死亡率换算成概率单位，方格纸横坐标为剂量对数，纵坐标为概率单位，根据剂量对数及概率单位作点连成线，由概率单位 5 处作一垂直线，在横坐标上的相交点即为剂量对数值，再求对数致死量（LD_{50}）值即可。

（3）霍恩法　霍恩（Horn）法又称流动平均法或剂量递增法，推荐使用 4 个染毒剂量组，每组动物数相等（4 只或 5 只）。一个染毒剂量系列的剂量组距为 2.15 倍，另一为 3.16 倍。以组距 2.15 倍设计则剂量系列为 1×10^t、2.15×10^t、4.64×10^t（$t = 0$、± 1、$\pm 2 \cdots\cdots$）。以组距 3.16 倍设计则剂量系列为 1×10^t、$3.16 \times 10^t \ldots$（$t = 0$、± 1、$\pm 2 \ldots\ldots$）。正式试验时，先将动物在实验动物房饲养观察 1~2 天，使其适应环境，证明系健康动物后进行随机分组。给予受试物后一般观察 7 天或 14 天，若给予 4 天后继续有死亡时需观察 14 天，必要时延长到 28 天。记录死亡数，即可从 Horn 氏表中查得 LD_{50} 及其 95% 可信限。

该法优点是使用动物数少，可直接查表得 LD_{50}，95% 可信限范围大，精度尚不够。但是经多年应用验证，同一受试物与寇氏法所得结果相近，认为该法结果可信有效。

5. 急性毒性替代试验方法

（1）固定剂量法　该法是由英国毒理学会 1984 年提出的，经济合作与发展组织（简称经合组织，OECD）于 1992 年正式采用。这种方法与以往方法不同的是它不以动物死亡作为观察终点，这个方法可以利用预先选定的或固定的一系列剂量染毒，从而观察化学物的毒性反应来对化学物的毒性进行分类及分级。实验选择的剂量范围为 5、50 和 500mg/kg，最高限量为 2000mg/kg。首先用 50mg/kg 的受试物给予 10 只实验动物（雄、雄各半）。如果存活率低于 100%，则再选择一组动物给予 5mg/kg 的受试物。如果存活率仍低于 100%，则将该受试物归于"高毒"类，反之归于"有毒"类。如果给予 50mg/kg 受试物后存活率为 100%，但有毒性表现，则不需进一步试验而将其归于"有害"类。如果给予 50mg/kg 后存活率为 100%，而且没有毒性表现，继续给另外一组动物 500mg/kg 的受试物，如果存活率仍为 100%，而且没有毒性表现时，则给予 2000mg/kg 受试物进行观察，如果仍然 100% 存活，将受试物归于"无严重急性中毒的危险性"类。1990 年 OECD 组织了对固定剂量法的国际性验证，11 个国家的 33 个实验室用固定剂量法和 OECD（1981）规定的经典急性毒性试验法进行试验，结果发现两种试验方法毒性反应无明显差异。根据急性口服毒性的分级标准，比较了 30 个化合物的两种试验法所得结果，一致性为 80.2%，但从使用动物数量来看，测定一个化合物的 LD_{50}，固定剂量法平均用大鼠 14.8 只，经典方法平均用大鼠 24.2 只。

（2）近似致死剂量法　在确定近似致死剂量的研究中，仅用 6 只动物，每只动物给予不同剂量的受试物，每个剂量间距为 1.5 倍。这种实验设计可以得到近似最小致死量。利用该方法测试了 87 种化学物，发现 83% 的化学物近似致死剂量都位于用经典的急性毒性试验方案所得到的 LD_{50} 的 ±30% 范围以内，但动物用量是大幅减少。另一种确定近似致死剂量的方法是先选择一个剂量给予 2 只动物，24 小时后，观察动物的情况，然后再根据动物反应确定下一个染毒剂量；如果动物未死亡，以第一次染毒剂量的 1.5 倍剂量再次给予 2 只动物；如果动物死亡，则以第一次染毒剂量的 2/3 再次给予 2 只动物。重复操作一直到确定最大非致死剂量和最小致死剂量。

（3）上 – 下法（UDP） 又称为上下增减剂量法、序贯法或阶梯法，该法可用于观察不同的终点，第二只动物接受化学物的剂量由第一只动物染毒后的反应决定，如果动物死亡则下一个剂量降低；如果动物存活则下一个剂量增高，但是实验需要选择一个比较合适的剂量范围，使得大部分的动物所接受的化学物剂量都会在真正的平均致死剂量。如果剂量范围过大，则需要有更多的动物来进行观察。对于该法进行改进以后，上、下移动法则只需要 6~9 只动物。起始剂量可选择 175mg/kg，以剂量级数因子 3.2 计算剂量间距。研究者比较了上 – 下法、固定剂量法和经典 LD_{50} 法，根据 EEC 分级系统对化学品急性毒性分级，上 – 下法和经典法一致性为 23/25，上 – 下法与固定剂量法一致性为 16/20。上 – 下法需一个性别 6~10 只动物，少于另两种方法。适用于纯度较高、毒性较大、摄入量小且在给予受试物后动物 1~2 天内死亡的受试物，对预期给予受试物后动物在 5 天及以后死亡的受试物不适用。

（4）急性毒性分级法 OECD（1996）急性经口毒性分级法是分阶段试验法，每阶段 3 只动物，根据死亡动物数，平均经 2~4 阶段即可判定急性毒性。所用动物少，仍可得到可接受的结论，此法基于生物统计学。此法应用于啮齿类，首选大鼠，利用 3 个固定剂量 25、200、2000mg/kg BW 其中之一开始进行试验，根据实验结果：①不需要进一步试验进行分级；②下一阶段以相同剂量的另一种性别试验；③下一阶段以较高或较低的剂量水平进行（从 200mg/kg BW 开始）。确认染毒动物存活后，进行下一个性别或下一个剂量的实验。动物观察 14 天，染毒当天观察体征和死亡至少两次，之后每日观察一次。染毒前和每周测体重，所有动物均进行大体解剖，必要时进行组织病理学检查。

（5）金字塔法 利用本设计观察动物急性毒性，动物用量较少。典型的金字塔法研究在整个观察期内都给动物受试物，一般是隔天染毒，但剂量是逐渐增加的。例如 1、3、10、30、100、300、1000 和 3000mg/kg 剂量系列或者是 10、20、40、80、160、320、640 和 1280mg/kg 剂量系列。给予动物的剂量一直按上述系列增加，直到一只动物或两只动物死亡，或者达到剂量上限。金字塔法常用于非啮齿类的动物急性毒性研究。如试验组 4 只，对照组 4 只，均雌雄各半，共 8 只。试验组于实验第 0、2、4、7、9 天染毒，每次染毒后 2~4 小时内进行临床体检，包括触诊、行为观察、脊髓反射检查、瞳孔光反射、呼吸率、心电图、直肠温度、临床实验室检查，于实验第 10 天处死试验组动物，并进行尸体解剖。通过金字塔研究获得的资料可以得到三种结论：①如果没有动物死亡，则最小致死剂量和 LD_{50} 均大于极限剂量或实验所用最高剂量；②如果所有动物死于同一剂量，则 LD_{50} 和最小致死剂量在实验所用最后两个剂量之间；③如果一只动物死于某一个剂量，而另一只死于高一个剂量，则最小致死剂量位于出现第一只动物死亡的剂量与前一个剂量之间，LD_{50} 则位于出现第一只动物死亡的剂量与所有动物死亡的剂量之间。此法的缺点：①此法得不到死亡曲线，也无法计算 LD_{50}；②本法无法确定迟发的死亡，比如，第二次染毒后动物出现死亡，则无法确定是由于第一次染毒引起的迟发死亡，还是第二次染毒引起的死亡；③对于有些半衰期特别长的化学物，由于蓄积作用可能会导致得到的急性致死剂量偏低，而由于适应性的存在，可使得到的急性致死剂量偏高。

（6）限量试验（limit test） 又称一次限量法、一次最大限度试验，适用于有关资料显示毒性极小的或未显示毒性的受试物，给予动物一定剂量的受试物，仍不出现死亡。一般啮齿类（大鼠或小鼠）20 只，雌雄各半。单次染毒剂量不必超过 5g/kg BW，也有认为剂量一般不超过 2g/kg BW，对于食品毒理学试验限量可为 15g/kg BW。可能的结果：①如果实验动物无死亡，结论是最小致死剂量（MLD）大于该限量；②如果死亡动物数低于50%，结论是LD_{50}大于限量；③如果死亡动物数高于50%，则应重新设计，进行常规的急性毒性试验。根据二项分布，20只动物死亡5只，死亡百分率的95%可信区间为9%~49%。因此，保守的观点认为如果死亡动物数为5只或5只以下，结论是LD_{50}大于限量；如死亡为6只或6只以上，即应重新设计试验。用10只大鼠或小鼠进行试验，如无死亡或死亡动物数仅为1只，才可认LD_{50}大于限量。

（四）急性毒性评价

为了评价外源化学物的急性毒性大小对人类健康的潜在危害程度，国际上提出了毒性分级标准，用以对急性毒性进行评价。但是，目前国际上对外源化学物急性毒性分级的标准不统一。不同化合物或产品类别，急性毒性分级略有不同，下表所示为食品、外源化学物、农药的急性经口毒性分级表（表3-2、表3-3、表3-4）。

表3-2 食品急性经口毒性（LD_{50}）剂量分级表

级别	大鼠经口 LD_{50}（mg/kg 体重）	相当于人的致死量	
		mg/kg 体重	g/人
极毒	<1	稍尝	0.05
剧毒	1~50	500~4000	0.5
中等毒	51~500	4000~30000	5
低毒	501~5000	30000~250000	50
实际无毒	>5000	250000~500000	500

注：数据引自《GB15193.3-2014 食品安全国家标准 急性经口毒性试验》。

表3-3 外源化学物急性毒性分级（WHO）

毒性分级	大鼠经口 LD_{50}（mg/kg）	6只大鼠吸入4h死亡 2~4只的浓度（mg/kg）	兔经皮 LD_{50}（mg/kg）	对人可能致死的估计量	
				g/kg	g/60kg
剧毒	<1	<10	<5	<0.05	0.1
高毒	1~	10~	5~	0.05~	3
中等毒	50~	100~	44~	0.5~	30
低毒	500~	1000~	350~	5~	250
微毒	5000~	10000~	2180~	>15	>1000

表3-4 农药急性毒性分级标准

急性毒性分级	大鼠经口 LD_{50}（mg/kg）	大鼠经皮 LD_{50}（mg/kg），4h	大鼠吸入 LC_{50}（mg/kg），2h
剧毒	<5	<20	<20
高毒	5~50	20~200	20~200
中等毒	50~500	200~2000	200~2000
低毒	>500	>2000	>2000

注：数据引自《GB15670 农药登记毒理学试验方法》。

LD_{50}值是一个经典的急性毒性评价指标，但LD_{50}只是一个界点剂量，在实际应用中远不能表示急性毒性的全部内容。需要LD_{50}的95%可信限、剂量-反应曲线的斜率、动物中毒症状及动物急性致死的时间相互佐证提供更多的毒性信息。剂量-反应曲线的斜率反映化学物急性致死效应剂量范围的宽和窄，更能看出化学物固有的毒性特征。斜率平坦的化学物，当剂量低于LD_{50}值时，致死作用要大于斜率大的化学物，这有助于更准确地进行化学物的危险度评定。在应用LD_{50}解释化学物的急性毒性时，另一个关键性参数便是致死效应发生的时间。如两种化学物的 LD_{50} 和剂量–反应曲线相似，但它们的致死效应产生时间不同，则死亡出现早的危害更大。另外，LD_{50} 是以死亡作为观察终点并进行计算获得，对化学物进行毒性分级，但无法反映化学物的作用靶点和作用机制，此时综合大体解剖的组织病理学检查结果，有助于初步判断毒性靶器官。

由于 LD_{50} 的局限性，单纯根据 LD_{50} 评定化学物的急性毒性是不够的，因此在急性毒性试验中需要仔细观察实验动物中毒症状和选择其他有关的参数。化学物的急性毒作用带（Zac）便是对 LD_{50} 不足的一个有力补充。Zac 大小可反映急性阈剂量与 LD_{50} 距离的宽窄。比值越大，表明化学物引起急性死亡的危险性越小，反之则表明引起急性死亡的危险性越大。急性阈剂量又称中毒阈剂量或最小有作用剂量（minimal effective dose），是指在一定时间内，一种受试物按一定方式或途径与机体接触，能使某项灵敏的观察指标开始出现异常变化或使机体开始出现损害作用所需的最低剂量。如甲乙两种化学物的 LD_{50} 相同，若甲的 Zac 值小于乙的 Zac 值则表明甲的潜在危险大于乙。但由于急性阈剂量值是指某个观察指标出现异常的最低剂量，每个实验室测定观察指标的水平不同，阈剂量值也会不同，导致 Zac 值可能出现较大波动。

单独用急性毒性 LD_{50} 来指示化学物的毒性大小具有很多的不确定性，一次的接触不能反映蓄积毒性、慢性毒性、致癌性等，其次，LD_{50} 受实验动物、试验环境、操作者技术熟练程度的影响，所以，同一化学物的 LD_{50} 在不同实验室的测定结果可有 4～7 倍之差。所以，急性毒性分级在多数情况下仅仅是个化学物毒性参考值。但在某些情况下，急性毒性的 LD_{50} 值又能"一锤定音"。在保健食品原料的研发中，如其 LD_{50} 小于人的推荐（可能）摄入量的 100 倍，则直接应放弃该受试物作为保健食品原料，不再继续进行其他毒理学试验。如动物未出现死亡的剂量大于或等于 10g/kg BW（涵盖人体推荐量的 100 倍），则可进入下一阶段毒理学试验，以及对于人的可能摄入量较大的保健食品原料，按最大耐受量法给予最大剂量动物未出现死亡，也可进入下一阶段毒理学试验。此时的急性毒性的结果具有决定性的指导价值。

另外，我们在引用 LD_{50} 值表述一个化合物的急性毒性时需要注明所用实验动物的种属、性别、染毒途径和观察期限等，这样才能尽可能准确地表达出该化学物的毒性信息，便于相似或不同化学物间的急性毒性比较。

（五）急性毒性试验的局限性

急性毒性试验是受试物毒性测试中最基础的一步，也是必不可少的一步，其目的是基于急性毒性试验了解外源化合物的基本毒性特点和剂量–效应反应关系，获得 LD_{50}，为后期更高级的毒性测试提供剂量设计依据。但在实际应用中，急性毒性试验提供的信息是基础性的，存在以下局限性。

1. 急性毒性试验获得信息有限　LD_{50} 是基于动物死亡获得的统计数据，对于急性毒性分级和高级别毒性试验剂量设定意义重大，但是不能提供更多数据以分析化学物毒性作用特征。实际上单次大剂量急性中毒，动物多死于中枢神经系统及心血管系统功能障碍，并不能很好地显示出受试物的毒性作用特征。同时由于动物急速死亡，各种脏器实质性变化尚未发生，不能显示出靶器官的病变。如卤代甲烷可引起肝脏毒性，在小鼠的急性毒性试验中，肝脏毒性更大的 CH_3I——碘代甲烷使动物死于麻醉和急性循环衰竭，而未见肝毒性，而毒性较小、致死较慢的 CCl_4 和 CBr_4 对肝脏毒性却表现明显。

2. LD_{50} 的波动性大并不精确　如前所述，LD_{50} 影响因素包括急性毒性试验的方法、组数和每组动物数、动物易感性（品种、性别、年龄等）、动物的生活环境、动物实验操作者的技术熟练度、试验记录是否及时和真实等。不同的试验机构或研究中心采用相同品系的动物按照相同的操作规程开展同一受试物的急性毒性研究所得到的结果也可能存在较大差异，这个差异可达 2.44～8.38 倍（表 3–5）。所以，对急性毒性的结果需要保持警惕认识，LD_{50} 的波动给据此而设定剂量的其他试验带来了不确定性，当亚慢性、慢性毒性试验剂量出现不符合预期的毒性表现时需要及时调整。

表 3 –5　13 个国家 80 个实验室复测 5 种化合物 LD_{50} 波动值（1979）

化合物	LD_{50} 范围（mg/kg）	比值（最大值/最小值）
五氯酚（油溶液）	74 ~ 620.12	8.38
水杨酸钠（水溶液）	930 ~ 2328	2.50
苯胺（油溶液）	479 ~ 1169	2.44
乙酰苯胺（混悬液）	723 ~ 3060	4.23
氯化镉（水溶液）	105 ~ 482	4.59

3. 急性毒性数据外推到人体具有争议　人和实验动物存在种间差异，对受试物的敏感性不同，在动物实验中所获得急性毒性数据外推到人体需要不断地验证。有研究者根据误服或过量服用药物致人死亡的事件，推算 16 种化学药品的人致死剂量小于小鼠 LD_{50} 值的 1/10。所以，当对 LD_{50} 有精准要求时，如细胞毒类抗癌药物，通常用 LD_{50} 的 1/10 来估计 I 期临床试验的安全起始剂量。在不同种类动物同时开展急性毒性研究可以补充解决这个问题，尤其是在灵长类动物上获得的急性毒性数据具有更高的参考价值。

4. 急性毒性动物实验消耗大　经典急性毒理试验消耗的动物量大，一次试验需要 50 ~ 70 只动物，与当前国内外推行的 3R 原则不符，因此 LD_{50} 的求算受到了广泛的动物福利伦理关注者的批评。目前，上 – 下法、一次限量法等急性毒性试验替代方法不断出现，很大程度上缓和了动物福利伦理的舆论压力。尽管其准确性与经典急性毒理试验有一定差距，但是让研究者针对试验目的有了更多的选择。

> **知识链接**
>
> ### 实验动物福利与伦理委员会
>
> 　　实验动物福利与伦理委员会是高校、研究所、检测机构等使用实验动物的单位成立的一个组织，成员一般包括科学家代表、公众代表（关爱动物的非实验动物从业人员）、兽医。其工作职责是审查和监督开展的有关实验动物的研究、繁育、饲养以及各类动物实验设计、实施过程是否符合动物福利和伦理原则。伦理委员会依据实验动物福利与伦理审查的基本原则，兼顾动物福利和动物实验者的利益，在综合评估动物所受伤害和使用动物必要性的基础上进行科学评审，并出具伦理审查报告。审查合格后，方可开展动物实验。在文章发表、成果申报时通常会被要求提供伦理审查报告。开展实验动物福利与伦理审查旨在督促实验动物相关的从业人员在使用实验动物时应遵循 3R 原则（减少、替代、优化），并善待动物。

二、蓄积毒性作用及评价

（一）概念

外源化学物进入机体后，经过生物转化排出体外，或直接排出体外。但是，当外源化学物连续地、反复地进入机体，而且吸收速度或总量超过代谢与排出的速度或总量时，外源化学物或其代谢产物就有可能在体内逐渐增加并贮留，并导致机体出现功能性或结构性的损害，这种现象称为外源化学物的蓄积毒性作用。外源化学物容易蓄积的组织部位为储存库。机体常见的储存库有脂肪组织、血浆蛋白、肝脏、肾脏、骨骼等，外源化学物以其原型或代谢产物存在其中。外源化学物的蓄积作用是发生慢性毒性的基础，是食品中外源化合物安全性评价的重要依据之一。

化学物的蓄积一般可分为物质蓄积和功能蓄积。随着机体反复接触外源化学物，其原型或代谢产物在组织器官内不断增加，且能通过化学检测方法测得其在机体或者部分脏器的含量，称为物质蓄积。化学物进入机体后虽然贮存在体内的物质或其代谢产物的数量极微，甚至不能检出，但是会引起机体的功能或形态结构发生一定程度的改变，随着接触次数增加，这种功能或形态结果变化也可逐渐积累，称为功能蓄积。两个相对的概念，同时存在、互为基础，因为在物质蓄积不断增加的情况下，迟早会引起机体一定结构和功能的改变，而功能改变的积累也必须以物质积累为基础，因此多数蓄积毒性是二者共同作用结果。蓄积性的强弱与化合物的生物半衰期有关，生物半衰期长的化合物，蓄积性较大。例如农产品中残留的滴滴滴的生物半减期很长，便可在体内蓄积，进而神经系统产生危害。

蓄积毒性试验是评价外源化合物蓄积毒性的实验方法，可以初步评价外来化合物的蓄积毒性，进一步阐明蓄积毒性需要进行亚慢性毒性、慢性毒性和毒代动力学的研究。

（二）蓄积毒性试验的目的

通过蓄积毒性试验来判定化学物是否具有蓄积作用及蓄积性大小，为进一步的慢性毒性研究提供剂量和观察指标选择依据，为有毒物质在食品中的卫生限量标准制定提供安全系数选择依据，为该化合物可否用于食品供人类长期食用提供数据支持。

（三）蓄积毒性试验的方法

蓄积毒性试验的方法有多种，常用的方法有蓄积系数法、20天蓄积试验法、生物半衰期法。

1. 蓄积系数法（accumulation coefficient） 蓄积系数法是一种检测生物效应的试验方法，但这种方法不易区分是物质蓄积还是功能蓄积。动物多次接触化合物达到预期效应的累计剂量与动物一次接触化合物能出现相同效应剂量的比值就是蓄积系数（K 值）。蓄积试验多使用小鼠或大鼠，可以某生物效应或死亡为效应指标，一般以死亡为效应指标。根据 K 值的大小对化合物的蓄积性进行分级，K 值越小蓄积性越大（表 3-6）。

以生物效应为效应指标评价蓄积系数：

$$K = \mathrm{ED}_{50(n)}/\mathrm{ED}_{50(1)}$$

$\mathrm{ED}_{50(n)}$ 表示给药 n 次后的累计 ED_{50} 剂量，$\mathrm{ED}_{50(1)}$ 表示给药 1 次的 ED_{50} 剂量。

以动物死亡为效应指标评价蓄积系数：

$$K = \mathrm{LD}_{50(n)}/\mathrm{LD}_{50(1)}$$

$\mathrm{LD}_{50(n)}$ 表示给药 n 次后的累计 LD_{50} 剂量，$\mathrm{LD}_{50(1)}$ 表示给药 1 次的 LD_{50} 剂量。

表 3-6　化学物蓄积性分级

蓄积系数（K）	蓄积作用强度
$K < 1$	高度蓄积
$1 \leqslant K < 3$	明显蓄积
$3 \leqslant K < 5$	中度蓄积
$K \geqslant 5$	轻度蓄积

根据分次染毒剂量的不同以及受试物特点，可选择不同的试验方法，包括固定剂量法和剂量递增法。

（1）固定剂量法　先通过常规单次染毒求出 $\mathrm{LD}_{50(1)}$，再选取条件相同的动物分实验组和对照组，每组至少20只动物，雌雄各半，染毒剂量范围 1/20 ~ 1/5 LD_{50}，每日1次，固定染毒剂量，固定染毒时间，染毒途径一致，当实验组累计出现一半动物死亡时终止实验，计算累计总接触剂量 $\mathrm{LD}_{50(n)}$，或实验组动物累计染毒剂量达到 5 LD_{50} 时终止实验，即使实验组动物死亡不足一半也终止实验，此时 $K > 5$。

（2）剂量递增法　同样求出$LD_{50(1)}$，再分实验组和对照组，每组至少20只动物，雌雄各半。以4天为一个周期，在同一个周期内动物每天染毒剂量相同，下一周期为上一周期染毒剂量的1.5倍（表3-7）。第一周期每只动物每天染毒剂量为0.1 LD_{50}，以后各周期顺次递增50%，第二周期每只动物每天染毒剂量为0.15 LD_{50}，第三周期每只动物每天染毒剂量为0.22 LD_{50}，依次类推，直至该性别动物死亡一半，计算累计总接触剂量$LD_{50(n)}$，或在第21天结束染毒，累积剂量已达5.26 LD_{50}，此时K大于5，为轻度蓄积。死亡动物仍未足半数，实验最长为28天，终止实验时$K=12.74$，可认为无蓄积性。

表3-7　剂量递增法染毒剂量列表

染毒剂量	染毒时间（天）						
	1~4	5~8	9~12	13~16	17~20	21~24	25~28
每天染毒剂量（LD_{50}）	0.1	0.15	0.22	0.34	0.50	0.75	1.12
每4天染毒剂量（LD_{50}）	0.4	0.60	0.90	1.36	2.00	3.00	4.48
累计染毒总剂量（LD_{50}）	0.4	1.00	1.90	3.26	5.26	8.26	12.74

2. 20天蓄积试验法　动物随机分为5组，每组10只，雌雄各半。各组剂量分别为1/20 LD_{50}、1/10 LD_{50}、1/5 LD_{50}、1/2 LD_{50}，另设溶剂对照组，每天灌胃一次，连续20天，观察7天，记录动物死亡数量（表3-8）。根据动物死亡情况进行结果判定，如1/20 LD_{50}组出现动物死亡，且各剂量组动物死亡数量呈剂量-反应关系，表明化合物有强蓄积性；如1/20 LD_{50}组无动物死亡，但其他剂量组有动物死亡，且死亡数量呈剂量-反应关系，表明化合物有中等蓄积性；如仅1/2 LD_{50}组有动物死亡，其他组无动物死亡，表明化合物有弱蓄积性；如停止染毒7天后，各剂量组均无动物死亡，表明化合物蓄积性不明显或者无蓄积性。

表3-8　常用表面活性剂的HLB值

动物死亡情况					蓄积性评价
对照组	1/20 LD_{50}	1/10 LD_{50}	1/5 LD_{50}	1/2 LD_{50}	
-	-	-	-	-	蓄积不明显
-	-	-	-	+	弱蓄积性
-	-	+	++	+++	中等蓄积性
-	+	++	+++	++++	强蓄积性

注："-"表示无动物死亡，"+"表示有动物死亡。

3. 生物半衰期法　该法是利用化学物动力学原理阐明其在机体的蓄积作用特征。化学物机体内蓄积的速度和量与单位时间内吸收的该化学物的速度和量，以及清除的速度和量有关。生物半衰期（biologic half-time，$t_{1/2}$）是指化学物吸收进入机体后，在体内清除一半所需的时间。$t_{1/2}$是反映化学物从机体内清除速度的参数。化学物的生物半衰期长短与该化学物的蓄积性息息相关。在一定时间内，外来化学物不断进入机体，在体内的量不断增加，在这同一时间内，由于机体的代谢转化和排泄，体内化学物不断被清除，量在不断减少。如果前者大于后者则化学物在体内蓄积，相反，如果后者超过前者，化学物的量将不断减少，最后完全清除，不出现蓄积。一旦明确了化合物进入机体的总量和该化学物的$t_{1/2}$，就可以推算其在体内的蓄积情况。如果再次接触化学物的时间间隔长于$t_{1/2}$，那么该化学物几乎不会在体内蓄积；如果再次接触化学物的时间间隔短于$t_{1/2}$，则容易在体内蓄积；如果二者相等也将蓄积。如果二者相等，每经过一个$t_{1/2}$，化学物质在体内的蓄积量应为前一阶段蓄积总量的一半与新一个$t_{1/2}$内进入机体化学物总量的一半之和。一种化学物无论其$t_{1/2}$长短，当按$t_{1/2}$等时间间距接触化学物时，经过5~6个$t_{1/2}$的接触期限就可达到蓄积极限，此时体内的理论蓄积量为极限值的96.9%~98.4%，此时即使继续接触该化学物，体内蓄积量将保持一个动态平衡，基本上不再增加。即化学物在一定剂量范围内在机体中的蓄积量不是直线地无限增加，而是有一定的极限。半衰期较短的化学物达到蓄积极限所需时间也较短，相反则较长。

化学物在体内蓄积极限值的计算公式：

$$A = 1.44 \times a \times t_{1/2}$$

A 为蓄积极限值（mg）；a 为每日摄入量（mg/d）；$t_{1/2}$为生物半衰期（d）。

将化学物的每日摄食量及机体 $t_{1/2}$ 值代入蓄积极限值计算公式，可计算出该化学物在人体内蓄积的极限值。再根据该化学物的蓄积性规律，可推算出某一时间段内该物质的蓄积量及达到蓄积极限值所需的时间，从而对该化学物蓄积性毒性做出评价，同时还可推算每日安全摄入量。

（四）蓄积毒性试验的评价

以上三种方法从不同角度呈现化学物的蓄积作用，根据评价表或计算公式可对其蓄积毒性进行分级。但是这些方法都存在一个共同的缺点，从试验结果不能区分化学物的蓄积是物质蓄积还是功能蓄积，也不能反映物质蓄积与功能蓄积的相互关系。有时化学物在未见物质蓄积性时，已经产生了功能蓄积。通常情况下，化学物的物质蓄积与功能蓄积是正相关的，物质蓄积越多，功能蓄积的影响越大。但当蓄积系数法以死亡为指标，用 LD_{50} 表示生物效应，由于急性试验的局限性，可能漏检某些功能性指标或者功能暂时未出现改变。如丙烯腈的蓄积系数 $K > 12.74$，无动物死亡，但是此时神经系统症状明显。因此，试验过程中，不应只关注动物死亡情况，需及时记录动物出现的症状，并分析其背后的可能功能异常。

另外，在使用蓄积系数法时，机体产生的耐受性会影响蓄积性的判断。染毒总剂量超过 5 LD_{50} 时动物死亡数量仍不足一半，除得到蓄积性不明显的结论外，提示机体耐受性已经产生。为了证实耐受性的存在，此时可给予存活动物 1 LD_{50} 的打击剂量，若动物死亡不足一半，则认为机体已产生了耐受性。因此，若忽略了耐受性的考虑，可能会出现假阴性的结果。

三、亚慢性毒性作用及评价

食物的摄入是一个相伴一生的过程，因此长期摄入某化合物可能带来的风险需要进行健康安全风险评估。因此需要大量的毒理数据为风险评估、安全限值制定提供支持。亚慢性毒性试验是食品领域最常用的慢性毒性试验之一，也是风险评估的常用数据之一。

根据染毒期限可将毒理学动物实验分为急性、亚急性、亚慢性和慢性毒性试验，后三种可统称为重复染毒毒性试验。由于慢性毒性试验耗费大量的人力、物力和时间，亚急性、亚慢性毒性试验就具有预备或筛选试验的性质。当外源化学物在亚急性、亚慢性毒性试验中有严重的毒作用时，就应考虑放弃后继的开发，只有在必要时才进行慢性毒性试验。从科学上和经济上考虑，慢性毒性试验就倾向于和致癌试验合并进行。

（一）概念

亚慢性毒性（subchronic toxicity）是指实验动物或机体连续较长时间接触较大剂量的外源化学物所引起的毒性效应。在停止接触外源化学物后一段时间，中毒效应可能消失，机体得到恢复。进行亚慢性毒性试验时，食品毒理学领域的"连续较长时间"通常是指大鼠连续染毒 90 天。

（二）亚慢性毒性试验的目的

确定在 90 天内经口重复接触受试物引起的毒性效应，了解受试物剂量－反应关系、毒作用靶器官和可逆性，得出 90 天经口最小毒性反应剂量（LOAEL）和最大无毒性反应剂量（NOAEL），初步确定受试物的经口安全性，并为慢性毒性试验剂量、观察指标、毒性终点的选择以及获得"暂定的人体健康指导值"提供依据,同时有助进一步了解蓄积毒性。

(三) 亚慢性毒性试验的设计

1. 实验动物的选择 通常情况下选取对化学外源物代谢过程、生理反应和生化特性基本上与人接近,且在急性试验中证明是对受试物敏感的物种和品系。常用的动物有小鼠、大鼠、犬、猪、猴,在食品领域常用动物为大鼠。数量上通常啮齿类每组不少于 20 只,犬猴每组不少于 6 只,雌性、雄性动物各半。如果试验中期需要处死部分动物进行病理组织学检查或脏器的生化检查,那么每组动物数量应该相应增加。由于实验周期较长,动物年龄不宜过大,如大鼠常为 6 ~ 8 周龄。组内动物体重相差不超过平均体重的 10%,组间动物平均体重相差不超过平均体重的 20%。必要时,需要选择两种实验动物,一种是啮齿类,另一种是非啮齿类,此举可很大程度上降低种间差异引起的试验结果外推到人产生的偏差。动物的选择还需要考虑每种动物的易感性、染毒途径以及可操作性。如亚慢性经皮染毒,考虑皮肤特点,选择家兔和豚鼠更合适,且操作难度相对大鼠较低,大鼠好动,固定的受试物容易脱落且易被同笼动物舔食。若试验设计中需要反复采血且采血量较大,由于每种实验动物每次允许的最大采血量不同,则需要考虑何种实验动物能满足此要求,如果强行过量采血将影响动物自身健康,进而干扰受试物的毒性作用结果。

2. 染毒途径 染毒途径的选择原则是尽量与被评价物质的人体接触方式保持一致。常见的染毒途径有经口、经呼吸道、经皮。食品的亚慢性毒性试验以经口染毒为主,染毒方式包括灌胃、喂饲、吞咽胶囊。如有吸入风险时,须考虑吸入亚慢性毒性试验,此时染毒途径为口鼻吸入或鼻吸入。有皮肤接触风险时,需考虑经皮亚慢性毒性试验。

经胃肠道染毒时最好采用将受试物与食物或饮水混匀的喂饲法,实验动物自然采食,更接近人体摄入方式。每日定量给予,连续染毒。如果受试物有异味、易挥发、易氧化或易水解时,可以用灌胃方式染毒。灌胃操作时,操作人员需技术熟练,避免因操作失误而导致动物死亡或食道受损。当受试物有挥发性,且有潜在毒性时,应做好个人防护。当用犬或猴进行长期实验时,通常采用胶囊或插胃管染毒,因为喂饲染毒会造成巨大浪费且影响动物摄入量的统计。另外,动物随体重增加采食量会减少,因此,在试验中有必要调整饲料中受试物的浓度,以保证动物实际摄入量与设计剂量保持相对一致。

经呼吸道吸入染毒时,每日吸入暴露时间依实验要求而定,工业毒理学为 1 ~ 4 小时,环境毒理学为 4 ~ 6 小时。若需要在吸入期间喂食、喂水时,要注意防止受试物污染食物、饮水及食具。

经皮染毒时,去毛部位面积一般不大于动物体表总面积的 10% ~ 15%,大鼠为 20 ~ 50cm^2,每次染毒 4 ~ 6 小时,应防止动物舔食。每周应对染毒部位去毛一次。

为保证受试物在动物体内浓度的稳定,每天应在相同的时间及实验室条件下染毒。每周染毒 6 ~ 7 天,有研究表明,相同毒物在相同剂量的情况下,每周染毒 5 天与每周染毒 7 天的毒性反应是不一致的。

3. 试验分组和剂量设计 为获得良好的剂量–反应关系,亚慢性试验的组别通常含低、中、高剂量 3 个受试物组,以及溶剂对照组、阴性对照组,根据需要增设追踪观察组。高剂量需满足在实验动物接触受试物的整个过程中,不发生死亡或仅有个别动物死亡,但有明显的中毒效应,或靶器官出现典型的损伤。中剂量组应观察到较轻微中毒症状,相当于最小毒性反应剂量(LOAEL),低剂量组无中毒反应或只观察到极轻微的反应,相当于亚慢性的阈剂量或最大无毒性反应剂量(NOAEL)水平。高剂量的确定可参考两个数值,一是以此化合物急性毒性的阈剂量为最高剂量,二是以此化合物 LD$_{50}$ 的 1/20 ~ 1/5 为最高剂量。组距为 2 ~ 5 倍,最低不小于 2 倍,进而可以计算得出中、低剂量。如在急性毒性试验中观察到毒性有性别差异,那么不同性别应该分别进行剂量设计。染毒结束后,追踪观察组动物继续观察,以了解受试物毒性反应的可逆性和可能出现的迟发毒性。应根据受试物的代谢动力学特征、靶器官毒性反应等来确定观察期的长短，通常情况下不少于4周。

4. 观察指标

（1）一般观察　在实验过程中，应仔细观察动物的被毛、体征、行为活动、眼分泌物、鼻分泌物、呼吸、粪便性状、染毒局部反应、死亡情况等。一般每天至少观察一次。

（2）体重和摄食量　在亚慢性毒性研究中，动物体重是一个比较重要且敏感的指标，反映了受试物对实验动物的生长发育及一般状态的影响。与对照组相比，如果受试组动物体重增长减少10%以上，则表明这可能是由受试化学物所引起的毒效应。如果各剂量组体重增长改变有剂量－反应关系，那么就可以肯定是受试物的作用，如果无剂量－反应关系，且有变化的不是高剂量组，此时应立刻关注，查询具体原因。一般每周称重一次，且需在一天中的同一时间段操作。每周数据要及时统计并进行分析。另外，通常情况下每周需根据体重的变化调整染毒剂量。

饲料消耗是实验动物的生长发育及一般状态的另一观察指标。为保证饲料新鲜，应该根据不同动物的每日饲料消耗量基础值，定量投喂，定时称量，并计算食物利用率。食物利用率为实验动物每摄入100g饲料时所增长的体重（g）。比较各染毒组与对照组实验动物的食物利用率，有助于分析受试物对实验动物的生物学效应。食物利用率有助于鉴别啮齿类动物体重降低或增长减缓是由于受试物适口性差，还是受试物毒性作用。如果是受试物适口性差，动物食欲下降，摄入减少，随之动物体重会降低，而食物利用率不会改变。如果是受试物毒性作用，一般摄入量不变，而体重会降低，得到的食物利用率会降低。

（3）眼科检查　在试验前和试验结束时，至少对高剂量组和对照组大鼠进行眼科检查，包括角膜、晶状体、球结膜、虹膜等。犬用荧光素钠进行检查，如果发现高剂量组有眼部变化，则应对所有动物进行检查。

（4）血液学检测　在试验开始前、试验中期、试验结束时和追踪观察期结束时进行血液学检查，一般包括红细胞计数、血红蛋白、红细胞容积、平均红细胞容积、平均红细胞血红蛋白、平均红细胞血红蛋白浓度、网织红细胞计数、白细胞计数及其分类、血小板计数、凝血酶原时间、活化部分凝血活酶时间等指标。如果对血液学指标有影响，还应该加测骨髓血图片，所以在取材时应该制备骨髓血涂片并留存备用。动物的最大采血量为其总血量的10%，过量采血会影响动物的生理功能。

（5）血液生化学检测　在试验开始前、试验中期、试验结束时和追踪观察期结束时进行血液生化检查，试验开始前采血适合犬等大动物，以获取背景数据和正常值。血液生化一般包括天门冬氨酸氨基转移酶、丙氨酸氨基转移酶、碱性磷酸酶、肌酸磷酸激酶、尿素氮（尿素）、肌酐、总蛋白、清蛋白、血糖、总胆红素、总胆固醇、甘油三酯、γ－谷氨酰基转移酶、钾离子浓度、氯离子浓度、钠离子浓度等指标。必要时可检测总胆汁酸（TBA）、胆碱酯酶、山梨醇脱氢酶、高铁血红蛋白、激素等指标，主要是检测肝、肾功能是否有异常。另外，应根据受试物的毒作用特点或构效关系考虑增加检测项目。

（6）尿液检查　尿液检查包括颜色、pH、蛋白、糖、潜血（半定量）和沉淀物镜检等，若预期有毒性反应指征，应增加与尿液检查的有关项目如尿沉渣镜检、细胞分析等。

（7）体温、心电图检查　一般仅在犬、猴等大动物试验前、试验期间、试验结束、追踪观察期结束时进行体温和心电图检查。

（8）组织病理学检查　亚慢性毒性试验中受试物的毒性作用会体现于脏器的器质性变化，因此需重视病理学检查。病理学检查一般在染毒结束后以及追踪观察期结束后进行。若在染毒过程中死亡的动物均应及时解剖，记录所有肉眼可见的异常变化，系统尸检全面、细致，以便为进一步的组织学检查提供依据。对于染毒过程中濒死的动物，经兽医检查评估，可实行安乐死并进行病理学检查。

解剖时需称重并计算脏器系数的器官有脑、心脏、肝脏、肾脏、肾上腺、胸腺、脾脏、睾丸、附睾、卵巢、子宫、甲状腺等。

亚慢性毒性试验需进行组织病理学检查的组织或器官有肾上腺、主动脉、骨（股骨）、骨髓（胸骨）、脑（含延髓/脑桥、小脑和大脑皮层、脑垂体）、盲肠、结肠、子宫和子宫颈、十二指肠、附睾、食管、眼、胆囊（如果有）、哈氏腺（如果有）、心脏、回肠、空肠、肾脏、肝脏、肺脏（含主支气管）、淋巴结（一个与染毒途径相关，另一个在较远距离）、乳腺、鼻甲（针对吸入染毒的受试物）、卵巢和输卵管、胰腺、垂体、前列腺、直肠、唾液腺、坐骨神经、精囊（如果有）、骨骼肌、皮肤、脊髓（含颈椎、中段胸椎、腰椎）、脾脏、胃、睾丸、胸腺（或胸腺区域）、甲状腺（含甲状旁腺）、气管、膀胱、阴道以及所有大体观察到异常的组织、组织肿块和染毒部位。通常先进行对照组和高剂量组的组织病理学检查，如果高剂量组检查结果无异常，可以免做中剂量和低剂量，如果高剂量组检查结果出现毒性，则需要扩大到其他剂量组。

（9）其他指标　根据受试物的性质及所观察到的毒性反应，可增加其他指标，如神经毒性、免疫毒性、内分泌毒性等。

5. 数据统计与分析

（1）数据统计　根据数据的性质及其统计学分布，选择适当的统计学方法对试验中所有的定量数据应按组别进行统计，以（均数±标准差）表示。为了更精准反应毒性，通常每组按性别分开统计。将各剂量组与对照组比较以说明剂量－反应关系。

（2）区分统计学意义与毒理学意义　在毒理学实验中，经常会遇到数据明明有统计学意义，却不见明显毒性。在结果分析时要结合历史数据综合考虑统计学意义和毒理学意义，同时要结合剂量－反应关系才可能得到客观可靠的结论。染毒组的红细胞、网织红细胞计数、血小板计数等血液学指标与阴性对照组比较时常见有统计学意义，但其实是在正常范围内的波动值，无实际毒理学意义。如低剂量组某一周的体重增重有显著性降低，但是中剂量、高剂量组动物体重增重正常，这不符合剂量－反应关系，可知低剂量的体重增重减少与受试物无关，可能是其他原因引起，例如环境因素。相反，有时虽无统计学意义，却提示有毒性产生，如网织红细胞数如有增高趋势，则应重视受试物对红细胞系的作用或引起溶血的可能性，需查找原因，不能因无统计学意义而忽略其可能的毒性作用。一般实验室会根据以往的历史数据建立相关参数的正常值范围，包括体重、血液指标、生化指标、脏器系数、尿液指标等。在试验过程中，这些范围值有助于提醒操作者及时关注某项异常指标。

（3）正确理解均值和个体数据　啮齿类小动物的亚慢性毒性试验中剂量组均值的意义通常大于个体动物数据的意义，而非啮齿类大动物单个动物的试验数据往往具有重要的毒理学意义。使用非啮齿类大动物开展试验时，实验动物数量较少，且个体差异较大，除关注平均值外，更应该关注个体数据。因此，在试验前，非啮齿类动物应进行血液生化等检测，获得相关的基础数据。染毒结束后的试验结果必须与染毒前数据、对照组数据和实验室历史背景数据进行多重比较。当出现异常数据时，需考虑是个体差异原因，还是受试物引起。染毒组和对照组之间检测结果的差异可能来源于受试物毒性、动物对药物的适应性改变或正常的生理波动，也可能源于试验操作失误和动物应激。在分析试验结果时，应关注参数变化的剂量－反应关系、组内动物的参数变化幅度和性别差异，同时综合考虑多项毒理学指标的检测结果，分析其中的关联和受试物作用机制，以正确判断受试物的毒性反应。单个参数的变化往往并不足以判断受试物是否引起毒性反应，可能需要进一步进行相关的试验。

（四）亚慢性毒性的评价

对亚慢性毒性进行评价时，应将一般观察、生长发育情况、血液学检查、尿液检查、血生化检查、大体解剖、脏器质量和脏器系数、病理组织学检查等各项结果进行记录，结合统计结果进行综合分析，进而确定受试物毒性作用特点、程度、靶器官、剂量－反应关系。如设追踪观察组，还可以判定受试物毒作用的可逆性，在此基础上得出最大无毒性反应剂量（no observed adverse effect level，NOAEL）和（或）最小毒性反应剂量（lowest observed effect level，LOAEL）。NOAEL 和 LOAEL 均是试验中最敏感指标。在进行亚慢性毒性评价时，先确定敏感指标，再根据敏感指标确定 NOAEL 和 LOAEL。最敏感指标是指在较低或最低的染毒剂量组中与对照组相比有显著差异的指标。如果试验是分阶段观察，则敏感指标为最早出现改变的指标。因此，在评价某种外源化学物的 LOAEL 或 NOAEL 时，必须说明实验动物的种属、品系、接触途径、接触时间和观察指标。

我国《食品安全性毒理学评价程序》中规定，如某物质的亚慢性毒性无作用剂量小于或等于人的可能摄入量的 100 倍，则表示毒性很强，应放弃该化学物的使用；在 100～300 倍之间者，可进行慢性毒性试验；若大于或等于 300 倍者则不必进行慢性试验，可直接进行毒性评价。WHO 也曾提出，如果最大无作用剂量大于1000mg/kg，而人们实际接触量很低、接触时间又很短，产生慢性中毒的可能性很小，可考虑不做慢性毒性试验而直接进行评价。根据亚慢性毒性资料，参考最大无作用剂量，给予适当的安全系数可以提出该化学物安全接触限量标准的建议值，为制定该化学物的卫生标准提供毒理学依据。

知识链接

脏器系数

脏器系数，是指机体某脏器重量与自身体重或脑重量的比值，故可分为脏体比和脏脑比，前者应用更为广泛，但有不少学者认为脏脑比更为精确。一般选用肝、肾、脑、肺、脾、心、睾丸、卵巢等主要脏器，试验结果应与同时进行的对照组比较，并进行统计学处理。影响脏器重量和脏器系数的因素较多，如年龄、性别等自身因素，动物脏器摘除前是否充分禁食，摘除操作是否标准化，称量前失水程度等因素。脏器系数是毒理实验中常用的指标，简便易行，且较为敏感，是亚慢性、慢性毒性试验必要的检测指标之一，可较好地反映化学物对脏器的综合毒性作用，可旁证病理组织学改变的可能性，可为寻找化学物作用靶器官提供重要线索。如果脏器系数增大，一般表明脏器有充血、水肿、增生、肥大等变化，如果脏器系数减小，则表明脏器可能出现退行性病变、萎缩等变化。各实验室间实验动物的脏器重量及脏器系数正常参考值不尽相同，进而无法直接相互引用参考，所以，建立本单位的实验动物脏器重量和脏器系数的正常参考值十分必要。

四、慢性毒性作用及评价

许多化学物在低浓度时并不会引起明显的急性毒性作用，然而在长期反复接触的情况下，在体内积累到一定量时，其潜在的、累积性的毒性效应就会凸显出来。重金属铅在机体一次接触的情况下不会引起明显的毒性反应，然而长期接触某一浓度时可引起机体出现血液、神经系统和生殖系统的疾病。可见，对慢性毒性作用的评价是揭示化学物的蓄积性、慢性毒性十分关键的一步。

（一）概念

慢性毒性（chronic toxicity）是指实验动物或人长期（甚至终生）反复接触外源化学物所产生的毒性效应。

长期甚至终生表明了慢性毒性试验的周期很长，具体试验周期与化学物类别和实验动物的种类有关。各种实验动物的寿命周期不同，所以慢性毒性试验的周期也不同。工业毒理学要求 6 个月，环境毒理学和食品毒理学要求一年以上。OECD 要求大鼠慢性毒性试验至少一年。对于啮齿类动物，染毒周期几乎覆盖了其生命周期，小鼠 18 个月、大鼠 24 个月，相当于终生染毒，其他动物染毒周期通常为 2 年，对于兔相当于生命周期的 36%，对于犬相当于生命周期的 20%，对于猴相对生命周期的 13%。如果慢性毒性试验和致癌试验结合进行，则染毒周期最好接近于或等于实验动物的预期寿命。

（二）慢性毒性试验的目的

慢性毒性试验的开展主要目的：确定长期接触外源化学物造成机体损害的 LOAEL、NOAEL 及其剂量反应关系；研究受试物的慢性毒性效应谱，获取亚慢性毒性试验中未发现的毒作用，确定慢性毒作用的靶器官；为最终评定外源化学物能否外推到人体提供依据，并制订每日允许摄入量（ADI）；观察受试物毒性损害的可逆性。

（三）慢性毒性试验的设计

1. 实验动物的选择　慢性毒性试验选择动物的条件与亚慢性毒性试验相似。由于试验周期长，动物的年龄应低于亚慢性毒性试验，如大小鼠应刚离乳，小鼠体重在 10~12g，大鼠体重在 50~70g，每组动物数量大于 40 只，雌雄各半。犬等大动物每组数量大于 8 只，年龄在 4~6 月。试验周期长，可适当增加每组动物数量，以防意外因素导致的死亡或自然死亡，大鼠在 2 年期间自然死亡率可达 20%。

2. 染毒途径　慢性毒性试验多采用经口和呼吸道染毒。经口是将受试物与饲料或饮水混合，动物自由摄入，如果受试物有异味影响到适口性，或受试物易水解无法与饮水混合，可以采用灌胃方式染毒。吸入染毒时，每日定时定量，持续进行。工业毒物的试验通常要求每日吸入 4~6 小时，环境污染物通常要求每日吸入 8 小时或更长。

3. 试验分组和剂量设计　由于慢性毒性试验持续时间较长，重复试验的成本高，周期长，几乎不可能，所以，恰当的剂量分组十分重要。在食品领域，如试验目的是制定受试物的安全限量标准，即卫生标准，一般应设五个剂量组，即零剂量组（对照组）、预期无作用剂量组、阈剂量组、发生比较轻微但有明确毒性效应的剂量组和发生较为明显的毒效应甚至亚致死水平剂量组（最高剂量组），以求出剂量-反应关系。必要时可增设溶剂对照组。慢性毒性试验的剂量可参考 3 类数据来设计。

（1）基于亚慢性毒性试验的结果　以亚慢性毒效应的 LOAEL 和 NOAEL 为依据，以 LOAEL 的 1/5~1/2 为慢性毒性试验的最高剂量组，LOAEL 的 1/20~1/10 为轻微毒效应剂量组，LOAEL 的 1/50~1/20 为慢性毒作用的预计阈剂量组，以亚慢性 NOAEL 的 1/10 或 LOAEL 的 1/100 或人群实际最大摄入量的 10~50 倍为预计的慢性最大无作用剂量组。

（2）基于急性毒性试验的 LD_{50} 值　以 LD_{50} 的 1/10 剂量为慢性试验的最高剂量组，以 LD_{50} 的 1/100 为预计慢性阈剂量组，以 LD_{50} 的 1/1000 为预计的最大无作用剂量组。直接从急性毒性数据来确定慢性毒性试验的剂量容易出现差错，可能高估或低估受试物的毒性，如果对剂量确定没有把握，可以增设剂量组，以获取更多信息。避免因剂量设置不当，无法获得慢性毒性的 LOAEL 和 NOAEL，失去试验的意义，且损失太大。

（3）依据美国国家环境保护局（EPA）的建议　设两个染毒剂量组和对照组，以最大耐受量（maximum tolerated dose，MTD）为出发点，设两个剂量组，分别为 0.125MTD 和 0.25MTD。MTD 是指在此剂量下实验动物体重比对照组动物体重减轻不超过 10%，且无动物死亡，也未出现临床中毒症状和病理损伤。

各染毒剂量组之间的剂量间距应大一些，组间剂量差以 5~10 倍为宜，最低不小于 2 倍，以利于求出剂量-反应关系，并有助于排除实验动物个体敏感性差异。

4. 观察指标　慢性毒性试验的观察指标与亚慢性毒性试验的观察指标基本相同，不再赘述。慢性毒性试验的观察指标应更多关注在亚慢性毒性试验中已呈现有意义的变化指标。

在慢性毒性试验中，受试物剂量较低，一些观察指标在试验早期甚至整个试验周期变化微小或无明显变化，为获得有效数据，需做好以下工作：试验前对血常规、尿常规及重点测定的生化指标进行正常值测定，剔除个体差异过大的动物；在试验期间进行动态观察的各项指标，应与对照组同步测定，除一般观察指标及血液学、生化检查外，应在不同间隔期（如 6 个月、12 个月、18 个月）处死部分动物，进行各种指标的测定以观察各种毒性作用，包括肿瘤的发生、进行性或不可逆反应等的动态变化。因为某些变化可能是可逆的，如中间不予观察，有可能被忽略而影响评价。另外，一些受试物在早期接触时可引起部分脏器出现代偿性现象或某些酶出现诱导性活力改变，需对此进行分析。一些生理生化指标，甚至组织学指标可随着年龄增长而有改变，各项指标的观察应在对照组和各剂量组间同步进行，便于同期比较，以消除年龄差的因素。如前所述，在慢性毒性试验中，对照组的动物会在不同间隔期的检查中被分批处死，因此，对照组动物的数量应该是多于每个剂量组的动物数量，有学者提出，对照组的动物数量等于每个剂量组的动物数乘以剂量组组数的平方根，如剂量组每组 40 只大鼠，3 个剂量组，则对照组的动物数量为（$40 \times \sqrt{3}$）只。

另外，在慢性毒性试验中，动物常见肿瘤发生，对于肿瘤标志物的筛查可能是应该关注的一个特殊观察指标。

5. 数据统计与分析　慢性毒性试验的数据统计与分析与亚慢性毒性试验的相似，不再赘述。

（四）慢性毒性的评价

通过对慢性毒性试验结果资料的分析，阐明化学物慢性毒性的特点、毒作用类型、剂量 - 反应关系、靶器官、可逆性、得出慢性毒性相应的 NOAEL 和（或）LOAEL。一种化学物能否用于食品，慢性毒性试验的结论是最终的。如果该化学物在慢性毒性试验中未发现有致癌性，则可根据其急性和慢性毒性实验的数据以及该化学物的摄入水平，对该物质应用于食品作出风险性评估，当其慢性毒性试验所得的 NOAEL（以 mg/kg 体重计）小于或等于人群的可能摄入量的 50 倍时，表示毒性较强，应予以放弃；在 50 ~ 100 倍之间时，需相关专家共同评议；大于或等于 100 倍时，则可考虑允许使用于食品，并制定卫生标准。慢性 LOAEL 和 NOAEL 越小，卫生标准要求越严格。根据慢性毒性试验的 LOAEL 和 NOAEL 或基准剂量（BMD），再结合该化学物的其他毒性实验资料和参数，以及特殊毒性的评价和人群的实际接触情况，给予适当的安全系数，可提出该化学物的卫生标准的建议值。如在任何一个剂量组发现有致癌作用，且有剂量 - 效应关系，在绝大多数情况下该物质将不被允许作为食品添加剂使用。如发现毒性试验的设计有误或在将来出现未预料的发现，则需要进一步地试验，重新确定 LOAEL 和 NOAEL。

第二节　食品中外源性化学物的致突变作用评价

PPT

外源化学物可引起 DNA 损伤，并导致 DNA 修复机制受到干扰，最终导致突变的发生。在自然界和现代生活中，经常接触到各种外源化学物，这些外源化学物包含了许多有害物质，它们能够直接或间接地通过与 DNA 发生相互作用，引起 DNA 的结构和功能的损伤。

DNA 是细胞中的遗传物质，它负责存储和传递遗传信息，维持着生命的稳定和正常功能，一旦其结构受损，或者 DNA 序列发生改变，都会对细胞功能和遗传稳定性造成严重影响。当 DNA 受到外源化学物直接或间接作用引发损伤时，细胞会启动一系列复杂的修复机制来修复 DNA，以保持基因组的稳定。然而，外源化学物的长时间或高浓度暴露会干扰这些修复机制的正常运作，导致 DNA 损伤无法得到及时修复。随着时间的推移，未修复的 DNA 损伤会积累，会给细胞带来更多的突变机会。

研究突变在毒理学中具有重要意义。首先，突变可能导致生物体对于一些毒素产生更高的敏感性。

例如，某些突变可能使得生物体的细胞膜对特定毒素更加渗透，从而增加毒素对细胞的损害程度。这种对毒素敏感性的改变可以帮助毒理学家更好地理解毒物对生物体的作用机制，并且在环境与食品安全等领域中起到重要的指导作用。其次，突变还可能改变生物体自身的代谢过程，从而影响其对毒素的代谢和解毒能力。举个例子，某些突变可能导致代谢酶的功能改变，使得生物体对某些毒素的代谢速度变慢，从而增加了毒素在体内的寿命和累积程度。这种改变对毒理学研究非常重要，因为它可以帮助更好地评估毒素暴露对生物体健康的风险。

一、食品中外源化学物的致突变类型

外源化学物质致突变作用，是指一些化学物质或其他环境因素对生物体的遗传物质造成突变的作用。这些外源化学物质可以是化学物质、辐射、病毒等，它们能够直接或间接地影响细胞的 DNA 序列，导致基因发生突变。

（一）直接作用型突变

直接作用型突变是一种令人担忧的现象，指的是外源化学物直接接触到细胞或基因组，通过改变 DNA 序列或破坏 DNA 结构来引起突变。例如，致突变的化学物质可以直接与 DNA 碱基结合，导致碱基的改变或缺失，进而改变基因的编码能力，造成突变。这样的突变不仅可以引发基因突变，还可能导致染色体异常，进而对生物体的正常功能表现产生严重影响。另外，这些化学物也可以干扰 DNA 复制或修复过程，增加突变的发生率。

许多化学物质都具有直接作用的潜力，如环境中存在的有害物质、工业化合物以及人们日常接触的化妆品和清洁剂等。这些物质可以通过直接与 DNA 发生交互作用来引发不可逆的变化。例如，一些有毒的金属离子，如铅和汞，已被证实可以参与 DNA 中的氧化还原反应，从而导致碱基序列的改变。这些变化可能会对基因的正常表达产生重大影响，最终导致与疾病相关的遗传突变。

此外，某些具有致突变作用的化学物质还可以导致染色体的畸变。当这些物质与 DNA 结合时，它们可以损害染色体的结构并破坏其正常的组织方式。这样的染色体异常可能导致基因的插入、删除或重排，进而直接影响到细胞的正常功能和发育。举例来说，某些致畸作用的物质会引起染色体的颠倒、缺失或重复，这些异常会在细胞分裂过程中传递给下一代，并可能造成严重的遗传病或发育缺陷。

因此，直接作用型突变是一种不容忽视的生物学现象，在环境污染和化学品广泛使用的背景下，需要引起的高度关注。保护环境、减少有害化学物质的暴露以及进行安全风险评估是应对这一问题的重要措施。同时，也需要加强研究，深入了解不同化学物质对 DNA 的直接作用机制，以便更好地预防和解决由于直接作用型突变引起的遗传和健康问题。

（二）间接作用型突变

间接作用是指外源化学物通过与细胞内其他分子或代谢产物相互作用，最终导致细胞 DNA 的损伤和突变。与直接作用相比，引发的突变频率较低，但其对细胞和基因组的影响可能更为复杂和长期。

（1）一些外源化学物可能会干扰 DNA 复制过程中的酶活性，从而导致错误的碱基配对。

这种间接影响可导致 DNA 序列的改变和突变的发生。另外，某些化学物质可能会干扰 DNA 的甲基化过程，而甲基化是一种维持基因表达稳定性的重要机制。如果甲基化发生异常，可能导致基因的表达受到改变，从而引发突变。

（2）外源化学物还可能通过氧化应激机制间接导致突变的发生。

氧化应激是细胞内产生过多的活性氧物质，如自由基和过氧化物，导致细胞内氧化应激水平增加的过程。活性氧物质对 DNA 产生直接损伤，包括碱基氧化、DNA 链断裂和 DNA 交联等，进而导致突变的产生。因此，外源化学物引起的氧化应激可能是突变发生的重要媒介。

（3）一些外源化学物还可能通过干扰细胞的代谢过程来间接导致突变的发生。

例如，某些化学物质可能会干扰细胞内酶的活性，抑制细胞代谢通路的正常进行，导致代谢产物的累积和异常积累，从而影响 DNA 复制和修复过程，增加突变的风险。

综上所述，外源化学物可以通过多种方式间接作用于 DNA，并干扰维持 DNA 的稳定性的重要机制，从而导致突变的发生。这些间接作用可能包括对 DNA 修复机制的不良影响、干扰 DNA 复制过程中的酶活性、影响 DNA 甲基化过程、通过氧化应激机制直接对 DNA 产生损伤以及干扰细胞代谢过程等。因此，对于外源化学物的暴露和其对生物体的潜在突变风险，需要加强监测和评估。此外，加强研究，从机制层面深入理解外源化学物的间接作用机制，对于预防和减少突变的发生具有重要的意义。

二、食品中外源化学物致突变作用的机制

（一）外源化学物的突变机制

外源化学物所引发的突变机制非常复杂，以及其对细胞和生物体的影响有着广泛而重要的意义，目前认为主要通过碱基损伤、DNA 链受损、细胞分裂过程改变以及其他方面的改变来引发 DNA 的变化。

1. 碱基损伤是一种常见的致突变机制　当外源化学物进入的体内时，它们可能会直接与 DNA 中的碱基结合，导致碱基的结构发生改变或缺失。这样一来，DNA 的编码能力就会受到影响，可能导致基因突变的发生。例如，某些化学物质可能会改变 DNA 中的嘌呤碱基（如腺嘌呤或鸟嘌呤）的结构，从而干扰了正常的 DNA 复制和修复过程。

2. DNA 链受损也是一种致突变机制　外源化学物可以与 DNA 中的核苷酸连接，导致 DNA 链的断裂或交联。这将干扰 DNA 的正常复制和修复过程，使得细胞在分裂过程中出现错误。例如，某些化学物质可以通过与 DNA 连接起来，形成 DNA 附加物，从而阻碍 DNA 分离和 DNA 复制过程，导致细胞分裂时 DNA 复制错误。

3. 外源化学物还可以通过影响细胞分裂过程来引起突变　细胞分裂是维持身体健康和发展的重要过程，但外源化学物可能会干扰正常的细胞分裂过程，导致染色体异常和突变的产生。例如，某些化学物质可能会影响细胞分裂时的染色体分离，使得染色体不均等地分配给新生细胞，从而导致染色体缺失、重复或错位。

除了上述机制，外源化学物还可能通过其他方面改变细胞的功能和特性。例如，某些化学物质可能会干扰细胞内的信号传导途径，从而影响细胞的正常生理功能。另外，它们还可能干扰细胞的表观遗传学调控，影响基因的表达和细胞的发育。

总之，了解这些机制对于预防和控制外源化学物对生物体的潜在危害具有重要意义。因此，应该加强对外源化学物的监测和管理，以保护和维护生物体的健康。

（二）外源化学物致突变的后果

突变作用的后果是多样的，具体取决于突变发生的细胞类型和突变的性质。突变作用的后果主要包括体细胞和生殖细胞突变所产生的影响。

1. 体细胞突变作用对人体的影响　一种常见的后果是肿瘤的发生。当体细胞突变导致恶性肿瘤的形成时，细胞的生长和分裂会失去正常的调控机制，导致肿瘤的不断扩张。此外，突变还可能导致致畸情况的发生，即导致胎儿的发育异常，使其出生时患有一些肢体畸形或神经系统缺陷等。另外，突变也会加速人体的衰老过程，导致皮肤松弛、关节疼痛等老年症状的出现。更严重的后果之一是动脉粥样硬化，即血管壁发生变硬和斑块形成。这一过程可能导致血流受阻，进而引发中风或心脏病等严重疾病。

2. 生殖细胞突变作用对后代的影响 当生殖细胞发生突变时，这些突变会被遗传到下一代，从而导致遗传病发生率的增加。不仅如此，突变还可能导致新的遗传病种的出现，这意味着新的未知遗传疾病将不断涌现。此外，生殖细胞的突变还会增加后代承受的遗传负荷，即后代携带了更多的遗传病风险因子。这将使得一些家族性遗传疾病的发病率增加，对个人和家族的健康产生严重影响。

3. 外源化合物的致突变作用对人体健康的威胁 不同的外源化合物作用于细胞的不同靶部位，会导致不同的致突变作用机制和后果。举例来说，某些化学物质会直接损伤 DNA 分子，导致突变的发生。另一些化合物可能会干扰正常的 DNA 修复过程，使突变的修复能力下降，进而增加突变风险。某些化合物还可能影响 DNA 的复制，导致基因组的不稳定性和突变的累积。这些致突变作用的后果可能是治疗难度增加和疾病复杂化，甚至影响生殖能力和生命质量。

总结起来，突变作用的后果涵盖了体细胞和生殖细胞突变所导致的肿瘤、致畸、衰老和动脉粥样硬化等病。这些后果不仅对个体的健康和生活质量产生影响，还对后代的遗传状况和整个人类社会的健康发展有重要意义。因此，深入研究突变作用机制，加强突变的预防和防治，对于保护人类健康和遗传资源的可持续利用具有重要意义。

（三）DNA 损伤的修复

DNA 损伤的修复对于维护基因组的稳定性和遗传信息的完整性非常重要。如果 DNA 损伤不能及时、正确地修复，就会导致突变和基因组脆弱性的增加。目前已知的 DNA 损伤修复机制主要包括直接修复、间接修复和组合修复。

1. DNA 直接修复 一种生物学上的重要过程，它在维护和保护的遗传信息的完整性和稳定性方面起着关键作用。DNA 直接修复是指通过细胞内一系列复杂的分子机制，可以在 DNA 损伤时通过修复、替换或移除受损的 DNA 碱基，从而恢复 DNA 链的完整性。

DNA 直接修复是一个高度精确的过程，包括多个不同的修复机制。其中最常见的一种机制是核酸切割修复，它涉及一系列酶的协同作用，首先识别和切割受损的 DNA 链，然后通过合成新的 DNA 链来取代被修剪掉的部分。这种修复机制可以有效地修复 DNA 链上的碱基缺失、碱基错配、碱基损伤等各种形式的 DNA 损伤。

此外，DNA 直接修复还可以通过光修复、甲基化修复和错配修复等多种方式进行。光修复是一种通过光激活酶来修复紫外线引起的 DNA 损伤的机制，它能够有效地修复光化损伤的 DNA。甲基化修复则是针对 DNA 上发生的碱基甲基化修饰，维持基因组稳定性的重要机制。错配修复是一种能够纠正 DNA 链上碱基错配的修复方式，保证 DNA 复制的准确性和稳定性。

2. DNA 间接修复 一种高效且复杂的修复系统，是细胞对 DNA 损伤的一种保护性反应，当 DNA 遭受损伤时，细胞会立即启动这一修复机制，以保持基因组的完整性和稳定性，所以它在细胞内起着至关重要的作用。

在 DNA 间接修复过程中，细胞会通过多种复杂而精确的机制来修复 DNA 的损伤。这些损伤可能是由外界环境因素引起的，比如紫外线、化学物质或放射性物质的辐射，也可能是由内部因素引起的，如 DNA 自身的错误复制或细胞内代谢产生的氧化损伤。

DNA 间接修复的过程可以分为几个关键步骤：识别损伤、切除损伤部分、合成新的 DNA 链以及连接和固定新的碱基对，主要依赖于一系列酶和蛋白质的相互作用，通过一系列的步骤来修复受损的 DNA。首先，细胞会通过一系列酶的协作，检测和识别 DNA 损伤的存在，并在损伤部位附近形成一个"修复复合物"。接下来，修复复合物会将损伤的 DNA 段切除或修复缺失的碱基。然后，细胞会借助 DNA 聚合酶和其他辅助蛋白质的帮助，在切除或修复的 DNA 段上合成新的碱基序列。最后，细胞会进行 DNA 链连接，将修复后的 DNA 段与周围的 DNA 结合在一起，使整个 DNA 链恢复正常。

3. DNA 组合修复　一种细胞内的重要修复机制，通过该机制维护基因组的完整性和稳定性。DNA组合修复的过程涉及一系列复杂的分子机制和信号通路，可以修复 DNA 发生的各种损伤，例如单链断裂、双链断裂和碱基修饰等。

DNA 组合修复的一种重要方式是通过同源重组来进行修复。在同源重组修复过程中，损伤的 DNA链会利用同源染色质段的信息进行修复。这通常涉及到寻找同源基因或同源染色体配对，然后通过切割和重新连接的方式将损伤的 DNA 修复。这种修复方式常常发生在细胞有两个同源染色体的有丝分裂阶段。

此外，DNA 组合修复还包括非同源末端连接、序列特异性修复以及错配修复等多种方式。在非同源末端连接修复中，DNA 断裂的末端会被连接在一起，但这种修复方式常常引起序列改变和基因突变。序列特异性修复则是通过利用一小段互补序列来修复 DNA 损伤的一种方式，这种修复方式通常在免疫系统中发挥着重要的作用。错配修复则是修复 DNA 中的碱基配对错误，保持基因组的稳定性。

三、食品中外源化学物致突变作用的评价程序与检验方法

致突变试验是指通过观察化学物质对生物体遗传物质的影响，来评估其对人类健康潜在危害的实验。这些实验通常包括将化学物质暴露于小鼠、大鼠、豚鼠或仓鼠等动物中，以观察这些物质是否会导致动物出现遗传物质的改变。如果试验结果为阳性，则表明该化学物质可能具有致突变性，可能会对人类健康造成潜在危害。致突变试验是评估化学物质对人类健康潜在危害的重要方法之一，通常用于评估化学物质对人类致癌性的风险。

（一）Ames 试验法

即鼠伤寒沙门菌/哺乳动物微粒体酶试验法，亦称微粒体间介法，是一种利用微生物进行的体外基因突变试验法。此法由布鲁斯·埃姆斯（Bruce Ames）于 20 世纪 70 年代提出的一种评估物质对基因组的损害程度的方法。

Ames 试验法基于细菌的遗传突变现象，原理是通过暴露特定的细菌株（常用的是鼠李糖激变沙门菌，这种菌株具有较高的代谢活性和易突变性，存在基因缺陷，无法自主合成一种对其生存至关重要的物质，从而导致其无法生存。然而，当某种化学物质具有致突变作用时，会导致细菌株恢复生存能力，并表达出生存所需的物质）于被测化学物质中，通过观察细菌株生存的情况来判断物质是否具有致突变性。如果添加物质后，细菌株的死亡率增加，说明该物质对细菌具有致突变性；而如果细菌株能够存活下来，说明该物质对细菌没有致突变性。突变的产生通常表现为细菌的菌落形态改变或者生长速度的变化。这些突变可能是由于被测物质引起的基因突变所导致的。通过检测突变的频率和程度，可以评估该化学物质对遗传物质的潜在危害程度。

Ames 试验法具有许多优点，因此被广泛应用于环境和食品安全领域。首先，该方法操作简单且结果迅速可得，通常只需要几天的时间，对于大量样品的筛选具有显著的优势。其次，由于使用细菌作为模型生物，试验成本相对较低。此外，通过使用多种不同细菌株，可以检测到多种类型的突变，增加了试验的灵敏度和全面性。

然而，Ames 试验也存在一些局限性。首先，它只能评估物质对突变率的影响，而无法确定具体的致癌机制。此外，由于 Ames 试验是在人工条件下进行的，结果可能与实际生物体内的反应存在差异。因此，在做出决策或评估物质安全性时，通常还需要进行其他临床研究。

（二）染色体畸变分析试验

染色体畸变分析试验是一种常用的遗传学方法，其原理主要是基于染色体的形态和结构异常与遗传

病的关系。该试验通过观察和分析染色体在细胞分裂过程中的变化，以确定是否存在染色体畸变及其类型和程度。

对于染色体数量的异常，如唐氏综合征等，染色体畸变分析试验可以明确判断细胞是否存在多余或缺失的染色体。此外，染色体畸变分析试验还可以检测染色体的结构异常，如易位、颠倒、缺失或重复等。这些结构异常可能会导致基因的错位或失活，从而引发遗传病的发生。

然而，与其他检测方法相比，染色体畸变分析试验存在一些局限性。

（1）染色体畸变分析试验只能检测染色体的数目和结构异常，无法准确识别具体的基因突变。这意味着，对于一些遗传性疾病的确诊和分类，单靠染色体畸变分析试验是不够的，还需要辅助使用其他分子遗传学技术。

（2）染色体畸变分析试验的结果也可能存在一定的解读难度和歧义性。尤其是对于某些结构变异复杂的染色体畸变，专业知识和经验的要求较高，对检测结果的解释可能存在不确定性，这可能会影响临床诊断的准确性和有效性。

（三）骨髓细胞微核试验

骨髓细胞微核试验，是短期致突变试验方法之一，其目的是用来检测化学物是否具有致突变作用，主要用于染色体损伤和干扰细胞有丝分裂的化学毒物的检测。微核是骨髓中正在分裂的细胞经致突变物作用后，染色体发生断裂，有一部分断片存留在间期细胞内形成的一个或几个圆形结构，是细胞中除主核之外的颗粒，染色与细胞核一致，较普通细胞核小，相当于细胞直径的 $1/20 \sim 1/5$，呈圆形或杏仁状，故称微核。它形成的过程常常与染色体的损伤、损伤修复、染色质改变等有关。因此，通过检测微核的存在和数量，可以评估某种物质对细胞的遗传稳定性造成的损害。

骨髓细胞微核试验作为一种通过观察染色体的缺陷来评估细胞的遗传损伤程度的检测方法，其优点之一是具有高度敏感性。通过试验可以检测出微量的微核，即细胞核内的小型附属体，这些微核通常与细胞遭受到某些化学物质或放射线的损害有关。由于骨髓细胞微核试验能够发现细胞核内微量的变异，因此对于细胞遗传损伤的检测具有较高的敏感性。其次，骨髓细胞微核试验还具有较好的特异性。该试验能够识别和区分不同类型的微核，因而可以帮助了解细胞核的形态和功能。特异性的优点使得骨髓细胞微核试验成为了研究细胞变异、癌症、环境毒性等领域的重要工具。

然而，正如任何其他检测方法一样，骨髓细胞微核试验也存在一些局限性。首先，骨髓细胞微核试验的操作相对复杂，需要高度专业的实验技能。这使得该试验在实施过程中容易出现实验人员之间的差异，从而导致结果的不一致性。此外，这种试验所需耗费的时间也较长，因为它涉及细胞培养、染色和显微镜观察等多个步骤，从而限制了其在大规模样本测试中的应用。其次，骨髓细胞微核试验虽然可以检测细胞核的损伤和染色体的变异，但其结果却不能直接表明致癌物质的存在。毕竟，在真正引发癌症之前，生成微核所需的遗传改变可能需要更长时间的积累，或需要进一步地检测以确认致癌性。因此，单纯依靠骨髓细胞微核试验进行评估，可能会忽视一些潜在的致癌风险。

（四）显性致死突变试验

显性致死突变试验是一种研究和分析特定基因或突变对生命活动的影响的实验，用于确定某种特定物质对生物体致死的潜在效应。其原理是通过引入特定的突变基因来观察其对生物体的致死效应，从而深入了解基因变异对生物体发育和生存的影响。试验通常在实验室条件下进行，使用不同的模式生物体，例如细菌、果蝇或小鼠，旨在评估潜在的毒性或致死性。

显性致死突变试验的目的是识别和研究有害基因变异，以增进对遗传性疾病和其他相关疾病的了解。通过暴露生物体于突变基因，实验者可以观察到突变的效果，诸如发育缺陷、生长受限和早期死亡等。这些观察结果有助于揭示基因对生物体正常功能的重要性，并有助于开发新的治疗方法和预防策略。

显性致死突变试验通过引入具有突变基因的个体，可以快速筛选出具有特定突变表型的个体，能够更加准确地研究某个特定表型和遗传变异之间的关联性及其影响。这种试验方法有助于加深对基因的功能认识，从而推动基因工程和遗传学的发展。其次，显性致死突变试验提供了一种高效的方法来研究基因功能和生理过程。通过筛选并分离出突变基因个体，可以深入了解这些突变基因在生物体内的具体作用，能够快速获得并验证一种基因功能的作用机制，为进一步研究提供了基础。

然而，尽管该方法在毒理学领域中具有重要意义，但它也存在一些局限。首先，显性致死突变试验仅仅关注细胞的存活情况，忽略了可能发生的亚致死突变或潜在的慢性毒性效应。这意味着，该试验无法完全揭示物质对人体健康的潜在风险，特别是对长期接触物质的人群。其次，显性致死突变试验通常仅使用一种细胞系进行实验，无法全面反映不同个体之间的生理和遗传差异。不同种群或个体对物质的反应可能存在差异，因此单一细胞系的结果可能无法完全代表整个人群的反应。此外，显性致死突变试验通常只关注物质对细胞的直接影响，而忽略了体内的代谢过程和体内外相互作用。许多物质在体内可能经历代谢转化，产生的代谢产物可能具有不同的毒性和生物活性。因此，仅依靠显性致死突变试验的结果，很难全面评估物质的整体毒性。

（五）姊妹染色单体交换试验

姊妹染色单体交换试验，简称 SCE 试验，用于研究遗传物质在细胞内的交换和重组情况。这项实验通过将两个相互关联的细胞进行染色单体交换，从而揭示细胞内遗传物质的畸变和变异情况。每个染色体一般由两个染色单体组成，而很多化学致突变物可引发两个染色单体中的脱氧核糖核酸发生互换。因此，当姊妹染色单体交换的频率增高时，就表明受试物具有致突变作用。故在遗传学和基因毒性学领域具有重要的应用价值，并为理解致突变物质的危害性以及遗传现象提供了有力的支持。

其试验原理是基于基因重组的概念，将两个姊妹染色体分别标记不同的显性或隐性遗传标记物。这些标记物可以是化学物质、荧光物质或放射性同位素。然后，将这两个标记的染色体进行交换，使它们互相交换单体。通过观察染色体交换后的遗传标记物的表现，可以推断染色体之间的遗传物质交流和染色体重组的情况。

该试验可以在体外和体内进行。在体外试验中，将细胞培养在培养皿中，并加入特定的化学物质，从而诱导染色单体交换。这种方法可以更加方便地控制试验条件，并观察细胞的反应。在体内试验中，通常利用动物模型或人体细胞，通过给予特定的致突变物质或遗传工程技术，来诱导染色单体交换。这种方法可以更加真实地模拟人体内的情况，并提供更准确的研究结果。

SCE 试验在遗传学和基因毒性学领域具有广泛的应用。通过观察姊妹染色单体交换的频率和模式，可以评估某种物质对细胞遗传物质的影响。这不仅可以了解致突变物质的危害性，还可以为环境和药物安全性评估提供重要的数据。此外，SCE 试验还可以用于研究染色体畸变和染色单体重组等遗传现象，为遗传学研究提供有价值的实验手段。

尽管 SCE 试验具有许多优点，但也存在一些限制。首先，由于实验操作的复杂性，需要具备一定的实验技巧和经验。其次，SCE 试验只能提供关于染色单体交换频率和模式的信息，无法提供关于突变类型和突变位点的详细信息。因此，为了更全面地了解某种物质的致突变性质，通常需要结合其他遗传毒性评估方法进行综合分析。

（六）DNA 修复合成试验

DNA 修复合成试验是一种通过特定的方法和技术，使 DNA 分子在受损或错误的情况下能够被修复和合成的试验。其原理基于 DNA 修复机制的理解和模拟，通过模拟自然界中的修复过程来恢复受损的 DNA 序列，以保证细胞的正常功能和遗传信息的完整性。试验可以分为三个主要步骤，包括错误检测、损伤识别和修复合成。在DNA修复合成试验中，首先进行错误检测的过程。这一步骤通过一系列的酶和蛋白质，监测DNA分子中的碱基对是否出现错误的配对或缺失。如果发现了错误的碱基配对或缺失，会触发后续的修复过程。接下来是损伤识别的过程。DNA修复过程中，有时候DNA分子会受到外界因素的损伤，例如紫外线辐射或化学物质的作用，导致结构的破坏或碱基的损伤。在这一步中，特定的酶和蛋白质会识别并标记受损的部位，使得后续的修复能够针对性地进行。最后是修复合成的过程。在这一步骤中，特定的酶和蛋白质会根据错误检测和损伤识别的结果，进行碱基的修复和合成。具体而言，修复酶会识别并剪切受损的DNA链，然后使用新的碱基作为模板，合成缺失的碱基，最终恢复原始DNA分子的完整性。

相比传统的遗传工程技术，DNA修复合成试验具有许多优势。首先，DNA修复合成试验具有高度的精确性和准确性。传统的遗传工程技术只能通过引入外源DNA来改变目标DNA序列，而DNA修复合成试验可以直接修复目标DNA分子中的错误或损伤。这意味着可以改变目标DNA分子中的特定碱基，而不会引入其他不必要的遗传信息。其次，DNA修复合成试验具有较高的效率。传统的遗传工程技术通常需要大量时间和精力来制备外源DNA和进行庞大的重组过程，而DNA修复合成试验则可以在较短的时间内完成，减少了实验时间和成本。另外，DNA修复合成试验具有广泛的应用前景。通过修复DNA分子中的错误或损伤，可以产生更加精确和可靠的试验结果。这在基因编辑、基因治疗等领域具有重要的应用价值。此外，DNA修复合成试验还可以用于合成人工DNA序列，为合成生物学和人工生命研究提供了有力的工具。

尽管DNA修复合成试验已经取得了一定的突破，但目前仍存在着一些局限性。

（1）由于DNA的复杂性和结构的多样性，使得修复合成试验只能针对特定类型的DNA损伤进行修复，而对于其他类型的损伤则无法起到有效修复的作用。这种局限性大大限制了修复合成试验的应用范围。

（2）DNA修复合成试验的反应条件复杂且要求严苛。在修复合成试验中，需要通过特定的酶和辅助分子来催化反应，但这些酶和辅助分子的选择和使用条件需要严格控制，否则可能会导致修复反应无法进行或产生不完整的修复产物。此外，试验中还需要考虑到温度、pH值等环境条件的控制，这进一步增加了试验的技术难度与局限性。

（3）由于DNA修复合成试验需要在体外进行，而不是在活体内进行，这也限制了其应用的实际效果。实际上，DNA损伤在细胞内部通常会通过自身的修复机制进行修复，而体外的修复合成试验无法模拟这样复杂的环境和过程，因此其实际效果可能与理想效果存在一定差距。

第三节　食品中外源性化学物的致癌作用评价

PPT

癌症是一种常见病、多发病，也是当今严重威胁人类健康和生命的一类疾病。致癌作用是指致癌物引起或诱导正常细胞发生恶性转化并发展成为肿瘤的过程。化学致癌作用是指化学物质引起或诱导正常细胞发生恶性转化并发展成为肿瘤的过程，具有这类作用的化学物质称为化学致癌物。食品在生产、加工、储藏、运输和销售过程中会产生或触及很多可能诱发癌症的化学因素。因此，研究食品中外源性化学物的致癌物质及化学致癌机制，影响致癌的因素、并对一些化学物质做出致癌性评价，将有助于减少或控制食品中的外源性化学物，在降低癌症发病率等方面具有积极意义。

一、化学致癌物质及分类

化学致癌物种类繁多，分类方法有很多种，下面主要介绍3种分类。

（一）世界卫生组织国际癌症研究机构的致癌物分类

中国食品药品检定研究院安全评价研究所根据世界卫生组织国际癌症研究机构（IARC）2017 年 10 月 27 日公布的致癌物清单进行了初步整理，根据其整理的致癌物清单，将物质共分为 4 类。

1 类致癌物：明确的人类致癌物，是指在人类流行病学及动物致癌实验中均有充分证据的致癌物，有 116 种。部分 1 类致癌物如下（表 3-9）。

2 类致癌物：分 2A 组和 2B 组，有 357 种。2A 类，人类可能致癌物，指人类致癌性证据有限，而实验动物致癌性证据充分。2B 类，人类可疑致癌物，指人类致癌性证据有限，以及实验动物致癌性证据不充分；或人类致癌物证据不足，但实验动物致癌证据充分。

3 类致癌物：对人类致癌性可疑，尚无充分的人体或动物数据，有 499 种。

4 类致癌物：人类非致癌物，对人类很可能不致癌，有 1 种。

表 3-9　部分 1 类致癌物

序号	致癌物	确定时间
1	与酒精饮料摄入有关的乙醛	2012
2	黄曲霉毒素	2012
3	含酒精饮料	2012
4	槟榔果	2012
5	马兜铃酸	2012
6	含马兜铃酸的植物	2012
7	砷和无机砷化合物	2012
8	联苯胺	2012
9	染料代谢产生的联苯胺	2012
10	苯并［α］芘	2012
11	含烟草的槟榔嚼块	2012
12	不含烟草的槟榔嚼块	2012
13	镉及镉化合物	2012
14	煤焦油蒸馏	2012
15	煤焦油沥青	2012
16	己烯雌酚	2012
17	含酒精饮料中的乙醇	2012
18	N'-亚硝基降烟碱（NNN）和 4-（N-甲基亚硝胺基）-1-（3-吡啶基）-1-丁酮（NNK）	2012
19	多氯联苯	2016
20	类二噁英多氯联苯，具有 WHO 毒性当量因子（TEF）（多氯联苯 77，81，105，114，118，123，126，156，157，167，169，189）	2016
21	中式咸鱼	2012

（二）按照化学致癌物的作用机制分类

根据化学致癌物对细胞的作用及其致癌机制的不同，可把它分为遗传毒性致癌物和非遗传毒性致癌物。

1. 遗传毒性致癌物　大多数化学致癌物进入细胞后与 DNA 共价结合，引起基因突变或染色体结构和数目的改变，最终导致癌变。由于其作用的靶部位一般是机体的遗传物质，因此被称为遗传毒性致癌物。

（1）直接致癌物　直接致癌物进入机体后，不需体内代谢活化即具有亲电子活性，能与电子密度高的亲核分子（包括DNA）共价结合形成加合物。如二甲氨基甲酰氯、β-丙烯内酯、氮芥等。

（2）间接致癌物　间接致癌物进入机体后需经代谢活化成亲电子剂后才能与DNA反应，从而发挥其致癌作用，它往往不能在接触的局部致癌，而在其发生代谢活化的组织中致癌。大约95%以上的化学致癌物均属于间接致癌物。如黄曲霉毒素B_1、多环芳烃、联苯胺、亚硝胺类、氯乙烯等。未经代谢活化的间接致癌物称为前致癌物，在体内经过初步代谢转变为化学性质活泼但寿命短暂的间接致癌物称为近致癌物。近致癌物进一步代谢活化，转变为能与DNA发生反应的带正电荷的亲电子物质，称为终致癌物。终致癌物化学性质活泼，寿命极短，带有亲电子基团，极易与DNA结合导致遗传密码的改变。

（3）无机致癌物　无机物致癌物致癌机制有2个方面，一是有些无机物也是亲电子剂，很容易通过共享电子对的方式与DNA分子中富含电子的原子反应；二是通过选择性改变DNA复制保真性，导致DNA的改变，如镍、钛、氦、铬、镉、镭、二氧化硅等。

遗传毒性致癌物特征：①本身有致癌的作用；②分子结构决定其活性；③没有可察觉的剂量阈值，作用是积累的，不可逆的；④大多数需要代谢活化，并与生物大分子共价结合；⑤大多数为诱变剂；⑥对增殖组织的作用较强；⑦迅速地改变细胞的生物学潜能。

2. 非遗传毒性致癌物　少数化学致癌物没有直接与DNA共价结合的能力，而是间接地影响DNA的结构和功能，促进基因型改变，它们的致癌作用机制主要是促癌细胞的过度增殖和抑制恶变细胞的凋亡而发挥致癌作用。这类物质并不直接作用于遗传物质，因此被称为非遗传毒性致癌物。

（1）促癌剂　促癌剂本身无致癌作用，在给予亚致癌剂量的遗传毒性致癌物后，再用促癌剂处理可以增强致癌物的致癌作用，也可促进"自发性"转化细胞发展成癌。常见促癌剂有佛波酯、2,3,7,8-四氯二苯-对二噁英、雌激素与雄激素、抗氧化剂（BHT，二丁基羟基甲苯；BHA，丁基羟基茴香醚）、苯巴比妥、多肽营养性激素和生长因子（催乳激素，高血糖素）等。

（2）内分泌调控剂　内分泌调控剂主要改变内分泌系统平衡及细胞正常分化，常起促癌剂作用，如己烯雌酚、雌二醇等。

（3）免疫抑制剂　免疫抑制剂或免疫血清的使用均能使白血病或淋巴瘤的发生率增加，但实体肿瘤的发生率无明显改变。如免疫抑制剂环孢素A、6-巯基嘌呤等。

（4）细胞毒剂　细胞毒剂可能引起细胞死亡，导致细胞死亡的物质可引起代偿性增生，以致发生肿瘤，如细胞毒剂三氯甲烷及次氨基三乙酸等，次氨基三乙酸可致大鼠和小鼠肾癌和膀胱癌，其作用机制是将血液中的锌带入肾小管超滤液，并被肾小管上皮重吸收。由于锌对这些细胞具有毒性，可造成损伤并导致细胞死亡，结果是引起增生和肾肿瘤形成。

（5）过氧化物酶体增殖剂　过氧化酶体是一种单层膜的亚细胞器，普遍存在于真核生物的各类细胞中，在肝细胞和肾细胞中数量特别多。过氧化酶体在细胞代谢中发挥重要作用，其功能除了清除分子氧和降解过氧化氢外，还参与甘油酯的合成、胆固醇生物合成和降解（胆酸形成）及脂肪酸氧化等过程。一些化学物有刺激肝脏过氧化物酶体增生的作用，这类物质统称为过氧化酶体增殖剂，如哌磺氯苯酸、苯酸降脂丙酯、安妥明（对氯苯氧异丁酸乙酯）和有机溶剂1,1,2-三氯乙烯等。

（6）固体物质　化学致癌活性较弱的固态物质，其物理性状适宜（如片状光滑物）时会提高癌症发生率，作用机制可能是固态物质可刺激上皮成纤维细胞的过度增殖，例如，塑料、石棉等。

非遗传毒性致癌物特征：①单独不致癌，必须在始发因子处理后给予才起作用；②分子结构决定其活性；③每次暴露的作用是可逆的，不积累，必须重复暴露才能保持其作用；④有时并不需要代谢活化或与大生物分子结合；⑤不是诱变剂，但可促进已引起的突变的表达；⑥通常引起靶组织的增生（虽然增生不是一个足够的促进刺激）；⑦所引起的变化是进行性的，在呈现恶化以前可见到各个稳定的过渡阶段。

遗传毒性致癌物和非遗传毒性致癌物有明显区别，但并不绝对。有些化学物达到一定剂量时，既具有遗传毒性的作用同时也具有非遗传毒性的活性。如苯并［α］芘和甲基胆蒽，大剂量就同时有遗传毒性和非遗传毒性的作用，而小剂量则仅有遗传毒性的作用。

3. 暂定不明机制致癌物 还有一些物质的致癌机制尚未十分清楚，它们在致突变试验中表现为阴性或可疑，而且生物转化过程非常复杂，所以暂时不能确定其能否直接作用于 DNA。如卤代烃类的四氯化碳、氯仿、某些多氯烷烃和烯烃；硫脲、硫乙酰胺、硫酰胺类等。

（三）按化学致癌物的化学结构分类

1. 烷化剂 烷化剂是能将小的烃基转移到其他分子上的非常活泼的化学物质。有致癌作用的烷化剂如氮芥、硫芥类、环磷酰胺、N – 亚硝基化合物（二甲基亚硝胺）、硫酸酯和亚硫酸类（甲基磺酸甲酯），在体内能形成正碳离子或其他具有活泼的亲电性基团的化合物，进而与细胞中的生物大分子（DNA、RNA、酶）中含有丰富电子的基团（如氨基、巯基、羟基、羧基、磷酸基等）发生共价结合，改变 DNA 的结构和功能。现在癌症临床上使用的化学治疗药物大多数都是属于烷化剂，它们通过破坏肿瘤细胞的 DNA，进而阻止肿瘤细胞生长。

2. 多环芳烃类化合物 多环芳烃又称稠环芳烃，是指由多个苯环缩合而成的化合物及其衍生物。已发现有 200 多种多环芳烃，其中有相当部分具有致癌活性，如蒽、苯并［α］芘、苯并［α］蒽等。多环芳烃在很小剂量的暴露就能引起局部组织的恶变。它们可能通过形成酚类及二氢二醇类代谢中间物，进而形成具有亲电活性的环氧化物，这些物质能与 DNA 结合，使其损伤而致癌。

3. 芳香胺类化合物 芳香胺类化合物含有芳香环 C 原子直接相连 N 原子的结构，主要包括萘胺、氨基芴、苯胺、氨基联苯胺等，主要诱发泌尿系统的肿瘤，尤其是橡胶及染料工业职业性接触的膀胱癌发生率非常高。这类致癌物是通过生物转化酶的作用，代谢激活成终致癌物而起致癌作用。

4. 氨基偶氮染料 这类化合物含有偶氮基团结构，致癌物的特点：需要长期给予大剂量才能引起癌；癌症发生于远离给药途径的器官如肝和膀胱等；致癌活性受到很多因素的影响。

5. 亚硝胺类化合物 动物实验证明有 90 多种亚硝胺类化合物有致癌性，其致癌程度差异很大，最强的为二甲基亚硝胺和二乙基亚硝胺，二乙醇亚硝胺等致癌性较弱。

亚硝胺类致癌物特点：①许多亚硝胺类化合物既溶于水又溶于脂肪，说明在机体中活动范围很广。②致癌性强，致癌剂量远小于芳香胺及偶氮染料，一次给药即能够致癌有的能通过胎盘影响胚胎。③对多种动物的许多器官（包括食管、脑、鼻窦等）有致癌作用。④不同结构的亚硝胺有特异的器官亲和性。根据人群流行病学调查发现，人类某些癌症，如胃癌、食道癌、肝癌、结肠癌和膀胱癌等可能与亚硝胺类有关。

6. 黄曲霉毒素 黄曲霉毒素基本结构为二呋喃香豆素的衍生物，其中黄曲霉毒素 B_1 的毒性及致癌性最强，并且其化学性质稳定，也是已知化学致癌物中最强的一种。黄曲霉毒素 B_1 本身并无致癌性，需在体内通过肝脏加单氧酶的作用，进一步活化后形成 AFB_1 – 8，9 – 环氧化合物与 DNA 分子中的 N_7 – 鸟嘌呤结合，形成加合物，使 p53 基因发生点突变而失活，才能发挥致癌作用，主要诱发肝细胞癌。

7. 植物毒素

（1）苏铁素 一种剧烈的毒素，能导致大鼠肝、肾、消化道癌，存在于旋花苏铁树的果实中。苏铁素经过动物或人肠内正常细菌的作用，可被激活出活性氧原子，活性氧原子非常活泼，对细胞产生过氧化作用或与细胞大分子结合而致癌。

（2）蕨类毒素 蕨在世界上分布很广，含有两类有毒物质：①硫胺素酶能引起维生素 B_1 缺乏症。

②莽草酸的致癌成分，可以引起大鼠肠腺癌或膀胱癌、小鼠的肺肿瘤。

（3）黄樟素　存在于樟脑、月桂、生姜（尤其是霉烂的生姜中）樟叶的油中。大剂量的黄樟素能诱发大鼠肝癌和食管癌。

（4）千里光碱　南非居民有用千里光属的荚狗舌草的煎剂治疗多种疾病的习惯，该地区肝癌发病率高，将荚狗舌草所含植物碱喂大鼠可引起肝坏死和肝硬化，也有诱发肝癌的报道。

8. 金属致癌物

（1）镉　动物实验表明，不同途径接触硫酸镉、氯化镉均可诱发恶性肿瘤。通过对近万名接触镉的工人进行流行病学调查，发现他们患前列腺癌和肺癌的危险性明显高于一般人。

（2）镍　镍和不溶性的镍化合物可诱发实验动物恶性肿瘤；镍矿工人和炼镍工人的肺癌和鼻窦癌发病率较高。

（3）砷　流行病学调查表明，无机的三价砷化物能引起人肺癌和皮肤癌。

（4）铬　铬酸钙能诱发大鼠的肺癌。铬酸盐工厂和铬电镀工人肺的患病率较高，患者组织中铬含量往往偏高。

9. 其他　有机卤化物中有的为致癌物，如氯甲基醚可致肺癌，氯乙烯塑料单体可致肝血管肉瘤，多氯联苯可诱发动物肝细胞癌等。

二、化学致癌机制与过程

（一）化学致癌机制

对化学致癌机制目前还未彻底阐明，但比较公认的是化学致癌是多因素、多基因参与的多阶段过程，是各种化学因素和遗传致癌因素相互协同作用，使癌基因激活和抑癌基因失活，导致细胞恶性转化的过程。在化学致癌机制研究中形成了多种学说，如体细胞突变学说、癌基因学说、癌变多阶段学说、表观遗传机制学说等，其中最经典的是体细胞突变学说和非突变致癌学说。目前普遍认为外源化学致癌物诱导的肿瘤发生可能是上述两种主要机制共同作用的结果，两者协同作用，共同控制细胞癌变的过程。

1. 体细胞突变学说　体细胞突变学说认为致癌因素作用于机体细胞，引起细胞原有的遗传信息发生了改变，从而导致癌变。体细胞突变学说的主要特点是基于基因DNA的改变解析致癌过程。

（1）DNA加合物诱导基因突变　大多数化学致癌物进入体内经代谢活化形成带电荷的亲核或亲电子物质，与生物大分子如DNA、RNA、蛋白质等共价或非共价结合，其中与DNA碱基共价结合所形成的DNA加合物是DNA损伤的重要形式。造成的DNA损伤（基因突变、缺失、插入、交联、DNA链断裂等）引起部分细胞恶性转化，最终发生肿瘤。DNA加合物在化学致癌过程中起到关键作用，是体细胞突变机制的分子基础，由于DNA加合物的形成及持久性反映了生物体暴露于化学物的浓度及时间、生物体对化学物的吸收、代谢以及对DNA损伤的修复能力，因此，它既可以作为接触生物标志，又可以作为效应生物标志，在肿瘤防治、人群生物监测、化学物暴露风险评价中有广泛的应用价值。

（2）原癌基因激活或抑癌基因失活　原癌基因是机体内正常细胞所具有的能致癌的遗传信息，正常情况下呈静止状态，当发生突变、缺失、病毒整合、染色体易位时，原癌基因失去正常的调控细胞生长和分化功能，使细胞发生恶性转化，发生恶性转化的原癌基因即是癌基因。癌基因是一类在自然或实验条件下具有诱发恶性转化的潜在基因，原癌基因普遍存在于正常细胞基因组中，癌基因是化学致癌物作用的主要靶分子，癌基因引起机体癌变。

抑癌基因是细胞内一类能对抗肿瘤作用的基因，在控制细胞生长、增殖等过程起负调控作用，是正常细胞分裂生长的负性调节因子，其编码的蛋白质能够降低或抑制细胞分裂活性，正常时可抑制肿瘤细胞的肿瘤性状表达。但是在细胞癌变或恶变过程中发生失活，使其自身不能表达或抑癌基因表达产物失活化，允许肿瘤性状的表达。

（3）DNA 损伤修复　DNA 修复可分为"无差错"修复及"易错"修复两大类。"无差错"修复指能有效地去除损伤并恢复到原来状态的修复途径，"易错"修复指能耐受 DNA 损伤的存在并绕过损伤部位继续复制，因此在 DNA 修复的同时伴有较高的突变频率。外源化学物导致的 DNA 损伤修复途径都有许多基因参与，组成复杂的功能体系。如果 DNA 损伤在复制前未能正确修复，经历一个或多个细胞周期后，DNA 损伤即有可能固定为突变，如果突变累及的是一些重要基因（如癌基因和抑癌基因），就可能引发细胞恶变程序。总之，DNA 结构的完整性和低突变率依赖于细胞内存在的强大的修复系统，这个系统在一定范围内使体细胞的突变以很低的频率在组织细胞内累积，保证了基因组处于相对稳定的状态。但是没有绝对可靠的损伤修复系统，一些突变能够逃避修复系统的监察而幸存下来，并且固定在细胞基因组中，通过细胞增殖分裂传递给子代细胞。

2. 非突变致癌学说

（1）表观遗传变异学说　近年来的研究证据表明，表观遗传改变在化学物致癌过程中也起着重要的作用。表观遗传学是指研究 DNA 序列不发生改变的情形下基因表达发生的可遗传改变，以及这种改变在有丝分裂和减数分裂过程中如何遗传给子代的学科。在生物体内，遗传学信息提供了生命所必需的蛋白质的模板，而表观遗传学的信息则提供了何时、何地以何种方式应用遗传学信息的指令，在时空顺序上控制基因的表达，它不涉及 DNA 序列改变但又可以通过细胞分裂遗传给子代细胞。

研究表明，表观遗传修饰改变通过调控重要通路的关键基因表达，影响 DNA 损伤修复、氧化应激、细胞周期调控或凋亡等过程，参与化学致癌过程。目前已知的与化学物致癌相关的表观遗传机制主要包括 DNA 甲基化、组蛋白修饰和非编码 RNA 调控等，其中研究较多的是 DNA 甲基化。DNA 甲基化是指在甲基转移酶的催化下，DNA 的 CG 二核苷酸中的胞嘧啶被选择性地添加甲基，形成 5 - 甲基胞嘧啶，常见于基因的 5′ - CG - 3′序列。DNA 甲基化的位置主要集中在基因 5′端的非编码区，DNA 高度甲基化首先会影响 DNA 结构，进而阻遏基因转录，引起基因沉默。肿瘤中普遍存在 DNA 甲基化状态的改变，特点是总体甲基化水平的降低与局部甲基化水平的升高。在肿瘤细胞中，癌基因处于低甲基化状态而被激活，抑癌基因处于高甲基化状态而被抑制。在环境应答状态下，上述几种调控模式相互作用，形成特定的表观遗传调控网络。表观遗传调控最重要的特点是可逆性，且在配子发生和早期胚胎发育中经历重编程过程。

表观遗传改变代表着致癌作用的非遗传毒性机制，它可能是独立于或伴随着遗传毒性改变的发生而发生的。而且，表观遗传现象可能直接影响化学物的遗传毒性和致癌作用潜能。研究表明许多化学致癌物可以导致表观遗传模式改变，如砷、镍、苯、苯并［α］芘、二噁英、烟草提取物等。

（2）细胞异常增生　肿瘤是正常细胞在致癌因素长期作用下，出现过度增生或异常分化而形成的新生物。与正常细胞相比，肿瘤细胞具有超常的增生能力。增生可分为良性增生与异常增生（恶性增生），前者常有明显的刺激因素，且增生限于一定程度和一定时间，一旦刺激因素消除，增生则停止，但如果超越一定限度，发生质变，也可演变为恶性增生。恶性增生的特点是细胞不受任何约束和控制，呈无规律地迅速生长，以致破坏正常组织器官的结构并导致功能紊乱。许多因素如慢性炎症和感染可以诱导局部组织的增生，反复的炎症刺激可使良性增生发展为异常增生，是人类肿瘤发生的重要因素之一。例如胃幽门螺旋菌感染与胃癌、乙肝病毒和丙肝病毒慢性感染与肝癌、人乳头瘤病毒感染与宫颈癌等关系密切。

（3）免疫抑制　肿瘤的发生与机体的免疫状态密切相关。例如胸腺摘除动物和胸腺先天发育不良患者，由于细胞免疫缺陷，恶性肿瘤发病率升高；原发性和继发性免疫缺陷患者，淋巴造血系统恶性肿瘤发病率上升；大剂量化疗、放疗、免疫抑制剂的使用，降低了机体的免疫监视功能，也易引起肿瘤发生。当机体免疫功能增强时，肿瘤可自行消退，如神经母细胞瘤、恶性黑色素瘤、绒毛膜上皮癌等均有少数自行消退的报告。由于肿瘤免疫原性非常弱以及主要组织相容性复合体和肿瘤细胞协同刺激分子表达异常等原因，难以诱发机体产生有效的抗肿瘤免疫应答。此外，肿瘤细胞可破坏宿主的免疫功能，以保护肿瘤细胞免受宿主细胞的攻击，使肿瘤细胞能继续生长、扩散，并发生转移，这就是"避免免疫摧毁"效应。外源化学物可能通过抑制免疫功能促进肿瘤的发生。

（4）内分泌激素失衡 研究发现长期使用激素可导致肿瘤发生。在动物实验中观察到雌激素或孕酮可诱导大鼠和小鼠发生垂体和乳腺肿瘤；许多人群流行病学资料表明长期使用激素类药物会增加肿瘤发生的危险。一些药物如己烯雌酚、抗甲状腺类药物、抗肾上腺类药物等在治疗过程中也会导致内分泌系统的失衡继而诱发肿瘤。一些外源化学物质可以通过影响体内激素的产生、合成、释放、转运、代谢或清除，与相应的受体结合，干扰血液中激素正常水平的维持，模拟或干扰天然激素的生理、生化作用。这类物质不仅与生殖障碍、出生缺陷、发育异常、代谢紊乱等相关，还与人类肿瘤的发生密切关联。许多内分泌干扰如多氯联苯、农药 DDT、TCDD 等是明确的致癌物，也是典型的外源性雌激素，被证明具有诱发人类某些肿瘤如乳腺癌、睾丸癌、前列腺癌、卵巢癌等的作用。有关内分泌干扰物的致癌机制目前尚未明确，可能与干扰激素的正常代谢，与激素受体结合而发挥拟激素作用，与大分子物质形成加合物，影响神经、免疫等系统功能相关。

（5）过氧化酶体增殖剂激活受体 过氧化酶体增殖剂通过受体介导的模式刺激过氧化酶体的增殖，在细胞内通过与过氧化酶体增殖物激活受体 γ 结合，并激活该受体。过氧化酶体增殖物激活受体 γ 是一类由配体激活的核转录因子，通过与特异的 DNA 反应元件作用控制基因表达，在调节脂质代谢、糖代谢等方面起重要的作用。临床发现许多肿瘤如乳腺癌、结肠癌、胃癌等细胞中有过氧化酶体增殖物激活受体 γ 的高表达。目前认为过氧化体增殖剂诱发肿瘤的原因可能与诱导氧化应激状态，导致过氧化氢的产生和降解失衡，损伤细胞内膜或 DNA，继而诱导 DNA 复制、干扰细胞周期调控，影响分化和增生有关。

（二）化学致癌过程

化学物致癌作用的过程相当复杂，化学物质的致癌作用一般可分为引发、促长、进展三个阶段（图 3 - 1）。

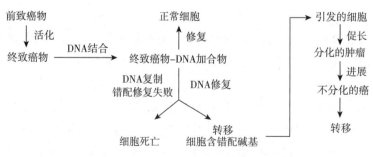

图 3 -1 化学致癌过程主要阶段示意图

1. 引发阶段 引发阶段是指化学物或其活性代谢物（亲电子剂）与细胞 DNA 靶点作用，导致细胞突变成引发细胞的阶段，是化学致癌作用的第一步。在此阶段，细胞在各种致癌因素作用下，发生基因突变或表观遗传变异，导致异常增生的单个克隆癌细胞的生成，从而引发致癌过程。引发阶段作为一个突变事件，历时很短，对 DNA 的损伤是细微的，很可能仅仅是转换、缺失等基因突变。

在引发阶段，细胞会出现一些形态学及生物学方面特征性的变化：引发所确定的基因型或表型是不可逆的；引发细胞与正常细胞相比没有显著的形态学方面的改变；对于异源的生物活性物质及化学因子具有很强的敏感性；引发细胞可自发性形成；引发细胞不具有生长自主性，而是具有较正常的分裂增殖能力；引发剂一般没有可检测的阈剂量，没有剂量－反应关系，无明显的阈值；肿瘤引发剂相对强度的确定，依赖于随后促长阶段局部损伤程度的大小。

2. 促长阶段　促长阶段是单克隆的癌细胞在一种或多种促癌物质（促长剂或称促癌剂）的不断作用下，表型发生了改变，恶性肿瘤细胞的各种性状得以表达，引发细胞增殖成为癌前病变或良性肿瘤的过程。

促癌剂包括许多人工合成的或天然的化学物质，如多肽、固醇类激素及生长因子等，可能经特异的受体介导干扰细胞信号转导途径、改变基因表达，也可能在细胞和分子水平通过改变细胞周期调控，选择性促进引发细胞的增殖，还可能抑制细胞凋亡。促癌剂没有引发物的作用不会引起肿瘤，即单独使用一般不具有致癌性，但反复使用可以刺激细胞分裂，形成肿瘤。促癌剂存在阈剂量和最大效应，其剂量反应关系呈"S"状曲线。

需要注意，在肿瘤形成过程中，不一定都有明显的促长阶段的存在，如果致癌剂的剂量足够，或多种致癌因子共同作用时，促长阶段很短，或根本不存在，直接进入癌的进展阶段。

总之，促长阶段细胞具有以下形态学和生物学方面的特征：特定基因的表达异常是可逆性的；促长细胞群的存在，依赖于促癌剂的持续作用；对衰老、营养及激素等因素的作用非常敏感；剂量－反应关系具有明显的阈值，促癌剂的最大作用效果依赖于引发剂的暴露量；可以根据在持续给予一定量的促癌剂时，引发细胞群数目的增加量，分析促癌剂的相对作用强度；单独接触促癌剂无效，必须在引发之后持续给予，才可能发生肿瘤。

3. 进展阶段　进展阶段是指由良性肿瘤转变为恶性肿瘤的过程。当细胞开始失去维持核型稳定的能力并出现染色体畸变时，它们即进入进展期。核型不稳定性进一步促进肿瘤细胞的生长和恶性表型的发展，同时引起细胞代谢调节功能的改变，并赋予肿瘤细胞逃避机体的免疫监视等功能。

进展阶段的细胞具有以下特征：细胞进展阶段的变化是不可逆的；细胞的基因组发生显著的改变，可能涉及遗传物质的重大改变，如染色体的结构变异、丢失、易位或嵌入；进展阶段早期的细胞对各种环境因子的作用非常敏感；进展阶段的细胞已具有良性或恶性肿瘤的特征，如生长速度、侵袭性、转移能力及生化、免疫性能改变等；促长阶段细胞发展为进展阶段的细胞时会受到很多肿瘤演进有关因子的调控；进展有时会自发产生。

总之，化学致癌过程是一个漫长而复杂的过程，受体内、外的多种因素的影响，正常细胞经过遗传学改变的积累才能转变为癌细胞。在引发阶段主要是细胞原癌基因和肿瘤抑制基因的突变，在促长阶段虽不涉及细胞基因组的结构改变，但依赖于基因的表达改变，在进展阶段主要是核型不稳定性。

三、影响致癌的因素

（一）生物因素

生物因素泛指所有产生不同个体间差异的因素，包括种间、种内、性别、年龄、遗传等。这些因素的差异导致不同个体对致癌物的反应皆不同。有些物种（或体内的组织/器官）运用不同的代谢方式来应对外来物质，而体内有些生理功能则受激素的影响（性别的差异），有些则随年龄变化而改变。一般生物的幼体对一些致癌物特别敏感，此应与其较差的代谢能力或细胞发育的过程有关。生物体内免疫系统与癌症的发展也有关联。

（二）饮食习惯

借助营养学与癌症学的研究，我们已知饮食与癌症发展之间有密不可分的关系。许多天然食物含有抑制癌症形成或发展的成分，例如，维生素有抗氧化的作用，能阻止亚硝酸盐与胺类在体内结合成亚硝胺类，减少胃癌、食道癌的发生；硒化合物亦与体内消除自由基及代谢外来物的机制有关，适量的摄取可减少食道癌、胃癌、直肠癌的发生；膳食纤维能促进肠道蠕动，刺激粪便的快速排出，从而减少致癌物与肠道接触的时间。此外，一些植物化合物也具有抗癌的作用，如大蒜中的大蒜素、番茄中的番茄红素、绿茶中的茶多酚等。近年来，植物性雌激素也被指出对乳腺癌具有抑制作用，此类物质普遍存在于豆类、十字花科蔬菜等。

相对于抗癌物质，有些种类的食物或其内含的物质却具有促进癌症形成的作用。例如，摄取含高脂肪的肉类与直肠癌有关；烧烤的食物含多环芳烃类化合物，能导致肝癌；保存不佳的谷类或其制品因含黄曲霉毒素而能导致肝癌；腌制物质含硝酸盐，能在生物体内形成亚硝胺类致癌物；长期酗酒可引发肝硬化与肝癌，并增加因嚼食槟榔所导致口腔癌的概率；早期许多人工合成的食品添加物亦对实验动物具有致癌性。

（三）吸烟

吸烟一直是造成肺癌的主因。香烟也可造成其他部位的癌症，包括口腔、食道、膀胱、肾、胰脏等。点燃后的香烟可散发出数千种以上的化学物质，其中至少有40种具有某些程度的致癌性。吸烟与其他因素之间产生的协助效应则加速癌症的生成，这些因素包括饮酒（口腔癌）、嚼食槟榔（口腔癌）、暴露于石棉（肺癌）等。

（四）其他因素

其他影响癌症生成的因素包括病毒感染、生育行为、职业、地域因素、污染物等，但其机制仍直接或间接地与基因损害有关。例如，B型和C型肝炎病毒会导致肝癌，人类乳头瘤病毒在超过60%的子宫颈癌患者身上被发现。生育行为的影响则多与改变体内雌激素的分泌有关。调查显示生育较早或较多次的妇女罹患乳癌的概率比未怀孕或晚生育的妇女低。地域因素则与饮食、人种、习俗有关，例如亚洲与非洲居民较易得肝癌，主要的原因可能与食用受黄曲霉毒素污染的谷物有关。职业与癌症的关联多与在作业场所暴露于特定的化合物有关，其中有些具致癌或助长的作用，例如石棉、氯乙烯、苯等化合物皆为与职业有关的致癌物。

四、致癌评价程序与检验方法

（一）短期筛选试验

1. 遗传毒性试验　遗传毒性（致突变）试验是指用于检测通过不同机制直接或间接诱导遗传学损伤的化合物的体外、体内试验，这些试验主要检测DNA损伤效应，效应终点包括基因突变、染色体畸变、原发性DNA损伤。常见的遗传毒性试验如下（表3-10）。

表3-10　常见的遗传毒性试验

试验名称	试验材料	试验类型	观察终点
鼠伤寒沙门菌回复突变试验	细菌	体外	基因突变
果蝇伴性隐性致死试验	昆虫	体内	基因突变
体外哺乳动物（v79/HGPRT）基因突变试验	哺乳动物细胞	体外	基因突变
骨髓微核试验	啮齿类动物	体内	染色体畸变
骨髓细胞染色体畸变试验	啮齿类动物	体内	染色体畸变
小鼠染色体体畸变试验	啮齿类动物	体内	染色体畸变

续表

试验名称	试验材料	试验类型	观察终点
显性致死试验	啮齿类动物	体内	染色体畸变
姊妹染色单体交换试验	哺乳动物细胞	体外	染色体畸变
程序外 DNA 合成试验	哺乳动物细胞	体外	原发性 DNA 损伤
单细胞凝胶电泳试验	哺乳动物细胞	体外	原发性 DNA 损伤

许多化学致癌物具有诱导突变的作用，目前遗传毒性试验是毒理学安全性评价中应用最常见的检测项目。由于每个试验只能反映 1~2 个遗传终点，通常采用组合试验，以灵敏度和特异性两个指标来衡量试验的可靠性。灵敏度亦称阳性符合率，即在试验中已知致癌物呈现阳性结果的比例。特异性亦称阴性符合率，指在试验中已知非致癌物呈现阴性结果的比例。

遗传毒性试验具有方法简单、快速、费用低、无须特殊检测仪器等优点，但是缺点是无法检出非遗传毒性致癌物。遗传毒性试验阳性结果提示受试物可能是遗传毒性致癌物，也可能是具有致突变性的非致癌物；阴性结果提示受试物为非致突变性的非致癌物，也可能为非致突变性的致癌物。

2. 细胞恶性转化试验 细胞转化是指外源因素对体外培养的细胞所诱发的恶性表型改变，包括细胞形态、细胞增殖速度、生长特性、染色体畸变等变化，当细胞接种在裸鼠皮下可形成肉眼可见的肿瘤。恶性转化试验的目的在于揭示体外培养细胞接触受试物后，细胞的生物学特性的改变。包括细胞生长自控能力的丧失、接触抑制消失、细胞排列紊乱或呈灶状生长。细胞恶性转化试验的观察终点是细胞恶性变，因此既可以筛查遗传毒性化学物，也可以检测非遗传毒性化学物，这是遗传毒性组合试验所不具备的。

细胞恶性转化试验主要采用动物原代细胞如叙利亚仓鼠胚胎细胞（SHE 细胞），动物细胞系如 BALB/c‐3T3、BHK‐21，病毒感染的永生化细胞如大鼠 RLV/RE 细胞和仓鼠 SA7/SHE 细胞等。细胞选择的主要原则包括：①体外容易培养和传代，阴性细胞克隆背景较低；②细胞自发突变率低或自发转化能力很弱，动物裸鼠试验呈阴性；③已获无限生长能力，但仍保持接触抑制而无致瘤性的细胞系。

细胞恶性转化试验结果中观察到的只是恶性前期状态，具有双向性特点，即有可能发展为肿瘤，也有可能保持现状，不会发展。因此，细胞恶性转化试验阳性结果只代表受试物具有诱导细胞恶性变表型、生长特性发生改变的能力，具有致癌可能性，不能直接用于致癌性的确定，只能是一个辅助性试验。

（二）哺乳动物短期致癌试验

哺乳动物短期致癌试验又称为有限动物实验。国内外目前应用较多的短期致癌试验有 4 种。

1. 小鼠肺肿瘤诱发试验 试验采用对肺肿瘤诱发敏感的 SWR 或 A 系小鼠，合适的染毒途径，试验周期为 30~35 周。主要诱发结果为肺泡源性腺瘤，阳性结果不单表现为发生率增加，而且有多发倾向。此试验也可检测受试物的引发活性和促长活性。

2. 小鼠皮肤肿瘤诱发试验 一般采用 SENCAR 小鼠，在局部皮肤涂抹或皮下注射受试物，一次或多次均可，试验周期为 20 周，最后根据皮肤乳头瘤和其他肿瘤的发生率判断结果。该试验也可检测受试物的引发活性或促长活性，如果给予受试物后还必须使用促癌剂才能出现肿瘤，说明受试物只有引发作用而无促长作用，是不完全致癌。反之，在亚致癌剂量的致癌物涂抹之后，持续给予单独不应致癌的受试物时，出现阳性结果的，则受试物为促癌物。

3. 雌性大鼠乳腺癌诱发试验 试验可用 Wistar 大鼠或 SD 大鼠，在 6 个月内即可出结果。该试验最大优点是肿瘤位于体表部位，能较准确判断其结果。阳性对照物一般为多环芳烃。

4. 大鼠肝脏转变灶诱发试验 试验一般采用敏感大鼠，按染毒程序给予受试物，一般可在 8~16 周结束试验，根据观察肝转化灶和肿瘤结节生成来判断试验结果。肝转化灶是癌前病变，此组织中 γ - 谷氨酰转肽酶活性升高，葡萄糖 - 6 - 磷酸酶和三磷酸腺苷酶活性降低，以及铁摄取能力降低等异常改变的特性，可以用免疫组织化学或酶组织化学方法鉴定，以此为依据判断试验结果。该试验也可检测受试物的引发活性或促长活性。

一般情况下，短期致癌试验适用于按照构效关系能预测靶器官的受试物。由于观察的终点不是病理确认的恶性肿瘤，而是以癌前病变如腺瘤、瘤性增生结节为主，因此大大地缩短了实验周期。肺和肝是最常发生肿瘤的器官，也是众多致癌物的靶器官，所以多数试验选用小鼠肺肿瘤诱发试验和（或）大鼠肝脏转变灶试验。进行短期致癌试验时，除特定要求外，应遵从长期动物致癌试验的一般要求。任一试验的阳性结果，其意义与长期动物致癌试验相当。由于试验期短，又未检查其他器官和系统，特别是皮肤肿瘤和乳腺癌的诱发试验仅适用于较小范围的化学物质类型，所以哺乳动物短期致癌试验阳性结果意义较大，而阴性结果的意义较弱。

（三）哺乳动物长期致癌试验

长期致癌试验又称哺乳动物终身试验，该试验是确认动物致癌物较为可靠的方法。在啮齿动物中，进行 1.5 ~ 2 年的试验即相当于人类大半生的时间，而且动物实验能严格控制实验条件，排除混杂因素的影响。因此哺乳动物长期致癌试验在毒理学安全性评价中的地位是任何其他体外试验所不能替代的。但是动物实验也有局限性，除花费大、周期长、动物使用数量大外，动物实验的暴露水平往往超过人体的实际接触剂量，染毒的方式也不能完全模仿人类的实际暴露途径，因此试验结果外推到人存在一定不确定性。

我国 2015 年制定发布了致癌试验的相关标准，食品安全国家标准致癌试验（GB15193.27 - 2015），该标准规定了致癌试验的基本试验方法和技术要求，适用于评价受试物的致癌性作用。

1. 试验目的和原理　确定在实验动物的大部分生命期间，经口重复给予受试物引起的致癌效应，了解肿瘤发生率、靶器官、肿瘤性质、肿瘤发生时间和每只动物肿瘤发生数，为预测人群接触该受试物的致癌作用以及最终评定该受试物能否应用于食品提供依据。

2. 仪器和试剂

（1）仪器和器械　实验室常用解剖器械、动物天平、电子天平、生物显微镜、生化分析仪、血细胞分析仪、血液凝固分析仪、尿液分析仪、离心机、切片机等。

（2）试剂　甲醛、二甲苯、乙醇、苏木素、伊红、石蜡、血球稀释液、生化试剂、血凝分析试剂、尿分析试剂等。

3. 试验方法

（1）受试物　受试物应使用原始样品，若不能使用原始样品，应按照受试物处理原则对受试物进行适当处理。将受试物掺入饲料、饮用水或灌胃给予。

（2）实验动物

1）实验动物的选择　应符合国家标准和有关规定（GB 14923、GB 14922.1、GB 14922.2）。应选择肿瘤自发率低的动物种属和品系，可选用大鼠、小鼠，一般 6 ~ 8 周龄。试验开始时每个性别动物体重差异不应超过平均体重的 ±20%。每组动物数至少 100 只，雌雄各半，雌鼠应为非经产鼠、非孕鼠。若计划试验中期剖检（卫星组），应增加动物数（每组至少 20 只，雌雄各半）。对照组动物性别和数量应与受试物组相同。

2）动物准备　试验前动物在实验动物房至少应进行 3 ~ 5 天的环境适应和检疫观察。

3）动物饲养　实验动物饲养条件、饮用水、饲料应符合国家标准和有关规定（GB 14925、GB 5749、GB 14924.1、GB 14924.2、GB 14924.3）。试验期间动物有饮水和摄食，可按组分性别分笼群饲，保笼动物数（一般大鼠不超过3只，小鼠不超过5只）应满足实验动物最低需要的空间，以不影响动物自由活动和观察动物的体征为宜。试验期间每组动物非试验因素死亡率应小于10%，濒死动物应尽可能进行血液生化指标检测、大体解剖以及病理组织学检查，每组生物标本损失率应小于10%。

（3）剂量及分组

1）分组　试验至少设3个受试物组，1个阴性（溶媒）对照组，对照组除不给予受试物外，其余处理均同受试物组。必要时增设未处理对照组。

2）*剂量　高剂量应选择最大耐受剂量，原则上应使动物出现比较明显的毒性反应，但不引起过高死亡率；低剂量不引起任何毒性反应；中剂量介于高剂量与低剂量之间，可引起轻度的毒性反应。一般剂量的组间距以2~4倍为宜，不超过10倍。

（4）试验期限　试验期限小鼠为18个月，大鼠为24个月，个别性命期较长和自发性肿瘤率较低的动物可适当延长。试验期间，当最低剂量组或对照组存活的动物数仅为开始时的25%时（雌、雄性动物分别计算），可及时终止试验。高剂量组动物因明显的受试物毒作用出现早期死亡，不应终止试验。

（5）试验步骤和观察指标

1）受试物给予　首先，根据受试物的特性和试验目的，选择受试物掺入饲料、饮水或灌胃方式。若受试物影响动物适口性，应灌胃给予。其次，受试物灌胃给予，要将受试物溶解或悬浮于合适的溶媒中，首选溶媒为水。不溶于水的受试物可使用植物油（如橄榄油、玉米油等），不溶于水或油的受试物可使用羧甲基纤维素、淀粉等配成混悬液或糊状物等。受试物应现用现配，有资料表明其溶液或混悬液贮存稳定者除外。同时应考虑使用的溶媒可能对受试物被机体吸收、分布、代谢和蓄积的影响；对受试物理化性质的影响及由此而引起的毒性影响；对动物摄食量或饮水量或营养状况的影响。为保证受试物在动物体内浓度的稳定性，每日同一时段灌胃1次（每周灌胃6天），试验期间，前4周每周称体重2次，第5~13周每周称体重1次，之后每4周称体重1次，按体重调整灌胃体积。灌胃体积一般不超过10ml/kg BW；如为油性液体，灌胃体积应不超过4ml/kg BW。各组灌胃体积一致。然后，受试物掺入饲料或饮水给予，要将受试物与饲料（或饮水）充分混匀并保证该受试物配置的稳定性和均一性，以不影响动物摄食、营养平衡和饮水量为原则。饲料中加入受试物的量很少时，宜先将受试物加入少量饲料中充分混匀后，再加入一定量饲料后再混匀，如此反复3~4次。受试物掺入饲料比例一般小于质量分数5%，若超过5%时（最大不应超过10%），可调整对照组饲料营养素水平（若受试物无热量或营养成分，且添加比例大于5%时，对照组饲料应填充甲基纤维素等，掺入量等同高剂量），使其与受试物各剂量组饲料营养素水平保持一致，同时增设未处理对照组；亦可视受试物热量或营养成分的状况调整剂量组饲料营养水平，使其与对照组饲料营养素水平保持一致。受试物剂量单位是每千克体重所摄入受试物的毫克（或克）数，即mg/kg体重（或g/kg体重），当受试物掺入饲料，其剂量单位亦可表示为mg/kg（或g/kg）饲料，掺入饮水则表示为mg/ml水。受试物掺入饲料时，需将受试物剂量（mg/kg体重）按动物数每100g体重的摄食量折算为受试物饲料浓度（mg/kg饲料）。

2）一般观察　试验期间至少每天观察1次动物的一般临床表现，并记录动物出现中毒的体征、程度和持续时间及死亡情况。应特别注意肿瘤的发生，记录肿瘤发生时间、发生部位、大小、形状和发展等情况。对濒死和死亡动物应及时解剖并尽量准确记录死亡时间。

3）体重、摄食量及饮水量　试验期间前13周每周记录动物体重、摄食量或饮水量（当受试物经饮水给予时），之后每4周1次。试验结束时，计算动物体重增长量、总摄食量、食物利用率（前3个月）、受试物总摄入量。

4）眼部检查　试验前，对动物进行眼部检查（角膜、球结膜、虹膜）。试验结束时，对高剂量组和对照组动物进行眼部检查，若发现高剂量组动物有眼部变化，则应对其他动物进行检查。

5）血液学检查　试验第 3 个月、第 6 个月和第 12 个月进行血液学检查，必要时，试验第 18 个月和试验结束时也可进行，每组至少检查雌雄各 10 只动物，每次检查应尽可能使用同一动物。如果 90 天经口毒性试验的剂量水平相当且未见任何血液学指标改变，则试验第 3 个月可不检查。检查指标为白细胞计数及分类（至少三分类）、红细胞计数、血小板计数、血红蛋白浓度、红细胞压积、红细胞平均容积、红细胞平均血红蛋白量、红细胞平均血红蛋白浓度、凝血酶原时间、活化部分凝血活酶时间等。如果对造血系统有影响，应加测网织红细胞计数和骨髓涂片细胞学检查。

6）血生化检查　按照血液学检查规定的时间和动物数进行。如果 90 天经口毒性试验的剂量水平相当且未见任何血生化指标改变，则试验第 3 个月可不检查。采血前宜将动物禁食过夜。检查指标包括电解质平衡，糖、脂和蛋白质代谢，肝（细胞、胆管）肾功能等方面。至少包含谷氨酸氨基转移酶（ALT）、门冬氨酸氨基转移酶（AST）、碱性磷酸酶（ALP）、γ - 谷氨酰转移酶（GGT）、尿素（urea）、肌酐（Cr）、血糖（Glu）、总蛋白（TP）、白蛋白（Alb）、总胆固醇（TC）、甘油三酯（TG）、钙、氯、钾、钠、总胆红素等，必要时可检测磷、尿酸（UA）、总胆汁酸（TBA）、球蛋白、胆碱酯酶、山梨醇脱氢酶、高铁血红蛋白、特定激素等指标。

7）尿液检查　试验第 3 个月、第 6 个月和第 12 个月进行尿液检查，必要时，试验第 18 个月及试验结束时也可进行，每组至少检查雌雄各 10 只动物。如果 90 天经口毒性试验的剂量水平相当且未见任何尿液检查结果异常，则试验第 3 个月可不检查。检查项目包括外观、尿蛋白、相对密度、pH、葡萄糖和潜血等，若预期有毒反应指征，应增加尿液检查的有关项目如尿沉渣镜检、细胞分析等。

8）病理检查　主要包括大体解剖、组织病理学检查。

大体解剖。所有实验动物，包括试验过程中死亡或濒死而处死的动物及试验期满处死的动物都应进行解剖和全面系统的肉眼观察，包括体表、颅、胸、腹腔及其脏器，并称量脑、心脏、肝脏、肾脏、脾脏、子宫、卵巢、睾丸、附睾、胸腺、肾上腺的绝对重量，计算相对重量［脏/体比值和（或）脏/脑比值］，必要时还应选择其他脏器，如甲状腺（包括甲状旁腺）等。

组织病理学检查。组织病理学检查的原则（重点检查肿瘤和癌前病变）：可以先对高剂量组和对照组动物所有固定保存的器官和组织进行组织病理学检查；发现高剂量组病变后再对较低剂量组相应器官和组织进行组织病理学检查；试验过程中死亡或濒死而处死的动物，应对全部保存的组织和器官进行组织病理学检查；对大体解剖检查肉眼可见的病变器官和组织进行组织病理学检查；成对的器官，如肾、肾上腺等，两侧器官应进行组织病理学检查。

应固定保存以供组织病理学检查的器官和组织，包括唾液腺、食管、胃、十二指肠、空肠、回肠、盲肠、结肠、直肠、肝脏、胰腺、脑（包括大脑、小脑和脑干）、垂体、坐骨神经、脊髓（颈、胸和腰段）、肾上腺、甲状旁腺、甲状腺、胸腺、气管、肺、主动脉、心脏、骨髓、淋巴结、脾脏、肾脏、膀胱、前列腺、睾丸、附睾、子宫、卵巢、乳腺等。必要时可加测精囊腺和凝固腺、副泪腺、任氏腺、鼻甲、子宫颈、输卵管、阴道、骨、肌肉、皮肤和眼球等组织器官。应有组织病理学检查报出，病变组织给出病理组织学照片。

4. 数据处理和结果评价

（1）数据处理　应将所有的数据和结果以表格形式进行总结，列出各组试验开始前的动物数、试验期间动物死亡数及死亡时间、出现肿瘤及其他毒性反应的动物数，重点描述肿瘤发生部位、数量、性质、癌前病变及肿瘤潜伏期。

肿瘤发生率是整个试验结束时患肿瘤动物数在有效动物总数中所占的百分率。有效动物总数指最早发现肿瘤时存活动物总数。

$$肿瘤发生率 = \frac{试验结束时患肿瘤动物数}{有效动物总数} \times 100\%$$

肿瘤潜伏期即从摄入受试物起到发现肿瘤的时间。因为内脏肿瘤不易觉察，通常将肿瘤引起该动物死亡的时间定为发生肿瘤的时间。对动物体重、摄食量、饮水量（受试物经饮水给予）、食物利用率、血液学指标、血生化指标、尿液检查指标、脏器重量、脏/体比值和（或）脏/脑比值、大体和组织病理学检查、患肿瘤的动物数、每只动物肿瘤发生数、各种肿瘤（良性和恶性）的数量、肿瘤发生率及肿瘤潜伏期等结果进行统计学分析。一般情况，计量资料采用方差分析，进行受试物各剂量组与对照组之间均数比较，分类资料采用 Fisher 精确分布检验、卡方检验、秩和检验，等级资料使用 Ridit 分析、秩和检验等。

（2）结果评价　致癌试验阴性结果确立的前提是小鼠在试验期间为 15 个月或大鼠为 18 个月时，各组动物数存活率不小于 50%；小鼠在试验期为 18 个月或大鼠为 24 个月时，各组动物数存活率不小于 25%。

致癌试验阳性结果的判断采用世界卫生组织（WHO）提出的标准，符合以下任何一条，可判定受试物为大鼠的致癌物：①肿瘤只发生在试验组动物，对照组中无肿瘤发生；②试验组与对照组动物数均发生肿瘤，但试验组发生率高；③试验组与对照组动物数肿瘤发生率虽无明显差异，但试验组中发生时间较早；④试验组动物数中多发性肿瘤明显，对照组中无多发性肿瘤，或只是少数动物有多发性肿瘤。

（四）定量构效关系分析

定量构效关系是利用理论计算和统计分析工具来研究化合物结构与其生物学效应之间的定量关系，是集生物、化学和统计学于一体的综合技术。定量构效关系的理论基础是影响化学反应速率的程度将体现为不同的活性或可量化的响应指数。分析相似的元素构成、空间结构以及相似的生物活性构效关系大多是从一种同系物着手，找出该系物质化学结构中与致癌性关系最密切的结构成分，以及其他结构成分改变时所产生的影响。因此在预测外源化学物产生的健康危害作用时，可以首先从有害物质的化学结构特点来预评估化合物潜在的致癌风险。

对于具有诱导遗传毒性的致癌物，通常是一些亲电试剂，包括碳正离子、正氮离子、环氧化物、氧离子、醛、极性 α 或 β 不饱和物、过氧化物、自由基和酰化中间体等。一些因素也决定着化学物的致癌特性，如分子量、物理性状、亲水性、化学活性等；与 DNA 分子易发生反应的化合物通常是空间构型趋于平面的，带有亲电基团的；另外了解代谢途径有利于构效关系模型的建立。尽可能地掌握化合物毒性效应的机制，有助于选择合理的表征参数，使多元特征的数据在低维空间中较直观地表现出来。以上特性的引入在目前开发的一些预测软件中得到了体现。随着定量构效关系理论及统计方法的迅速发展，反映更加丰富信息的 3D 定量构效关系法得到了广泛应用，相信随着生物科学、计算机科学的进步，应用定量构效关系预测化合物致癌性的技术也将得到进一步的发展和完善。

（五）人群肿瘤流行病学调查

1. 概述　人群肿瘤流行病学调查是指采用相应的方法调查研究恶性肿瘤在人群中发生、发展和分布流行规律，并对这些人群的生活习惯、饮食习惯以及这些地域的自然环境有害物进行分析，进而发现致癌物的一种方法。肿瘤流行病学研究方法包括描述性研究、分析性研究和生存分析。已知的许多致癌物都是通过人群流行病学调查发现的，如通过对原发性肝癌的流行病学研究，发现我国肝癌死亡率高的地区主要为广西扶绥、隆安，福建厦门、同安，江苏启东、海门，以这三处为中心以同心圆的递减规律向周围扩散，这三个地区的共同特点是温暖、潮湿、多雨，易导致食物霉变而产生黄曲霉毒素。其他包括煤焦油、木焦油酚、芳香胺、矿物油、苯、石棉、铍、镉、铬、镍、电离辐射、紫外线、酒精饮料、烟草、槟榔等也是通过流行病学调查最终发现为致癌物。

2. 人群肿瘤流行病调查方法

（1）准备工作 调查前必须拟订周密详尽的调查方案。

1）明确调查目的和指标。

2）确定研究对象 对象的确定通常取决于要了解的肿瘤的种类、性质、调查目的和所用研究方法。

3）确定调查项目和编制调查表格 大多数调查项目以表格的形式描述和分析，一般分为被调查者基本情况、调查研究的主要项目、调查员记事项目3个部分。

4）准备经费、物质，对调查人员进行调查目的、方法、要求等方面和专业知识的培训。

5）搜集背景资料 背景资料不是调查的主要内容，但是与所调查问题有关的影响因素。例如，与呼吸道疾病有关的空气质量、与生活方式改善有关的健康教育情况、与食物卫生有关的影响因素，包括食品加工工艺、设施、仓储等，也包括与研究相关的社区人口学、人群健康状况、环境卫生监测、经济发展水平、社会治安、保健组织与专业人员配置等情况。

（2）正式调查 调查时把好质量关，保证收集的资料完整、准确、及时。

1）调查方式 直接观察、采访、填表和通信等方式进行。

2）研究方法 描述性研究，从疾病登记、死亡登记、家庭健康档案等常规资料中了解或采用抽样现况调查；采用定期健康体检（普查）；分析性研究，采用队列研究或病例对照调查：采用实验性调查。

（3）总结调查工作 对调查资料进行整理汇总、统计分析，得出结论，撰写报告。

人群肿瘤流行病调查的结果判断应遵循以下原则：证明接触者的发癌率高于对照组，或肿瘤病例中接触者的比例显著超过非肿瘤病例的配对对照；肿瘤接触者死亡年龄明显比非接触者提前；存在剂量-反应关系；能排除共存的其他因素作用的可能性；有动物致癌或细胞恶性转化试验支持；所得的结论能够重复。

由于化学致癌的潜伏期很长，在人类短至几年，长达20~30年，采用人群流行病学调查方法来确定一种新化学物是否为致癌物，往往需要追踪观察的时间很长。而且肿瘤发生的病因复杂，人群的接触以多因素、长期、低剂量的暴露为特征，因此对于绝大多数的外源化学物，相关的流行病学研究资料是有限的，研究结果有时也不一致，多种方法综合评价化学物的致癌性将是一个发展趋势。

知识链接

1960年6月~8月，超过10万只火鸡死于英格兰东部和南部，火鸡在死前羽翼下垂、食欲减退，并且脚异常往后伸出，表现出一种不同寻常的情形。将死去的火鸡剖解后发现肝脏出血严重，并且肾脏变大，经病理检查时，肝脏的细胞萎缩退化并且发生突变。由于当时科技水平不发达，人们不能清楚地了解火鸡生病的缘由，因此将此种病定义为"火鸡X病"。历经2年的不断探索，科学家从巴西等国家运输来的进口花生蛋糕粉中成功分离出黄曲霉，通过更进一步的探索，发现并证实这是一种由黄曲霉产生的荧光物质，导致了英国地区火鸡的突然大量死亡，科学家们将其取名为黄曲霉毒素。自此以后，许多研究人员继续研究黄曲霉毒素，发现黄曲霉毒素不仅会引起中毒，而且在长时间食用后，还会导致实验室中的动物罹患癌症。这项试验的结果获得了高度认可，使得生物学家们开始研究食品中常见真菌的代谢产物，并开启了毒理学的新研究领域。

PPT

第四节　食品中外源性化学物的致畸作用评价

一、发育毒性与致畸性 📱微课

哺乳动物的生长发育是一个有序且复杂的生理过程，包括精子和卵细胞发生、卵细胞受精、着床、器官形成、胎体发育、围生期，直到性成熟。在发育的各个环节，都可能由于受到病毒、核辐射、外源化学物等有害因素的损害，从而导致异常发育结局。如风疹大流行后次年出生的婴儿先天性白内障、耳聋、智力不全和先天性心脏病的发生率显著增高；受到核辐射的胎儿易患小头畸形和智力低下，婴儿出生一年内死亡率高达25%；孕妇服用反应停药物，导致上万例畸形"海豹儿"。诸多类似事件的发生，使人们深刻认识到环境中有害因素严重危害了人类的健康发育，给家庭和社会带来了无法估计的损失。避免不良发育结局，保护人类健康发育已然成为了全世界共同的责任。

🔗 知识链接

出生缺陷

出生缺陷是指婴儿出生前发生的身体结构、功能或代谢异常，是导致早期流产、死胎、婴幼儿死亡和先天残疾的主要原因。根据原卫生部公布的《中国出生缺陷防治报告（2012）》，我国出生缺陷发生率在5.6%左右，每年新增出生缺陷数约90万例，其中出生时临床明显可见的出生缺陷约有25万例。为进一步加强出生缺陷防治健康教育，深入推进出生缺陷综合防治和健康中国建设，2019年国家卫生健康委组织编写了《出生缺陷防治健康教育核心信息》。该核心信息共20条，其中婚前保健方面有两条，重在强调男女双方一定要主动接受婚前医学检查；孕前保健方面有十条，重在强调要计划怀孕、科学备孕、适龄生育、避免高危妊娠，要主动接受孕前优生健康检查、地中海贫血筛查、补服叶酸，在医生指导下合理用药，以降低出生缺陷发生的风险；孕期保健方面有五条，强调要合理膳食，定期接受产前检查，特别是孕中期的超声产前筛查和唐氏综合征的筛查，以避免严重出生缺陷患儿的出生；儿童保健方面有三条，强调先天性疾病要早筛查、早诊断、早治疗，以减少儿童的残疾。

（一）基本概念

1. 发育毒性　发育毒性（developmental toxicity）指出生前后接触有害因素，子代个体发育为成体之前诱发的任何有害影响，包括对胚胎发育、胎儿发育以及出生后发育的损害作用。能产生发育毒性的物质称为发育毒物。发育毒性的主要表现如下。

（1）生长改变　多指生长迟缓，一般认为胎儿生长发育指标低于正常对照的均值2个标准差时，可认定为生长迟缓。

（2）结构异常　胎儿形态结构异常，即畸形，包括：外观畸形、内脏畸形和骨骼畸形。

（3）功能缺陷　包括生理、生化、代谢、免疫、神经活动及行为等方面的缺陷。功能缺陷一般要在出生后一段时间才被发现，如视力或听力障碍、行为发育迟缓、生殖功能障碍等。

（4）致死作用　受精卵未发育即死亡，或胚泡未着床即死亡，或着床后发育到一定阶段死亡。早期死亡被吸收或自子宫排出（自然流产），晚期死亡成为死胎。

2. 畸形和致畸物

（1）畸形（malformation） 发育生物体解剖学上形态结构的异常，可分为严重畸形和轻微畸形。严重畸形对外观、生理功能和（或）寿命有显著影响，轻微畸形则影响较小或没有影响。畸形对存活后代机体影响比较严重，具有重要的毒理学意义。因此，发育毒性关注最多的部分是畸形。

（2）致畸物（teratogen） 能够引起畸形的环境因子称为致畸物或致畸原。致畸物引起畸形的过程称为致畸作用，致畸物引起畸形的特性称为致畸性。

3. 胚体与胎体毒性 胚体毒性（embryotoxicity）指外源化学物对孕体着床前后直到器官形成结束时造成的毒性。胎体毒性（fetotoxicity）指外源化学物对孕体器官形成期结束以后造成的毒性。在动物发育毒性试验中，往往没有严格区分胚体毒性与胎体毒性，统称为胚胎毒性。广义的胚胎毒性包括孕体结构和功能方面的各种损害，但通常情况下胚胎毒性主要是指孕体生长发育迟缓和死亡，不包括致畸作用。

4. 母体毒性 母体毒性（maternal toxicity）指外源性化学物对受孕母体产生的损害作用，可表现为体重减轻、功能异常、出现某些临床症状甚至死亡。

（二）人类致畸物分类

人类致畸物可分为化学致畸物、物理致畸物、生物致畸物以及母体损害和代谢失调等。目前，毒理学研究最多的是化学致畸物。

1. 化学致畸物

（1）药物 包括抗肿瘤药物（环磷酰胺、氨基蝶呤、甲氨蝶呤等）、抗惊厥药（苯妥英钠、三甲双酮等）、抗生素（四环素、链霉素等）、雄激素类化学物、血管紧张素转换酶抑制剂（卡托普利、依托普利）、己烯雌酚、大剂量维生素A等。

（2）工业化学品 包括金属类（锂、铅、汞等）、氯联苯、环氧乙烷等。

（3）日用消费品 包括烟草、酒精等。

（4）农用化学品 包括农药、除草剂等。

2. 物理致畸物 物理致畸物包括电离辐射（如放射治疗、核污染等）、机械性压迫和损伤以及高温等。

3. 生物致畸物 生物致畸物主要有病毒感染（如风疹病毒、巨细胞病毒、单纯疱疹病毒、水痘病毒等）、梅毒螺旋体和弓形虫等。

4. 母体损害和代谢失调 母体患有糖尿病、苯丙酮尿症、叶酸缺乏、克汀病、超高热等可具有致畸作用。

（三）发育各阶段发育毒性的特点

在生物体发育过程中，不同器官和系统的形成和发育时间存在一定的差别，有先有后。发育毒物作用于不同发育阶段，可产生不同的损害效应。

1. 着床前期 着床前期从受精时开始，到完成着床之前，其期限在人类为妊娠11～12天，小鼠、大鼠和家兔为妊娠3～5天。此期受精卵迅速分裂形成胚囊，很少分化。外源化学物损伤的是相对未分化的细胞，可表现为胚泡致死作用，引起着床前丢失。通常情况下，该阶段很少发生特异的致畸效应。但偶有例外，如在小鼠妊娠第2.5天、第3.5天和第4.5天用甲基亚硝脲处理，也引起子代腭裂和神经管缺陷。

2. 器官形成期 孕体着床后直到硬腭闭合的整个时期为器官形成期，其期限在人类为妊娠3～8周，小鼠和大鼠为妊娠6～15天，家兔为妊娠6～18天。该阶段，细胞分化、发育非常活跃，极易受到致畸物作用而发生结构畸形。故器官形成期被称为致畸作用关键期或致畸敏感期。调查显示，反应停所导致的畸形，大多是由于孕妇在妊娠20～35天间服用反应停药物所导致的，在此期间有的孕妇甚至只服用过一次药，也产下了畸形患儿。除了容易致畸以外，器官形成期暴露发育毒物，也可能引起胚体死亡或生长迟缓。

3. 胎儿期 器官形成结束以后即进入胎儿期，人类从妊娠第 56～58 天起，直到分娩。此阶段以组织分化、生长和生理学的成熟为主。发育毒物对胎儿期的毒性效应主要表现为生长迟缓、功能缺陷，如中枢神经系统、免疫系统和生殖系统的功能异常。某些结构变化在胎儿期也可发生，但大多是变形或异常而非畸形。

4. 围生期和出生后的发育期 围生期细胞增殖快，药物代谢酶的个体发生不全，免疫监视功能低，多种儿童期高发的肿瘤都可能与此期接触某些发育毒物有关，故围生期被认为是人一生中对致癌物最敏感的时期。新生儿和婴儿时期各方面的生理功能需进一步完善，对外源化学物较为敏感，若暴露于发育毒物，易出现功能缺陷。

二、致畸作用机制

化学致畸物种类繁多、性质各异，引起致畸作用的机制非常复杂，多数尚未阐明。对于某种特定的外源化学物而言，其致畸作用也可能涉及多种不同的机制，且不同机制间也会相互影响。目前，毒理研究中涉及的致畸作用机制可概括为以下几个方面。

（一）基因突变和染色体畸变

多数致突变物通常具有潜在致畸性，致突变物（如烷化剂、亚硝酸盐）作用于胚胎后，可诱发基因突变和染色体畸变，使 DNA 结构和功能受损，引起胚胎发育障碍，造成畸形。发生于生殖细胞的突变和染色体畸变，可引起流产、死胎、畸形或功能缺陷。有报道称染色体畸变占人类发育缺陷原因的 3% 左右，而实际上的占比要高得多，因为常染色体数目改变常常使胚体死亡，其中着床前丢失难以被发现，自然流产的胚胎至少有 50% 存在染色体畸变。

（二）细胞凋亡与死亡

胚胎发育过程中，细胞增殖、分化和死亡，存在着精致的平衡，任何一种过程抑制或过度，都有可能对正常胚胎发育造成影响。细胞凋亡是最常见的程序性细胞死亡方式，在正常发育过程中发挥系统匹配、雕刻躯体、除去短暂结构等功能。化学致畸物可通过不同机制影响细胞凋亡，干扰正常发育，导致胚胎畸形。全反式视黄酸是一种研究较多的凋亡诱导剂，可以诱导胚胎细胞凋亡，经视黄酸处理的发育胚胎可出现面部、神经管和肢体的畸形。反应停、二噁英、甲基汞、乙醇和生长激素等的致畸作用也与细胞凋亡紊乱有关。在胚胎发育过程中，胚胎细胞增殖速度快，细胞周期较短，某些致畸物如环磷酰胺可诱导 DNA 损伤，造成细胞周期阻断和细胞死亡。

（三）干扰细胞－细胞间交互作用

细胞－细胞之间的交互作用主要通过细胞通信来实现，包括：间隙连接通信、膜表面分子接触通信和化学通信。正常的细胞通信是胚胎细胞分化、组织器官发生的基础，若细胞通信被破坏，则可导致畸形或其他发育毒性。如反应停的代谢活化产物导致胚胎细胞的黏连受体下调，阻碍发育过程中细胞与细胞、细胞与基质之间的交互作用，干扰细胞通信从而造成肢芽结构异常。已证实多种致畸物如杀鼠灵、灭蚊灵、苯巴比妥、苯妥英钠、氯丙嗪、多种烷基乙二醇醚和乙醇等，均可抑制细胞间隙连接通信。

（四）干扰细胞能量、物质代谢

胚胎组织增殖发育速度快，物质代谢旺盛，且需要消耗大量能量。若物质代谢、能量供应受到影响，则可能导致畸形。如砷与含巯基的酶结合，使酶失活，进而影响细胞生物氧化过程，干扰能量代谢。妊娠第9.5天的大鼠腹腔注射4mg/kg砷，可导致畸形，随着砷注射量增加，致畸率和致死率均显著增加。苯巴比妥通过抑制线粒体呼吸，可引起骨骼畸形等。甲氨蝶呤为二氢叶酸还原酶的竞争抑制剂，干扰嘌呤核苷酸的合成，从而抑制 DNA 合成，宫内接触甲氨蝶呤可引起唇裂、腭裂、无脑儿等畸形。

（五）干扰胎盘结构和功能

胎盘是连接母体与孕体的重要器官，具有孕体营养物质供应、废物排泄、气体交换、合成与分泌激素、防御致病微生物入侵等重要功能。某些外源化学物可作用于胎盘，引起胎盘结构和功能异常，如体积变小、血流量减小、物质转运能力改变和代谢改变等。当异常超过机体代偿能力时，引起局部组织缺血、缺氧、胎盘稳态被破坏，则会影响孕体正常发育，可能造成畸形。研究证实，砷、汞、镉、铅、香烟烟雾、乙醇、可卡因、二噁英、水杨酸钠等毒物会干扰胎盘结构和功能。如二噁英可影响胎盘滋养层绒毛膜促性腺素产生、雌激素产生，葡萄糖代谢以及胎盘缺氧，导致发育毒性。镉在妊娠中晚期引起胎盘坏死和血流减少，导致发育毒性。

（六）干扰母体稳态

某些外源化学物发育毒性及致畸作用继发于母体毒性，或在母体毒性出现时，其发育毒性显著增加。说明这些外源化学物可通过干扰母体稳态导致发育毒性及致畸作用。如乙醇所导致的发育毒性，部分可归因于长期酗酒所导致母体生理学紊乱，如肝功能损害、营养状态不良等。

金属、乙醇、胺基甲酸乙酯、丙戊酸、烷化剂等外源化学物可诱导金属硫蛋白合成使孕母肝脏金属硫蛋白浓度远高于正常，而金属硫蛋白对锌又有高度亲和力，因此降低了血浆锌浓度，使孕体可利用的锌缺乏而导致发育毒性。环境内分泌干扰物可影响内源性激素水平，干扰母体内环境稳态，引起功能缺陷、流产、畸形等发育毒性，其作用机制包括模拟内源性激素的作用、扰乱下丘脑－垂体激素释放、改变类固醇激素代谢酶水平等。

（七）表观遗传修饰异常

表观遗传修饰是指 DNA 序列不发生变化，但基因表达却发生可遗传的改变，如 DNA 甲基化、组蛋白修饰、RNA 调控和染色质重塑等。它在机体中普遍存在，对于维持正常生长发育和生理功能具有重要的作用。但其容易受到营养不良和外源化学物的影响，而发生改变，进而影响表型，甚至增加成年疾病的易感性。如孕期尼古丁暴露可通过干扰组蛋白修饰，影响子代卵巢发育。孕期服用己烯雌酚，可增加子代阴道癌发病率。

三、发育毒性和致畸作用的评价程序与试验方法

外源化学物发育毒性评价方法包括：哺乳动物发育毒性试验、人群流行病学调查以及发育毒性的初筛和替代试验。此外，化学毒物的结构与活性资料也对安全性评价有一定帮助。在新化学品开发初期，不可能开展流行病学研究，首先要靠动物实验来预测它们的生殖发育毒性。

（一）哺乳动物发育毒性试验

目前，我国食品安全国家标准中与发育毒性相关的试验主要有生殖发育毒性试验和致畸试验。

1. 生殖发育毒性试验

（1）试验目的和原理　本试验包括三代：亲代（F0）、子一代（F1）和子二代（F2）。F0 和 F1 代给予受试物，观察生殖毒性，F2 代观察功能发育毒性。本试验可评价受试物对雄性和雌性动物生殖发育功能影响，如：性腺功能、交配行为、受孕、分娩、哺乳、断乳以及子代的生长发育和神经行为情况等。毒性作用主要包括子代出生后死亡的增加，生长与发育的改变，子代的功能缺陷（包括神经行为、

生理发育）和生殖异常等。

（2）受试物　受试物应首先使用原始样品，若不能使用原始样品，应按照受试物处理原则对受试物进行适当处理。将受试物掺入饲料、饮用水或灌胃给予。

（3）实验动物　选择已有资料证明对受试物敏感的动物物种和品系，一般啮齿类动物首选大鼠，避免选用生殖率低或发育缺陷发生率高的品系。为了正确地评价受试物对动物生殖和发育能力的影响，两种性别的动物都应使用。选用的 F0 代雌鼠应为非经产鼠、非孕鼠。

为了获得符合统计学要求的基本试验数据，正确地评价受试物对动物生殖发育过程（包括 F0 代动物生殖、妊娠和哺育的过程，F1 代动物从出生到成熟过程中的吸乳、生长发育情况，以及 F2 代动物从出生到断乳的生长发育过程相关指标）可能引起的毒性作用，须保证每个受试物组及对照组都能至少获得 20 只孕鼠。一般在试验开始时 F0 代两种性别每组各需要 30 只，在后续的试验中用来交配的动物 F1 代两种性别每组各需要 25 只（至少每窝雌雄各取 1 只，最多每窝雌雄各取 2 只）。

（4）剂量及分组　试验至少设三个受试物组和一个对照组。如果受试物使用溶剂，对照组应给予溶剂的最大使用量。如果受试物引起动物食物摄入量和利用率下降时，那么对照组动物需要与试验组动物配对喂饲。某些受试物的高剂量受试物组设计应考虑其对营养素平衡的影响，对于非营养成分受试物剂量不应超过饲料的 5%。

在受试物理化和生物特性允许的条件下，最高剂量应使 F0 和 F1 代动物出现明显的毒性反应，但不引起动物死亡；中间剂量可引起轻微的毒性反应；低剂量应不引起亲代及其子代动物的任何毒性反应。如果受试物的毒性较低，1000mg/kg 体重的剂量仍未观察到对生殖发育过程有任何毒副作用，则可以采用限量试验，即试验不再考虑增设受试物其他剂量组。若高剂量的预试验观察到明显的母体毒性作用，但对生育无影响，也可以采用限量试验。

（5）试验方法　选用断乳后 7~9 周的 F0 代雌、雄鼠，适应 3~5 天后开始给予受试物，至交配前至少持续 10 周。交配结束后，对 F0 代雄鼠进行剖检。在 3 周交配期、妊娠期，直到 F1 代断乳整个试验期间，F0 代雌鼠每天给予受试物。F1 代仔鼠断乳后，给予受试物，并一直延续直到 F2 代断乳。试验期间根据受试物的代谢和蓄积特性，可适当调整给予剂量。

（6）观察指标

1）对实验动物做全面的临床检查，记录受试物毒性作用所产生的体征、相关的行为改变、分娩困难或延迟的迹象等所有的毒性指征及死亡率。

2）交配期间应检查雌鼠（F0 和 F1 代）的阴道和子宫颈，判断雌鼠的发情周期有无异常。

3）交配前和交配期，实验动物摄食量可每周记录一次，而妊娠期间可考虑逐日记录。如受试物通过掺入饮水方式给予，则需每周计算一次饮水消耗量。产仔后，母鼠的摄食量也应记录。

4）F0 和 F1 代参与生殖的动物应在给予受试物的第 1 天进行称重，以后每周称量体重一次，逐只记录。

5）试验结束时，选取 F0 和 F1 代雄鼠的附睾，观察和评价精子形态、数量以及活动能力。

6）为确定每窝仔鼠数量、性别、死胎数、活胎数和是否有外观畸形，每窝仔鼠应在母鼠产仔后尽快对其进行检查。死胎、哺乳期间死亡的仔鼠以及产后第 4 天由于窝标准化（采用随机的方式，将每窝仔鼠数目进行调整，剔除多余的仔鼠，达到每窝仔鼠性别和数目的统一）而需处死的仔鼠的尸体，均需妥善保存并做病理学检查。

7）对明显未孕的雌鼠，可处死后取其子宫，采用硫化铵染色等方法检查着床数，以证实胚胎是否在着床前死亡。

8）存活的仔鼠在出生后的当天上午、第 4 天、第 7 天、第 14 天和第 21 天分别进行计数和体重称量，并观察和记录母鼠及子代生理和活动是否存在异常。

9）以窝为单位，检查并记录全部 F1 代仔鼠生理发育指标，建议选择断乳前耳廓分离、睁眼、张耳、出毛、门齿萌出时间，以及断乳后雌性阴道张开和雄性睾丸下降的时间等。

10）各试验剂量组随机选取一定数目、标记明确的 F2 代仔鼠，分别测定其相关生理发育和神经行为指标，如个体运动行为能力的测定、自主活动的观察、性成熟的观察、运动和感觉功能的测定、学习记忆能力的测定、大脑称重以及神经病理学检查等。

（7）病理学检查

1）生殖毒性病理学检查　试验过程中，处死的或死亡的所有成年、仔鼠均需进行大体病理解剖，观察包括生殖器官在内的脏器是否存在病变或结构异常。在大体解剖的基础上应对子宫及卵巢、睾丸及附睾、前列腺、精囊腺、脑、肝脏、肾、脾、脑垂体、甲状腺和肾上腺等重要的器官进行称量，并记录。用于交配和发育毒性检测的 F0 和 F1 代动物，保留其卵巢、子宫、子宫颈、阴道、睾丸、附睾、精囊腺、前列腺、阴茎以及可能的靶器官进行组织病理学检查。雄鼠还应判断精子的数量是否改变，是否出现精子畸形。大体解剖中显示病变的组织应做组织病理学检查，建议对怀疑不育的动物的生殖器官做组织病理学检查。

2）神经发育毒性病理学检查　在 F2 代仔鼠出生后第 11 天和第 70 天，分别进行相关仔鼠的神经病理学检查，建议观察嗅球、大脑皮层、海马、基底神经节、丘脑、下丘脑、中脑、脑干以及小脑等组织。

（8）结果评价　逐一比较受试物组动物与对照组动物观察指标和病理学检查结果是否有显著性差异，以评定受试物有无生殖发育毒性，并确定其生殖发育毒性的最小毒性反应剂量（LOAEL）和最大无毒性反应剂量（NOAEL）。还可根据出现统计学差异的指标（如体重、生理指标、大体解剖和病理组织学检查结果等），进一步估计生殖发育毒性的作用特点。

2. 致畸试验

（1）试验目的和原理　母体在孕期受到可通过胎盘屏障的某种有害物质作用，影响胚胎的器官分化与发育，导致结构异常，出现胎仔畸形。因此，在受孕动物的胚胎的器官形成期给予受试物，可检出该物质对胎仔的致畸作用。

（2）受试物　受试物应使用原始样品，若不能使用原始样品，应按照受试物处理原则对受试物进行适当处理。

（3）实验动物　啮齿类首选大鼠，非啮齿类首选家兔。选用健康、性成熟的雄性动物和未经交配的雌性动物。性成熟雄性和雌性动物通常按 1∶1 或 1∶2 比例合笼交配，如果 5 天内未交配，应更换雄性动物。为了获得足够的胎仔来评价其致畸作用，大鼠每个剂量水平的怀孕动物数不少于 16 只，家兔每个剂量水平的怀孕动物数不少于 12 只。

（4）剂量及分组　试验至少设 3 个剂量组，同时设溶媒对照组，溶媒对照组除不给予受试物外，其余处理均同剂量组。必要时设阳性对照组，常用经口给予的阳性对照物及参考剂量为敌枯双（0.5 ~ 1.0mg/kg BW）、五氯酚钠（30mg/kg BW）、阿司匹林（250 ~ 300mg/kg BW）及维生素 A（7500 ~ 13000μg/kg BW 视黄醇当量）等。

高剂量组原则上应使部分动物出现某些发育毒性和（或）母体毒性，如体重轻度减轻等，但不至引起死亡或严重疾病，若母体动物有死亡发生，应不超过母体动物数量的 10%。低剂量组不应出现任何观察到的母体毒性或发育毒性作用。建议递减剂量系列的组间距 2 ~ 4 倍比较合适。试验剂量的设计可参考急性毒性试验剂量、28 天经口毒性试验、90 天经口毒性试验剂量和人体实际摄入量进行。

（5）试验方法

1）"受孕动物"的检查　对于大鼠，雄、雌性动物同笼后，每日早晨对雌鼠检查阴栓或进行阴道涂片检查是否存在精子，查出阴栓或精子，认为该动物已交配，当日作为"受孕"零天。对于家兔，雌兔和雄兔合笼后阴道涂片检查到精子当日作为"受孕"零天。将检出的"受孕动物"随机分到各组，并称重和编号。

2）受试物的给予　受试物一般经口灌胃给予。通常，在器官形成期给予受试物，对于大鼠为孕期的第 6 天 ~ 第 15 天，对于兔为孕期的第 6 天 ~ 第 18 天。

3）受孕母体处死　于分娩前 1 天（一般大鼠为孕第 20 天、家兔为孕第 28 天）处死母体，剖腹检查亲代受孕情况和胎体发育。迅速取出子宫，称子宫连胎重，以得出妊娠动物的净增重。

（6）观察指标

1）一般检查　试验期间，每日对动物进行临床观察，包括皮肤、被毛、眼睛、黏膜、呼吸、神经行为、四肢活动等情况，及时记录各种中毒体征，包括发生时间、表现程度和持续时间，发现虚弱或濒死的动物应进行隔离或处死，母体有流产或早产征兆时应及时剖检。在受孕第 0 天、给予受试物第 1 天、给予受试物期间每 3 天及处死当日称量母体体重。若通过饮水途径给予受试物，还应记录饮水量。

试验终末，处死时对所有妊娠动物进行尸体解剖和肉眼检查，记录黄体数、早死胎数、晚死胎数、活胎数及着床数。保存肉眼发现有改变的脏器，以便于进行组织学检查，同时保存足够对照组的相应脏器以供比较。

2）胎仔外观检查　逐一记录胎仔性别、体重、体长，检查胎仔外观有无异常。

3）胎仔骨骼检查　将制作好的大鼠骨骼标本放入小平皿中，用透射光源，在体视显微镜下作整体观察，然后逐步检查骨骼。测量头顶间骨及后头骨缺损情况，然后检查胸骨的数目、缺失或融合，肋骨有无畸形。脊柱发育和椎体数目，有无融合、纵裂等。最后检查四肢骨。

4）胎仔内脏检查　对于大鼠，每窝的 1/2 活胎鼠放入 Bouins 液中固定 2 周，作内脏检查。对非啮齿类动物，如家兔，应对所有的胎仔均进行骨骼和内脏的检查，其检查程序参照大鼠进行。

（7）数据处理和结果评价　整理每只动物的资料并将试验结果列表，包括试验开始时体重、各试验组动物数，子代动物数、试验过程中死亡或人为处死的动物数、受孕动物数、临床中毒表现和出现中毒体征的动物数。胎仔的观察结果，包括畸形类型及其他相关信息。

用合理的统计方法对下述指标进行统计分析：母体体重、体重增重（处死时母体体重—孕 6 天体重）、子宫连胎重、体重净增重（处死时母体体重—子宫连胎重—孕 6 天体重）、着床数、黄体数、吸收胎数、活胎数、死胎数及百分率、胎仔的体重及体长、有畸形的胎仔数（包括外观、骨骼和内脏畸形），有畸形胎仔的窝数及百分率，计算动物总畸胎率和某单项畸胎率。对胎仔的相关指标统计应以窝为单位。

（二）发育毒性的流行病学调查

发育毒性的流行病学调查主要研究父体和母体、孕体特定的暴露与妊娠结局之间的统计学关联，能够提供判定人类生殖发育毒物最直接的证据。如酒精、多氯联苯、卡马西平和可卡因四种化学物的发育毒性第一手证据均来自于流行病学分析。

一般情况下，出生缺陷越少见、人群暴露越稀少、生物学上关联越大，就越容易将特定的暴露与异常生殖结局相关联。如反应停，其发育毒性较强，导致的不良妊娠结局也较为罕见，一旦出现，可能不需要正式的流行病研究就能确定病因。在其他多数情况下，往往需要通过病例对照研究或队列研究来寻找暴露和不良妊娠结局之间的关联。这两种研究方法都要求有明确的生殖结局和暴露，毒效应明显，且需要较大的研究人群样本量，才能得出相对可靠的结论。但发育毒性的流行病调查常常遇到相反的情况，暴露率低，相对危险度低，收集不到足够的样本等，因此面临诸多挑战。如在美国，丙戊酸的暴露率不到1‰，其导致脊柱裂畸形的风险也只有对照的2倍，要发现具有统计学意义的丙戊酸导致的畸形率上升，至少需要观察100万例分娩。流行病调查所面临的另一个难题是人群中妊娠的失败率很高。据统计，约31%的妊娠失败发生在着床前后，另有15%是临床可见的流产，因此，在一般人群中，很多由特定暴露导致的妊娠失败都被忽略了。

（三）发育毒性的初筛和替代试验

常规的哺乳动物生殖发育毒性试验需要耗费大量的时间、动物、资金和人力，难以满足对大量投放市场的化学品进行生殖和发育毒性评价的需要。因此，人们一直在寻求简单、快速的体内或体外替代试验方法，用来评价化学品的发育毒性。发育过程非常复杂且涉及多个阶段，只用一两种简单的方法很难全面反映化学毒物的发育毒性。因此，尚无完全替代常规发育毒性试验的方法。目前，发展起来的一些较为简单的体内、体外试验方法更多是用于发育毒性的初筛和发育毒性作用机制的探讨。

1. 体内初筛试验 哺乳动物的体内生殖/发育毒性预筛试验于1982年由Chernoff和Kavlock所建立，又被称为CK试验，可用大鼠或小鼠。其基本原理是大多数出生前受到的损害将在出生后表现为存活力下降和（或）生长障碍。因此，在仔鼠出生后，观察其外观畸形、胚胎死亡、生长迟缓等发育毒性表现，而不进行常规试验中内脏和骨骼的检查，就可达到初筛的目的。此法所用动物数少、检测终点少、实验周期短，却能提供受试物对生殖和（或）发育可能产生影响的初步信息，是一种比较理想的体内初筛试验。

2. 体外初筛试验 体外发育毒性试验方法简单，可严格控制试验条件，且试验结果与没有母体毒性的整体动物致畸试验有较好的相关性，可用于对发育毒物进行初筛，或探讨发育毒性的作用方式和机制。但体外试验缺乏整体动物发育过程的复杂性，不能肯定某种效应是否确实存在，不能完全替代整体动物发育毒性试验。目前，常见的体外初筛试验有小鼠卵巢瘤试验、小鼠胚胎干细胞试验、大鼠胚胎细胞微团培养试验、啮齿类动物全胚胎培养试验、鸡胚视网膜神经细胞培养试验、人胚胎盘间叶细胞试验等。

3. 模式生物初筛试验 哺乳动物实验费时、费力、敏感性低，且不符合实验动物3R（reduction，replacement，refinement，减少、替代和优化）原则。近年来，非哺乳动物整体实验模型在发育毒理学得到广泛应用。采用的模式生物包括果蝇、线虫、海胆、水蛭、非洲爪蟾、斑马鱼等。其中，斑马鱼胚胎毒性模型是目前最受关注的致畸筛选模型。不过，截至目前，这些模式生物初筛试验大多还没被国际权威机构认可正式作为化学物发育毒性的规范化评价方法。

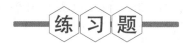

练 习 题

答案解析

一、选择题

（一）最佳选择题

1. 化学致癌过程至少分为哪三个阶段（　　）

    A. 引发（启动），促长，进展　　　　　B. 引发（启动），进展，转移

    C. 引发（启动），促长，转移　　　　　D. 进展，浸润，炎症

2. 外源化学物对孕体着床前后直到器官形成结束时造成的毒性称为（　　）

    A. 胎体毒性　　　　　　　　　　　　　B. 胚体毒性

    C. 母体毒性　　　　　　　　　　　　　D. 胎儿毒性

3. 对致畸物最敏感的时期是（　　）

    A. 着床前期　　　　　　　　　　B. 胎儿期

    C. 器官形成期　　　　　　　　　D. 围生期

（二）多项选择题

4. 哺乳动物生殖发育毒性试验中，关于实验动物说法正确的有（　　）

    A. 选择已有资料证明对受试物敏感的动物物种和品系

    B. 一般啮齿类动物首选小鼠

    C. 避免选用生殖率低的品系

    D. 避免选用发育缺陷发生率高的品系

5. 哺乳动物致畸试验观察指标包括（　　）

    A. 胎仔外观检查　　　　　　　　B. 胎仔骨骼检查

    C. 胎仔内脏检查　　　　　　　　D. 胎仔生化检测

二、综合问答题

国际癌症研究中心（IARC）根据对人类研究资料、动物资料和遗传毒理学资料，将致癌因素分为四类，具体包括哪些？

书网融合……

本章小结　　　　　　　微课　　　　　　　题库

第四章

食品安全性评价

 学习目标

〈知识目标〉

1. 掌握 我国食品安全性毒理学评价程序的方法、标准、主要内容；食品安全风险分析的概念、基本内容及应用；食品中常见的各类有毒外源性化学物的中毒机制。

2. 熟悉 食品中常见的各类有毒外源性化学物的性质、毒性及毒素去除方法。

3. 了解 食品安全性毒理学评价的意义；食品中常见的有毒各类外源性化学物。

〈能力目标〉

1. 能够识别食品中常见的天然存在的天然性有毒物质、化学性有毒物质以及细菌毒素与真菌毒素。

2. 能够根据各类毒素的性质与毒性机制，合理安排膳食，预防由食品中毒素所引起的食物中毒。

3. 具备处理常见食品中毒素所引起的慢性中毒的能力。

〈素质目标〉

通过本章的学习，树立正确的科学观。在学习和科研中要始终坚持用严谨的科学理论指导实践，并在实践中不断丰富发展科学理论。

 情境导入

情境 为评价地椒的食用安全风险，开展急性毒性试验、Ames 试验、小鼠骨髓细胞微核试验、小鼠精子畸形试验和经口给药 30 天喂养试验。发现了分别给予昆明种小鼠、SD 大鼠最大耐受剂量 60g/kg BW、30g/kg BW 未见中毒及死亡。TA97a、TA98、TA100、TA102 和 TA1535 试验菌株在 5000μg/皿、1581μg/皿、500μg/皿、158.1μg/皿、50μg/皿 5 个剂量回变突变菌落数均低于阴性对照组的 2 倍。各剂量组精子畸形率和阴性对照组比较，无显著性差异（$P > 0.05$）；除低剂量组外，高、中剂量组微核发生率均发生显著性变化（$P < 0.01$）。中剂量组对雄性大鼠体重呈现抑制作用，而对雌性大鼠体重呈现增长作用，同时能提高动物食物利用率；血液中 RBC 和 HGB 显著升高，HCT、MCV、MCHC、RDW-CV 有所升高；血生化检查指标与对照组对比，能显著降低雌鼠 AST，增加雌性动物的 CHO、TG 水平，对雌雄动物 UREA、GLU 水平明显降低。除肝、肾外，其他器官未见明显组织病理学改变。表明，急性毒性试验、Ames 试验无明显影响；对小鼠精子无致畸作用。受试剂量范围内，地椒对骨髓细胞微核产生有一定毒性；地椒具有潜在的降血糖活性；地椒对雄性动物性激素系统、造血系统、肌肉功能，具有潜在激活作用；高剂量地椒对大鼠肝肾有一定毒性。

思考 1. 我国现行的食品安全性毒理学评价程序的四个阶段是什么？

2. 请问所有的食品在开展安全性评价的时候是否都必须进行全部四个阶段的毒性试验？

参考答案

PPT

第一节　食品安全性毒理学评价及评价程序

一、食品的安全性评价概念

（一）食品安全

食品安全（food safety）是至关重要的。有关国际组织在不同文献中对食品安全的概念也有不同的表述。1974 年联合国粮农组织（FAO）在罗马召开的世界粮食大会上正式提出，食品安全指的是人类一种基本生存权利，应当保证任何人在任何地方都能得到为了生存与健康所需要的足够食品。1996 年世界卫生组织将食品安全界定为"对食品按其原定用途进行制作、食用时不会使消费者健康受到损害的一种担保"，国际标准化组织在食品安全管理体系标准 ISO22000 – 2005 中规定食品安全的定义：食品安全是指食品在按照预期用途进行制备和（或）食用时不会伤害消费者。国际食品法典委员会（codex alimentrius commission，CAC）对食品安全的定义：消费者在摄入食品时，食品中不含有害物质，不存在引起急性中毒、不良反应或潜在疾病的风险。

宏观上，食品安全首先是食品供给的安全，食品的供给保障与人们的生存紧密相连，是对社会应有的责任和最基本的承诺。近年来，国际社会逐步以食品安全的概念替代食品卫生、食品质量的概念，突显了食品安全的政治责任。

食品安全涉及食品卫生、食品质量、食品营养等相关方面的内容和食品（食物）种植、养殖、加工、包装、贮藏、运输、销售、消费等环节。涉及食用农产品、经过加工生产的食品、辐照食品和转基因食品等的食品安全问题。各类食品的安全问题都有相应的管理规定、法律法规和国家标准等。

目前在食品安全概念的理解上，国际社会已经基本形成如下共识。食品安全的概念：食品（食物）的种植、养殖、加工、包装、贮藏、运输、销售、消费等活动符合国家强制标准和要求，不存在可能损害或威胁人体健康的有毒有害物质以导致消费者病亡或者危及消费者及其后代的隐患。该概念表明，食品安全既包括生产安全，也包括经营安全；既包括结果安全，也包括过程安全；既包括现实安全，也包括未来安全。在我国，已确立"食品安全"的法律概念，并以《中华人民共和国食品安全法》替代《中华人民共和国食品卫生法》。

（二）食品的安全性评价

食品安全是相对的，绝对安全是不存在的。维持人类正常生理所必需的营养素，如各种维生素、必需微量元素，甚至脂肪、蛋白质和糖等的过量摄取也可以引发某些毒副作用，尤其是一些微量元素，如锌、硒、锰等。《食品生产加工企业质量安全监督管理办法》条文释义中对食品的安全性是这样评价的，食品的安全性从广义上来说是"食品在食用时完全无有害物质和无微生物的污染"，从狭义上来讲是"在规定的使用方式和用量的条件下长期食用，对食用者不产生可观察到的不良反应"。不良反应包括一般毒性和特异性毒性，也包括由于偶然摄入所导致的急性毒性和长期微量摄入所导致的慢性毒性。换句话说，一般认为将对人体健康产生危害的各类物质控制在可接受范围的食品是安全的。

食品的安全性评价（assessment on food safety）是对食品中存在的潜在危害进行评价的科学过程，一般总是先进行动物实验，获得 NOAEL 或 LOAEL，在此基础上，根据待评价物质的毒作用性质、特点、剂量 – 反应关系及人群实际接触情况等，进行综合分析，确定安全系数，然后外推到人，某些情况下也可进行人体试验，最后作出安全性评价。食品安全性评价是指以急性和慢性毒性试验所获得的资料为基础，对食品中的有害物质、食物新资源及其成分和新资源食品对人体的影响程度进行评估的技术规范。

它是在人体试验和判断识别的基础上发展起来的，其主要目的是评价某种食品是否可以食用，具体就是评价食品中的有关危害成分或者危害物质的毒性以及相应的风险程度。

现代食品安全性评价除了必须进行传统的毒理学评价外，还需要进行人体研究、残留量研究、暴露量研究、膳食结构和摄入风险性评价等。食品安全性评价工作是一个新的领域，对其评价方法仍在不断研究、不断完善之中。在实际应用中会存在不同的观点。

1995年国际食品法典委员会（CAC）在食品安全性评价中提出风险分析的概念，并将风险分析分为风险性评价、风险控制和风险信息交流三个部分。其中风险性评价（risk assessment）在食品安全性评价中占中心位置，包括四个步骤：危害确定（hazard identification）、危害特征描述（hazard characterization）、风险暴露评估（exposure assessment）和风险特征描述（risk haracterization）。

食品中具有的危害通常称为食源性危害。食源性危害主要分为物理性、化学性以及生物性危害3类。这3类危害特征的划分，我国卫生主管部门在有关的卫生标准中已经有所规定。危害特征的划分是风险分析中风险评估的主要内容，是实施风险管理措施（比如HACCP）的主要依据。食品的安全性评价主要目的是评价某种食品是否可以安全食用。具体就是评价食品中有关危害成分或者危害物质的毒性以及相应的风险程度，这就需要利用足够的毒理学资料确认这些成分或物质的安全剂量。食品安全性评价在食品安全性研究、监控和管理方面具有重要的意义，是风险分析的基础。

要判别某类食品是否安全的首要条件是必须规定判别食品安全的评价体系及相应判定指标。其内容至少包括有害物质的种类，有害物质在各类食品中的分布状况，对于一般人群每日摄入大量的某类食品不会造成不良影响或者不良影响微弱等，而这些都需要进行深入的毒理学研究才能确定。

二、食品安全性毒理学评价的意义

世界上经常使用的化学物质已达10万多种，每年进入市场的新化学物质约100~1000种，它们为人类创造大量的财富，提高了我们的生活质量，同时这些外源性化学物质对人类的健康带来了许多负面影响。现代食品工业的发展使食品的种类和产量日益增加，直接应用于食品的化学物质（如食品添加剂）及混入食品的化学物质（污染物、农药残留、售药残留）也日益增多。食品安全已成为全球性的重要问题。对已投入或即将投入生产和使用的新资源食品、辐照食品及食品相关产品进行安全性评价，制定相关的法律、法规、标准或条例进行有效的管理，最大限度地减少对消费者的损害，保护人体健康是一项十分重要的任务。该《食品安全性毒理学评价程序和方法》的实施为制订食品卫生标准及对新产品上市前安全性评价提供了科学依据。为了保障广大消费者的健康，对于直接和间接用于食品的化学物质进行安全性评价是一项极为重要的任务。根据目前我国的具体情况，制定一个统一的食品安全性毒理学评价程序，将有利于推动此项工作的开展，也便于将彼此的结果进行比较，随着科学技术和事业的发展此程序将不断得到修改完善。为我国食品安全性毒理学评价工作提供一个统一的评价程序和各项实验方法，为制定食品添加剂的使用限量标准和食品中污染物及其他有害物质的允许含量标准等提供毒理学依据。

三、食品安全性毒理学评价的现状和发展

（一）我国食品安全性毒理学评价的现状和发展

20世纪70年代，一些国家已提出食品安全性评价系统，我国中央卫生研究院营养学系与卫生部生物制品检定所自50年代开始食品毒理学研究，早期的代表性工作是60年代初开始从事农药残留量标准及水果保鲜的工作。70年代末80年代初，我国对农药残留量进行了一系列的毒理安全性试验，为制定农药标准提供了重要依据。在对污染物的研究过程中，特别是对污水灌溉粮的研究，首次发现污水灌溉

粮对胎鼠的胚胎毒性，为农业部制定农田水质灌溉标准提供了重要参考。另外，与其他学科密切配合起草了一系列农药、污染物、添加剂、塑料包装材料和辐照食品等的卫生学标准，开创了风险评价在食品卫生标准制定中应用的先河。80 年代国家科委下达辐照保藏食品的安全性和应用卫生标准的研究，全国组成大规模的协作组，在大量的动物实验和人体试食试验的基础上，除分别制定了辐照食品管理办法、人体试食试验管理办法、15 项单种食物的辐照卫生标准外，还制定了 6 大类食物（谷类、水果类、蔬菜类、干果类、禽肉类和调味品）的辐照卫生标准。

我国除了食品的安全性毒理学评价程序外，不同的管理部门还陆续制订、颁布了一系列对不同类型的外源性化学物质进行安全性毒理学评价的程序和规范，如《农药登记毒理学评价程序》（GB1995 - 15670），《化妆品安全性评价程序和方法》（GB7919 - 1987），《化妆品卫生规范》（2002 版、2007 版）、《卫生部消毒技术规范》（2002 版、2006 版）、《新药（西药）毒理学研究指导原则》（1988、1993）、《新药（中药）毒理学研究指导原则》（1994）、《国家环境保护局化学品测试准则》（1990）、《化学品毒性鉴定管理规范》（2000）等。

（二）国外食品安全性毒理学评价的现状和发展

其他国家也有自己的食品毒理学安全评价原则和试验指南，其内容大同小异。有代表性的机构主要包括以下几个。

JECFA（joint FAO/WHO conference on food additives，FAO/WHO 食品添加剂联合专家委员会）：该机构主要关注食品添加剂的毒理学安全性评价，主要相关性文件是 EHC70（环境健康标准70），即《食品中添加剂和污染物的毒理学安全性评价原则》。

JMPR（joint FAO/WHO meeting on pesticide residues，FAO/WHO 农药残留联合会议）：该机构提出了对食品中农药残留进行毒理学安全性评价的原则，主要相关性文件是 EHC104（环境健康标准 104），即《食品中农药残留的毒理学安全性评价原则》。

OECD（organization for economic cooperation and development，经济与合作发展组织）：该机构的《化学品测试准则》中包括 44 项与健康影响相关的试验指南，其中 34 项可用于食品安全性评价。

美国 FDA（U. S. food and drug administration，美国食品药品监督管理局）：1982 年，出版了《直接用食品添加剂和食用色素毒理学安全性评价原则》（红皮书 I），介绍了进行标准毒性试验的一般原则。1993 发表了第一次修订版（红皮书 II），除了对一些方法进行修订外，还补充了一些试验内容。2000 年发表了第二次修订版《食物成分毒理学安全性评价原则》（红皮书 2000），与红皮书 II 的区别在于其具体内容不再局限于食品添加剂。

美国 EPA（U. S. environmental protection agency，美国环保署）：该机构的 EPA870 序列指南与 OECD 的指南大同小异，有些方法可相互引用。共有 49 项毒理学试验方法，其中 38 项可用于食品安全性评价。

（三）食品安全性毒理学评价的方法、标准

为加强毒理学标准体系建设，完善毒理学检验方法，我国建立了食品毒理学标准体系，包括 1 项食品安全性毒理学评价程序、1 项食品毒理学实验室操作规范、1 项健康指导值的制定、1 项受试物处理方法、1 项"三致"物质处理方法、1 项病理学检查技术要求和 22 项具体的食品毒理学试验方法标准（如急性经口毒性试验、遗传毒性试验、致畸试验、生殖毒性试验、毒物动力学试验、慢性毒性试验、致癌试验等），评价范围涵盖食品及其原料、食品添加剂、新食品原料、辐照食品、食品相关产品以及食品污染物。具体标准名称及标准代号如下（表 4 -1）。

表 4 - 1　食品安全毒理学相关标准名称及标准代号

条目	标准名称	标准代号
1	《食品安全性毒理学评价程序》	GB 15193.1—2014
2	《食品毒理学实验室操作规范》	GB 15193.2—2014
3	《急性经口毒性试验》	GB 15193.3—2014
4	《细菌回复突变试验》	GB 15193.4—2014
5	《哺乳动物红细胞微核试验》	GB 15193.5—2014
6	《哺乳动物骨髓细胞染色体畸变试验》	GB 15193.6—2014
7	《小鼠精原细胞或精母细胞染色体畸变试验》	GB 15193.8—2014
8	《啮齿类动物显性致死试验》	GB 15193.9—2014
9	《体外哺乳类细胞 DNA 损伤修复（非程序性 DNA 合成）试验》	GB 15193.10—2014
10	《果蝇伴性隐性致死试验》	GB 15193.11—2015
11	《体外哺乳类细胞 HGPRT 基因突变试验》	GB 15193.12—2014
12	《90 天经口毒性试验》	GB 15193.13—2015
13	《致畸试验》	GB 15193.14—2015
14	《生殖毒性试验》	GB 15193.15—2015
15	《毒物动力学试验》	GB 15193.16—2014
16	《慢性毒性和致癌合并试验》	GB 15193.17—2015
17	《健康指导值》	GB 15193.18—2015
18	《致突变物、致畸物和致癌物的处理方法》	GB 15193.19—2015
19	《体外哺乳类细胞 TK 基因突变试验》	GB 15193.20—2014
20	《受试物试验前处理方法》	GB 15193.21—2014
21	《28 天经口毒性试验》	GB 15193.22—2014
22	《体外哺乳类细胞染色体畸变试验》	GB 15193.23—2014
23	《食品安全性毒理学评价中病理学检查技术要求》	GB 15193.24—2014
24	《生殖发育毒性试验》	GB 15193.25—2014
25	《慢性毒性试验》	GB 15193.26—2015
26	《致癌试验》	GB 15193.27—2015
27	《体外哺乳类细胞微核试验》	GB 15193.28—2020
28	《扩展一代生殖毒性试验》	GB 15193.29—2020

（四）我国食品安全性毒理学评价程序的主要内容

1. 评价程序的适用范围　我国的《食品安全性毒理学评价程序和方法》适用于评价食品生产、加工、保藏、运输和销售过程中使用的化学、生物物质、物理因素，以及在这些过程中产生和污染的有害物质及食品中的其他有害物质的安全性。适用于评价食品添加剂（包括营养强化剂）、食品新资源及其成分、新资源食品、保健食品（包括营养素补充剂）、辐照食品、食品容器与包装材料、农药残留、兽药残留、食品工业用微生物、食品及食品工具与设备用洗涤消毒剂等的安全性评价。

2. 进行毒理学试验前有关资料的收集　在对待评价物质进行毒理学试验前，必须尽可能地收集其相关资料，以预测其毒性并为毒理学试验设计提供参考。对于单一的化学物质，应提供受试物（必要时包括杂质）的名称、化学结构、分子量、纯度、熔点、沸点、蒸气压、溶解度、杂质含量，受试物及其代谢产物在环境中的稳定性与定性定量检测方法，可能的用途、使用范围、使用数量和方式、接触人群及可能的人群流行病学资料。用于毒理学试验的受试物一般很少为纯品，必须是符合既定的生产工艺和配方的规格化产品，其组成成分、比例及纯度应与人类实际接触的工业化产品或市售品实际应用的相同，在需要检测高纯度受试物及其可能存在的杂质的毒性或进行特殊试验时可选用纯品，或以纯品及杂质分别进行毒性检测。对于配方产品，应收集受试物的原料组成和比例，尽可能收集受试物各组成成分的物理、化学性质等有关资料，受试样品应注明其生产批号、日期等。

3. 不同阶段的毒理学试验项目 食品安全性毒理学评价的试验项目划分为四个阶段，需要按照顺序进行，因为不同试验项目之间有一定的联系，如下一阶段的试验一般以上一阶段试验结果为基础来设计试验剂量，其观察指标也应参考前一阶段试验结果来确定其重点，在没有完成前一阶段的试验之前，很难或不能进行下一阶段的试验；后一阶段的试验项目其试验周期、需要投入的人力物力一般大于前一阶段，进行试验时也应先选择周期短、费用少、预测价值高的项目，根据前一阶段试验结构判断是否需要进行下一阶段的试验。某些待评价物质在进行部分毒理学试验后，未出现或只表现出轻微的毒性，即可对其做出评价；而有些物质在某阶段表现出很强的毒性，即可放弃使用或食用，不必进行下一阶段的试验。这样可以在最短的时间内、用最经济的办法取得可靠的结果。下面是我国现行的食品安全性毒理学评价程序的基本内容和试验目的。

（1）第一阶段　经口急性毒性试验。

经口一次性给予或 24 小时内多次给予受试物后，在短时间内观察动物所产生的毒性反应，包括致死的和非致死的指标参数，致死剂量通常用半数致死剂量 LD_{50} 来表示。试验目的是测定 LD_{50}，了解受试物的毒性强度、性质和可能的靶器官，为进一步进行毒性试验的剂量和毒性观察指标的选择提供依据，并根据 LD_{50} 进行毒性分级。常用的急性毒性试验方法：霍恩（Horn）法、寇氏（Karber）法、几率单位 - 对数图解法、限量法和联合急性毒性试验。

（2）第二阶段　遗传毒性试验、传统致畸试验和 30 天喂养试验。

遗传毒性试验的目的是判断受试物是否具有致突变性，进而估测其致癌的风险。遗传毒性试验的组合必须考虑原核细胞和真核细胞、体内试验和体外试验相结合的原则，需要几个试验联合使用以观察不同的遗传学终点。

1）遗传毒性试验　①细菌致突变试验：鼠伤寒沙门菌/哺乳动物微粒体酶试验，即 Ames 试验为首选项目，必要时可另选其他试验；②小鼠骨髓细胞微核试验或哺乳动物骨髓细胞染色体畸变试验；③V79/HGPRT 基因突变试验或 TK 基因突变试验；④小鼠精子畸形分析或睾丸染色体畸变分析；其他备选遗传毒性试验：包括显性致死试验、果蝇伴性隐性致死试验、程序外 DNA 修复合成（UDS）试验。

2）传统致畸试验　目的是了解受试物是否有致畸作用。母体在孕期受到可通过胎盘屏障的某种有害物质作用，影响胚胎的器官分化与发育，导致结构和功能的缺陷，出现胎仔畸形。因此，在受孕动物的胚胎着床后，开始进入细胞及器官分化期时投予受试物，可检出该物质对胎仔的致畸作用。

3）30 天喂养试验　对只需进行第一、二阶段毒性试验的受试物，在急性毒性试验的基础上，通过30 天喂养试验，进一步了解其毒性作用，观察对生长发育的影响，并可初步估计最大未观察到有害作用剂量，提供靶器官和蓄积毒性资料，为慢性毒性试验设计提供依据。如受试物需进行第三、四阶段毒性试验，可不进行本试验。

某些受试物在结束第一、二阶段的试验后，即可根据试验结果判断是否进行下一阶段的试验。

（3）第三阶段　90 天喂养试验、繁殖试验、代谢试验。

1）90 天喂养试验　观察受试物以不同剂量水平经较长期喂养后对动物引起有害作用的剂量、毒作用性质和靶器官，初步确定最大未观察到有害作用剂量，为慢性毒性和致癌试验的剂量选择提供依据。

2）繁殖试验　了解受试物对动物繁殖及对子代的发育毒性，观察对生长发育的影响。

3）代谢试验　了解受试物在体内的吸收、分布和排泄速度以及蓄积性，寻找可能的靶器官；为选择慢性毒性试验的合适动物提供依据，了解代谢产物的形成情况。

（4）第四阶段　慢性毒性试验和致癌试验。

了解经长期接触受试物后出现的毒性作用性质、靶器官以及致癌作用，预测长期接触可能出现的毒作用；最后确定最大未观察到有害作用剂量，为受试物能否应用于食品的最终评价提供依据。

4. 对不同受试物进行食品安全性毒理学评价时选择毒性试验的原则　凡属我国创新的物质一般要求进行四个阶段的试验，特别是对其中化学结构提示有慢性毒性、遗传毒性或致癌性可能者或产量大、使用范围广、摄入机会多者，必须进行全部四个阶段的毒性试验。

凡属于已知物质（指经过安全性评价并允许使用者）的化学结构基本相同的衍生物或类似物，则根据第一、二、三阶段毒性试验结果判断是否需进行第四阶段的毒性试验。

凡属已知的化学物质，世界卫生组织已公布每人每日允许摄入量（ADI，以下简称日许量）者，同时申请单位又有资料证明我国产品的质量规格与国外产品一致，则可先进行第一、二阶段毒性试验，若试验结果与国外产品的结果一致，一般不要求进行进一步的毒性试验，否则应进行第三阶段毒性试验。

食品添加剂（包括营养强化剂）、食品新资源和新资源食品、食品容器和包装材料、辐照食品、食品及食品工具与设备用洗涤消毒剂、农药残留及兽药残留的安全性毒理学评价试验的选择如下。

（1）食品添加剂

1）香料　鉴于食品中使用的香料品种很多，化学结构很不相同，而用量很少，在评价时可参考国际组织资料和规定，分别决定需要进行的试验。

凡属世界卫生组织（WHO）已建议批准使用或已制定日许量者，以及香料生产者协会（FEMA）、欧洲理事会（COE）和国际香料工业组织（IOFI）四个国际组织中的两个或两个以上允许使用的，参照资料或规定进行评价。

凡属资料不全或只有一个国际组织批准的先进行急性毒性试验和本程序所规定的致突变试验中的一项，经初步评价后，再决定是否需进行进一步试验。

凡属尚无资料可查、国际组织未允许使用的，先进行第一、二阶段毒性试验，经初步评价后，决定是否需进行进一步试验。

凡属用动、植物可食部分提取的单一高纯度天然香料，如其化学结构及有关资料并未提示具有不安全性的，一般不要求进行毒性试验。

2）其他食品添加剂　凡属毒理学资料比较完整，世界卫生组织已公布日许量或不需规定日许量者，要求进行急性毒性试验和二项致突变试验，首选 Ames 试验和骨髓细胞微核试验。但生产工艺、成品的纯度和杂质来源不同者，进行两阶段试验后，根据试验结果考虑是否进行下一阶段试验。

凡属有一个国际组织或国家批准使用，但世界卫生组织未公布日许量，或资料不完整者，在进行第一、二阶段毒性试验后作初步评价，以决定是否需进行进一步的毒性试验。

对于由动、植物或微生物制取的单一组分，高纯度的添加剂，凡属新品种需先进行第一、二、三阶段毒性试验，凡属有一个国际组织或国家已批准使用的，则进行第一、二阶段毒性试验，经初步评价后，决定是否需进行进一步试验。

3）进口食品添加剂　要求进口单位提供毒理学资料及出口国批准使用的资料，由国务院卫生行政主管部门指定的单位审查后决定是否需要进行毒性试验。

（2）食品新资源和新资源食品　食品新资源及其食品，原则上应进行第一、二、三个阶段毒性试验，以及必要的人群流行病学调查。必要时应进行第四阶段试验。若根据有关文献资料及成分分析，未发现有毒或毒性甚微不至构成对健康损害的物质，以及较大数量人群有长期食用历史而未发现有害作用的动、植物及微生物等（包括作为调料的动、植物及微生物的粗提制品）可以先进行第一、二阶段毒性试验，经初步评价后，决定是否需要进行进一步的毒性试验。

（3）食品容器与包装材料　鉴于食品容器与包装材料的品种很多，所使用的原料、生产助剂、单体、残留的反应物、溶剂、塑料添加剂以及副反应和化学降解的产物等各不相同，接触食品的种类、性质、加工、储存及制备方式不同（如加热、微波烹调或辐照等），迁移到食品中的污染物的种类、性质和数量各不相同，在评价时可参考国际组织资料和规定，分别决定需要进行的试验提出试验程序及方法，报国务院卫生行政主管部门指定的单位认可后进行试验。

（4）新食品原料　按照《新食品原料申报与受理规定》（国卫食品发〔2013〕23号）进行评价。

（5）食品相关产品　按照《食品相关产品新品种申报与受理规定》（卫监督发〔2011〕49号）进行评价。

（6）农药残留　按照 GB 15670 进行评价。

（7）兽药残留　按照《兽药临床前毒理学评价试验指导原则》（中华人民共和国农业部公告第 1247 号）进行评价。

5. 各项毒理学试验结果的判定

（1）急性毒性试验　如 LD_{50} 小于人的可能摄入量的 10 倍，则放弃该受试物用于食品，不再继续其他毒理学试验。如大于 10 倍者，可进入下一阶段毒理学试验。

（2）遗传毒性试验

1）如三项试验（Ames 试验或 V79/HGPRT 基因突变试验，骨髓细胞微核试验或哺乳动物骨髓细胞染色体畸变试验）中，体内、体外各有一项或以上试验阳性，则表示该受试物很可能具有遗传毒性和致癌作用，一般应放弃该受试物应用于食品。

2）如三项试验中一项体内试验为阳性或两项体外试验阳性，则再选两项备选试验（至少一项为体内试验）。如再选的试验均为阴性，则可继续进行下一步的毒性试验；如其中有一项试验阳性，则结合其他试验结果，经专家讨论决定，再作其他备选试验或进入下一步的毒性试验。

3）如三项试验均为阴性，则可继续进行下一步的毒性试验。

（3）28 天喂养试验　对只要求进行第一、二阶段毒理学试验的受试物，若短期喂养试验未发现有明显毒性作用，综合其他各项试验结果可做出初步评价；若试验中发现有明显毒性作用，尤其是有剂量－反应关系时，则考虑进行进一步的毒性试验。

（4）90 天喂养试验、繁殖试验、传统致畸试验　根据这三项试验中的最敏感指标所得最大未观察到有害作用剂量进行评价，原则如下。

1）最大未观察到有害作用剂量小于或等于人的可能摄入量的 100 倍表示毒性较强，应放弃该受试物用于食品。

2）最大未观察到有害作用剂量大于 100 倍而小于 300 倍者，应进行慢性毒性试验。

3）大于或等于 300 倍者则不必进行慢性毒性试验，可进行安全性评价。

（5）慢性毒性和致癌试验

1）根据慢性毒性试验所得的最大未观察到有害作用剂量进行评价的原则　最大未观察到有害作用剂量小于或等于人的可能摄入量的 50 倍者，表示毒性较强，应放弃该受试物用于食品；最大未观察到有害作用剂量大于 50 倍而小于 100 倍者，经安全性评价后，决定该受试物可否用于食品；最大未观察到有害作用剂量大于或等于 100 倍者，则可考虑允许使用于食品。

2）根据致癌试验所得的肿瘤发生率、潜伏期和多发性等进行致癌试验结果判定的原则　凡符合下列情况之一，并经统计学处理有显著性差异者，可认为致癌试验结果阳性。若存在剂量反应关系，则判断阳性更可靠。肿瘤只发生在试验组动物，对照组中无肿瘤发生；试验组与对照组动物均发生肿瘤，但试验组发生率高；试验组动物中多发性肿瘤明显，对照组中无多发性肿瘤，或只是少数动物有多发性肿瘤；试验组与对照组动物肿瘤发生率虽无明显差异，但试验组中发生时间较早。

（6）对新资源食品等受试物进行试验　若受试物掺入饲料的最大加入量（超过5%时应补充蛋白质等到与对照组相当的含量，添加的受试物原则上最高不超过饲料的10%）或液体受试物经浓缩后仍达不到最大未观察到有害作用剂量为人的可能摄入量的规定倍数时，综合其他的毒性试验结果和实际食用或饮用量进行安全性评价。

6. 进行食品安全性评价需要注意的问题

（1）试验指标的统计学意义和生物学意义　在分析试验组与对照组指标统计学上差异的显著性时，应根据其有无剂量反应关系、同类指标横向比较及与本实验室的历史性对照值范围比较的原则等来综合考虑指标差异有无生物学意义。此外如在受试物组发现某种肿瘤发生率增高，即使在统计学上与对照组比较差异无显著性，仍要给予关注。

（2）区分生理作用与毒性作用　对实验中某些指标的异常改变，在结果分析评价时要注意区分是生理学表现还是受试物的毒性作用。

（3）人的可能摄入量较大的受试物　应考虑给予受试物量过大时，可能影响营养素摄入量及其生物利用率，从而导致动物某些毒理学表现，而非受试物的毒性作用所致。

（4）时间–毒性效应关系　对由受试物引起的毒性效应进行分析评价时，要考虑在同一剂量水平下毒性效应随时间的变化情况。

（5）人的可能摄入量　除一般人群的摄入量外，还应考虑特殊和敏感人群（如儿童、孕妇及高摄入量人群）。对孕妇、乳母或儿童食用的食品，应特别注意其胚胎毒性或生殖发育毒性、神经毒性和免疫毒性。

（6）人体资料　在评价食品的安全性时，应尽可能收集人群接触受试物后的反应资料，如对环境中已存在的外源性化学物可以利用流行病学方法研究暴露因素与人群中某种疾病的关系，包括职业性接触和意外事故接触对人体健康的影响等。志愿受试者的体内代谢资料对于将动物实验结果推论到人具有很重要的意义。在确保安全的条件下，可以考虑遵照有关规定进行人体试食试验，如辐照食品就进行过大规模的人体试食试验。

（7）动物毒性试验和体外试验资料　本程序所列的各项动物毒性试验和体外试验系统虽然仍有待完善，却是目前水平下所得到的最重要的资料，也是进行评价的主要依据，在试验得到阳性结果，而且结果的判定涉及受试物能否应用于食品时，需要考虑结果的重复性和剂量–反应关系。

（8）安全系数　由动物毒性试验结果推论到人时，鉴于动物、人的种属和个体之间的生物学差异，一般采用安全系数的方法，以确保对人的安全性。安全系数通常为100倍，但可根据受试物的理化性质、毒性大小、代谢特点、接触的人群范围和人的可能摄入量、食品中的使用量及使用范围等因素，综合考虑增大或减小安全系数。

（9）代谢试验的资料　代谢研究是对化学物质进行毒理学评价的一个重要方面，因为不同化学物质、剂量大小，在代谢方面的差别往往对毒性作用影响很大。在毒性试验中，原则上应尽量使用与人具有相同代谢途径和模式的动物种系来进行试验。研究受试物在实验动物和人体内吸收、分布、排泄和生物转化方面的差别，对于将动物实验结果比较正确地推论到人具有重要意义。

（10）安全性评价要逐步与国际接轨　对于外源性化学物进行的毒理学安全性评价，不同的实验室或者采用不同的试验方法会得出不同的结果，在以往评价过的物质中各国之间的评价结果存在一定的差异，因此，需要合理的试验方法并按照规范的实验要求进行试验。近年来，世界各国已认识到，各项毒理学试验方法和操作技术的标准化对于评价结果的可靠性至关重要，也是国际、国内各实验室之间数据相互比较的基础，因此，必须制定合适的评价程序和严格的操作规范。我国的《食品安全性毒理学评价程序和方法》在修订过程中就考虑到这些因素。

（11）综合评价　在进行最后评价时，必须综合考虑受试物的理化性质、毒性大小、代谢特点、蓄积性、接触的人群范围、食品中的使用量与使用范围、人的可能摄入量等因素，在受试物可能对人体健康造成的危害以及其可能的有益作用之间进行权衡。评价的依据不仅是科学试验的结果，而且与当时的科学水平、技术条件以及社会因素有关。因此，随着时间的推移，很可能结论也不同，随着情况的不断改变，科学技术的进步和研究工作的不断进展，有必要对已通过评价的化学物质进行重新评价，做出新的结论。

对于已在食品中应用了相当长时间的物质，对接触人群进行流行病学调查具有重大意义，但往往难以获得剂量−反应关系方面的可靠资料；对于新的受试物质，则只能依靠动物实验和其他试验研究资料。然而，即使有了完整和详尽的动物实验资料和一部分人类接触者的流行病学研究资料，由于人类的种族和个体差异，也很难做出能保证每个人都安全的评价。所谓绝对的安全实际上是不存在的。根据上述材料，进行最终评价时，应全面权衡和考虑实际可能，在确保发挥该受试物的最大效益，以及对人体健康和环境造成最小危害的前提下做出结论。

第二节　食品安全风险分析

PPT

20 世纪 80 年代末，风险分析的概念开始出现在食品安全领域。1991 年 FAO/WHO 召开的"食品标准、食物中的化学物质及食品贸易会议"建议 CAC 在制定政策时，以适当的科学原则为基础并遵循风险评估原理。第 19 届、第 20 届 CAC 大会同意采纳上述会议的程序，提出在 CAC 框架下，各分委员会及其专家咨询机构应在各自的化学物质安全性评估中应用风险分析方法。后来，FAO/WHO 在 1995 至 1999 年又连续召开了有关"风险分析在食品标准中的应用""风险管理与食品安全"以及"风险信息交流在食品标准和安全问题上的作用"的专家咨询会议，提出了风险分析的定义、框架及三个要素的应用原则和应用模式，从而基本构建了一套完整的风险分析理论体系。自此以后，风险分析作为食品安全领域的一项重要技术在全球范围内不断得到应用、推广和发展。

一、食品安全风险分析的概念及意义

（一）食品安全风险分析的概念

风险分析是一个发展中的理论体系，与之有关的一些概念及其定义也在不断地修改和完善。根据 CAC 工作程序手册，与食品安全风险分析的相关基本概念包括以下内容。

1. 危害（hazard）　食品中或食品本身可能导致一种对健康不良效果的生物、化学，或者物理因素。

2. 风险（risk）　由食品危害产生的不良效果的可能性及强度。

3. 风险分析（risk analysis）　指对可能存在的危害的预测，并在此基础上采取的规避或降低危害影响的措施，是由风险评估、风险管理和风险交流三部分共同构成的一个评价过程。

4. 风险评估（risk assessment）　是一个识别存在的不确定性，以及在暴露于危险因素的特定环境下，对人类或环境产生不良影响的可能性和严重程度的评估过程。

5. 危害特征描述（hazard characterization）　对于食品中可能存在的生物、化学和物理因素有关的健康不良效果的性质的定性和/或定量评价。对化学因素应进行剂量－反应评估，对生物或物理因素，如数据可得到时，应进行剂量－反应评估。

6. 剂量－反应评估（dose－response assessment） 确定某种化学、生物或物理因素的暴露水平（剂量）与相应的健康不良效果的严重程度和/或发生频度（反应）之间的关系。

7. 风险性特征描述（risk characterization） 根据危害识别、危害描述和暴露评估，对某一给定人群的已知或潜在健康不良效果的发生可能性和严重程度进行定性和/或定量的估计，其中包括伴随的不确定性。

（二）食品安全风险分析的意义

国际食品法典工作中应用"风险分析"原则的重要意义体现在建立了一整套科学系统的食源性危害的评估、管理理论，为制定国际上统一协调的食品卫生标准体系奠定了基础；将科研机构、政府、消费者、生产企业以及媒体和其他有关的各方有机地结合在一起，共同促进食品安全体系的完善和发展；有效地防止保护本国贸易利益的非关税贸易壁垒，促进公平的食品贸易；有助于确定不同国家食品管理措施是否具有等同性，促进国际食品贸易的发展。

二、食品安全风险分析的基本内容

风险分析包括风险评估、风险管理和风险交流三个主要部分，其中风险评估是风险分析体系的核心和基础。风险评估由四个部分组成：危害识别、危害特征描述、暴露评估和风险特征描述。风险评估体现了风险分析的科学性，风险管理注重管理决策的实用性，风险交流则强调在风险分析过程中的信息互动。三者的关系如下（图4-1）。

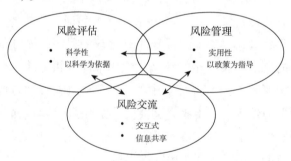

图4-1 食品安全风险分析各部分之间的关系

（一）风险评估

1. 食物中化学物的风险评估 化学物的风险评估涉及的对象包括有意加入的化学物（如食品添加剂、农药、饲料添加剂、兽药及其他农业化学物）、食品中无意进入的污染物以及天然存在的化学物（如植物毒素、藻类毒素、真菌毒素），但微生物中细菌毒素通常不包括在内。

（1）危害识别 危害识别，又称危害鉴定。危害识别是风险评估的第一步，主要是识别有害作用，即对食品中的某种生物性、化学性或物理性因素可能对健康产生不利作用的确定，属于定性评估的范畴。危害识别时，往往由于资料不足，常采用证据加权的方法进行危害认定。此方法需要对来源于适当的数据库、经同行专家评审的文献及诸如企业界未发表的研究报告等科学资料进行充分的评议。不同研究的重要程度顺序：流行病学研究、动物毒理学研究、体外试验以及定量结构与活性关系研究。目前的研究，主要以动物和体外试验资料为依据，流行病学资料虽然价值大，但由于研究涉及因素众多、费用昂贵，现今能够提供的数据较少。

1）流行病学研究 包括实验性研究和观察性研究。前者如临床试验或者干预研究，后者如病例对照研究和队列研究。人群试验研究的优点是能够较好地控制混杂因素，并且说服力强，但是由于存在伦理道德、经济方面和实验条件的限制，用人群进行有害作用的试验研究经常是不可行的，甚至是不必要的。如果产生一种健康效应，如癌症，需要很长时间或者已知化学物对人体可能有严重的不良反应，就不能进行人群干预试验。此外，人群试验研究还需要受试者主动参与，而这样做通常会导致研究对象具有高度选择性。因此，人群试验研究存在很多的局限性，但观察性研究则可以为人们提供一些证据，这些证据能够说明人群暴露于食物有害因素的风险。不过，迄今为止，人们在食物有关的风险评估中还是很少使用人群试验研究。

如果能够从临床研究获得数据，在危害识别及其他步骤中应当充分利用。然而，对于大多数化学物来说，临床和流行病学资料是难以得到的。如果能获得阳性的流行病学研究数据，应当把它们应用于风险评估中。此外，由于大部分流行病学研究的统计学力度不足以发现人群中低暴露水平的作用，阴性的流行病学资料难以在风险评估中得到肯定解释。因此，流行病学资料虽然价值最大，但风险管理者不应过分依赖流行病学研究，直到等到阳性结果出现才制定决策，因为阳性结果出现时，不良效应已经发生，危害识别已经受到耽误，这显然有悖于预防医学防患于未然的宗旨。

2）动物实验研究　虽然用动物代替人体进行危害鉴定并非一种理想的方法，但目前仍然认为动物实验是现有方法中最好的一种。由于用于风险评估的绝大多数毒理学数据来自动物实验，这就要求这些动物实验必须遵循国际上广泛接受的标准化试验程序。国际上的一些机构如经济与合作发展组织（OECD）、美国国家环境保护局（EPA）等曾经制订了化学品的危险评价程序，我国也以国家标准形式制定并修订了《食品安全性毒理学评价程序和方法》。无论采用哪种程序，所有试验必须按照良好实验室规范（GLP）和标准化质量保证/质量控制（QA/QC）方案实施。

长期（慢性）动物实验数据至关重要，涉及的毒理学效应终点包括致癌性、生殖/发育毒性、神经毒性、免疫毒性等。短期（急性）毒理学试验资料也是有用的，因为化学物的毒性分级是以急性毒性毒理学试验获得的 LD_{50} 数值大小为依据。由于短期试验快速且费用不高，因此，用它来探测化学物质是否具有潜在致癌性，引导支持动物实验或流行病学调查的结果是非常有价值的。

动物实验应当有助于毒理学作用范围的确定。动物毒理学试验的设计可以观察最小毒性反应剂量（LOAEL）、最大无毒性反应剂量（NOAEL）或者阈剂量。对于人体必需微量元素，如铜、锌、铁，应该收集需要量与毒性之间关系的资料。

3）体外试验　体外试验方法被广泛地应用于化学物的筛选和分级，涉及的食品化学物不仅包括用于食品制备的天然成分，也包括暴露后在体内产生的化学物以及批准使用的化学物，如食品添加剂、残留物、补充剂，以及来源于食品、包装的化学物和污染物。虽然体外试验资料对于计算每日允许摄入量（ADI）没有直接的意义，但是通过体外试验可以获取关于毒性机制的重要信息，这对充分评估风险是非常有利的。体外试验必须遵循良好实验室规范或其他广泛接受的程序，具有适当的、可靠的验证系统。验证实验主要是对新的实验方法提供客观的评价信息，确定用于特定目的的实验程序或检验方法的可靠性和意义，也就是要确定实验方法在实验室之间是稳定的和可重复的，同时也能证明获得的用于制定决策的实验资料是可信的。通常是在实验室间采用盲法实验，按照预先确定的操作规范，以评估此实验对于特定目的是否有用和可靠。

利用适当的体外毒理学试验系统，除了可以提高对食物相关化学物所致危害的预测能力外，也有助于了解化学物的毒理学作用机制。随着体外试验技术的不断开发和应用，体外试验系统可以成为更有针对性地评估化学物风险的基础。

危害物的识别中，最难的问题是对致癌物质如何确定。五百多万种现存的化合物中，真正做过动物实验、有数据者不超过一万种；约有一千多种会引起某种动物致癌，而其中可确证能引起人类癌症的，还不到三十种。其致癌的分类法是根据各种动物实验以及流行病学观察的结果来评估。因为物种之间代谢功能相差甚大，有的化学物只对某种动物有致癌性，对其他动物并不致癌。如果利用多种不同动物进行多次试验中，其结果可能完全不一样，但没有流行病学证据，或只有相当有限的临床观察者，我们将之归类为"有充分证据的可疑致癌物"。鉴于不能采用人类做试验，以及缺乏流行病学的数据，将这些已充分证明会导致动物致癌的物质，视同"有可能导致人类癌症"。

（2）危害特征描述　危害特征描述的主要内容是研究剂量－反应关系，主要是将产生的效应量化，以便使这一阶段获得的剂量－反应关系能够与可能的暴露相比较。食品添加剂、农药、兽药和污染物在食品中的含量一般很低，通常为微量（mg/kg 或 g/kg），甚至更少（ng/kg 或 pg/kg），但为了能观察到毒性反应，动物毒理学试验的剂量往往很高。为了与人体摄入水平相比较，需要把高剂量条件下的动物实验数据经过处理外推到低得多的人体实际可能暴露剂量，因此，对剂量－反应关系的研究也就成为危害特征描述的核心之所在。在无阈值剂量的假设之下，这种由高至低的外推是必要的，也是可行的。

1）剂量－反应关系的评估　剂量－反应关系的评估就是确定化学物的摄入量与不良健康效应的强度与频率，包括剂量－效应关系和剂量－反应关系。剂量－效应关系是指不同剂量的外源性化学物与其在个体或群体中所表现的效应量（大小）的关系，剂量－反应关系是指不同剂量的外源性化学物与其在群体中所引起效应的质（发生率）的关系。

通常动物模型就可以很好地预测对人类毒性的结果，但在高剂量到低剂量的外推过程中，由于种属差异，靶器官对化学物的敏感性和选择性可能由于毒代动力学或毒效动力学因素上质和量的差异而不同，这样，危害的性质在从动物到人的外推中或许会随剂量的改变而改变或完全消失。如果动物与人体的反应在本质上不一致，则所选的剂量－反应模型可能有误。即使是在同一剂量时，人体与动物的毒物代谢动力学作用也可能有所不同；如果剂量不同，代谢方式存在不同的可能性更大，如化学物质的吸收过程。因此，毒理学家必须考虑将高剂量的不良作用外推到低剂量时，这些和其他与剂量有关的变化存在哪些潜在影响。存在主动转运，在高剂量时，转运途径可能饱和，如果高剂量时心输出量降低，化学物的组织分布和清除率下降，这些都会影响活性物质的吸收。高剂量的化学物还可能通过代谢酶饱和、抑制终产物或耗竭必需辅助因子等对代谢过程造成抑制。此外，在高剂量时也可能出现与正常情况或低剂量水平不同的代谢途径，而该途径产生的有毒代谢产物在正常或低剂量时一般不会产生。因此，在将高剂量的不良作用外推到低剂量时，研究者必须考虑这些和其他与剂量有关的变化可能存在的不同或潜在影响。

2）遗传毒性和非遗传毒性致癌物　在传统上，毒理学家对化学物的不良效应存在阈剂量的认识比较认同，但遗传毒性致癌物除外。在40年代，当时便已认识到癌症的发生有可能源于某一种体细胞的突变。在理论上，少数几个分子，甚至一个分子都有可能诱发人体或动物的突变而最终演变为肿瘤。因此，在理论上通过这种作用机制的致癌物没有安全剂量可言。

近年来，已逐步能够区别各种致癌物，并确定有一类非遗传毒性致癌物，即本身不能诱发突变，但是它可作用于被其他致癌物或某些物理化学因素启动的细胞的致癌的后期过程。遗传毒性致癌物可被定义为能间接或直接地引起靶细胞遗传改变的化学物，其主要作用靶点是遗传物质；而非遗传毒性致癌物作用于非遗传位点，主要是促进靶细胞增殖和/或持续性的靶位点功能亢进/衰竭。目前国际上已建立了一套致突变试验，包括体内试验和体外试验相结合的一组试验。虽然每一种致突变试验本身都存在局限性，但通过多个试验的组合，在区别致癌物属于遗传毒性和非遗传毒性上还是有用的。

世界上许多国家的食品安全管理机构认定遗传毒性和非遗传毒性致癌物之间存在差异。某些非遗传毒性致癌物存在剂量阈值，而遗传毒性致癌物不存在剂量阈值。以非肿瘤和非遗传毒性肿瘤为终点的毒性作用具有阈剂量。不引起任何毒性的最高剂量，一般用作阈剂量。在原则上，非遗传毒性致癌物可以用阈值方法进行管理，但需要提供致癌作用机制的科学资料。

3）阈值法和非阈值法　将动物实验获得的最大无毒性反应剂量（NOAEL）或最小毒性反应剂量（LOAEL）值除以合适的安全系数可得到安全阈值水平，即每日允许摄入量（ADI）。假定某化学物对人体与实验动物的有害作用存在合理可比的阈剂量值，则 ADI 值可提供这样的信息：如果人体摄入该化学物的量低于 ADI 值，则对人体健康产生不良作用的可能性可忽视不计。但是，人体和实验动物存在种属差异，或许人的敏感性更高，遗传特性的差异更大，并且膳食习惯更为不同。鉴于此，国际上采用安全系数克服此类不确定性，并也可同时弥补人群中个体差异带来的变异。通常对长期动物实验资料的安全系数为 100，包括来自种属的 10 倍差异和来自人群个体间的 10 倍差异。当一个化学物的科学数据有限或制订暂行每日允许摄入量时，原则上可采用更大的安全系数，因为理论上存在某些个体，其敏感程度可能超出常规安全系数的范围。也正因为可能存在极端情况，即使采用安全系数，也不能保证每一个个体的绝对安全。不同国家的卫生机构有时采用不同的安全系数，有些卫生机构可按效应强度和可逆性调整 ADI 值。ADI 值的差异构成了一个重要的风险管理问题，这应当引起重视。

对于遗传毒性致癌物，一般不能采用 NOAEL 除以安全系数的方法来制订允许摄入量，因为即使在最低摄入量时，仍然有致癌风险。但致癌物零阈值的概念在现实管理中是难以实现的，因为致癌物越来越多，其中一些是难以避免或无法将其完全消除，或者还没有可替代的化学物，因此，零阈值的概念不得不演变为可接受风险的概念。对遗传毒性致癌物的管理办法有两种：禁止生产和使用这类化学物；或对化学物制订一个极低而可忽略不计、对健康影响甚微或者社会能够接受的风险水平，即非阈值法。

（3）暴露评估　暴露评估或称摄入量评估是风险评估的重要部分，WHO 在 1997 年将其定义为对通过食物或其他途径而可能摄入体内的生物性、化学性、物理性成分进行定性和/或定量评价。

所食用的食物中含有多种不同的化学物，有些是人们所期望的，有些是人们所不期望的。这些化学物在膳食中含量过高（如农药残留、真菌毒素等）或过低（如必需微量营养素）都可能对健康有害。在暴露评估过程中，需要两种基础资料：一是化学物在食物中的存在水平，二是含有某种化学物食物的消费量。获得以上数据后，尚需要利用代表膳食暴露情况的模型来进行暴露估计。

1）食物中化学物的含量　在目前暴露评估采用的许多方法中，通常不考虑食物中化学物含量的差异。一般只选择一种浓度来代表化学物的平均水平，或者定义不很明确的典型浓度，很少使用明确的上限百分位数。食品添加剂的含量可以从制造商那里获得，而食品污染物（包括农药和兽药残留）的含量则要通过敏感和可靠的分析方法对代表性食品进行分析获得。

为了获得食品中化学物的含量，首先需要确定采样方案。根据研究目的，至少存在两种不同的采样方法：代表性采样和目标采样。代表性采样的目的是了解食品中化学物含量的代表状况，这种采样方法事先并不知道食品中化学物的含量。采样时，可以根据不同种类或品牌的生产和消费数量（种类）或市场份额（品牌）来进行采集。目标采样是依据成本效益原则，采集那些化学物含量可能较高的样本。当怀疑一个生产批次超出目标水平或法定范围时，执法机构和食品管理机构以及生产线上就会采用这种采样方法。同样地，HACCP 系统主要在关键控制点进行样本采集。实际上，许多残留物或污染物的检测程序是将两种采样方法联合使用，或者将采样重点放在残留量可能升高的可疑地点或季节。

2）摄入量评估　对于食品化学物，如食品添加剂、农药和兽药残留以及污染物等的膳食摄入量估计需要有关食品消费量和这些食物中相关化学物浓度的资料。食品添加剂、农药和兽药残留的膳食摄入量可根据规定的使用范围和使用量来估计，最简单的估计方式是以最高使用量来计算摄入量。食物的消费数据可以来自食物供应资料、家庭调查、个体膳食调查、总膳食研究。个体膳食调查的方法包括食物记录、24 小时回顾、食物频率法、膳食史法等。为估计人群的膳食暴露情况，FAO/WHO 建议采用总膳食研究。总膳食研究可采用市场菜篮子法、单种食物法或双份饭法。

此外，以生物学标志物为基础的方法可用于估计食物化学物的暴露。大多数情况下，生物学标志物可能是食物化学物本身或其代谢产物。通常以尿液和血液为检测样本，但也可选择其他体液，如乳汁、毛发、脂肪组织、口腔拭子、呼出气和粪便。

3）暴露评估模型　当获得食物消费数据和化学物浓度数据时，一般可采用以下三种方法中的一种来合并或整合数据进行暴露估计：点估计、简单分布以及概率分析法。点估计是指评估中将食物消费量设为一个固定值，再乘以固定的残留量/浓度，然后将所有摄入量相加的一种方法。简单分布是指将残留量/浓度变量设为一个固定值与食物摄入量分布进行整合的一种方法，由于此方法考虑了食物消费模式的变异，因此其结果比点估计更有意义。概率分析法是根据分布特点来描述变量的变异性和（或）不确定性，它分析每一变量的所有可能数值，并根据发生概率来权衡每种可能模型的结果。对化学物膳食暴露的概率分析是利用模型中食物消费量和残留量/浓度数据的分布，并使用描述暴露过程的数学模型中每一输入分布的随机数据来模拟膳食暴露。

4）暴露量评估准则　由于暴露评估所需进行的工作项目极多，若无可依循的准则常导致评估结果有极大的差异。完整的暴露量应包括以下六大项工作：单一化学危害物或混合物的基本特性；污染源；暴露路径及对环境的影响；通过测量或估计的危害物浓度；暴露人群情况；整体暴露分析。

（4）风险特征描述　风险特征描述是综述危害识别、危害特征描述和暴露评估三方面的信息对在某种暴露条件下对人群健康产生不良作用的可能性估计。

1）有阈值的化学危害物　对于化学物质风险评估，如果是有阈值的化学危害物，人群风险描述为允许摄入量、每日可耐受摄入量（TDI）或其他值与估计摄入量的比较，如果摄入量低于 ADI 值或 TDI 值，则认为不具危害性。

$$安全限值（margin\ of\ safety，MOS）= ADI/暴露量$$

如果 MOS≤1，该危害物对食品安全影响的风险是可以接受的。

如果 MOS >1，该危害物对食品安全影响的风险超过了可以接受的限度，应当采取适当的风险管理措施。

2）无阈值的化学危害物　如果所评价的化学物质没有阈值，对人群的风险是摄入量和危害程度的综合结果。

$$食品安全风险 = 致癌作用强度×摄入量$$

评价根据摄入量估计出所增加的癌症病例数是否是可以接受的（不构成危险）或不可接受的（构成危险）。

在风险特征描述时，需要说明风险评估过程中每一步所涉及的不确定性，风险描述中的不确定性反映了前三个阶段评价中的不确定性。将动物实验的结果外推到人可能产生两种类型的不确定性：动物实验结果外推到人时的不确定性，例如，喂养丁基羟基茴香醚（BHA）的大鼠发生前胃肿瘤和阿斯巴甜引发小鼠神经毒性作用的结果可能并不适用于人；人体对某种化学物质的某些特异易感性未必能在动物实验上发现，如人对谷氨酸盐的不适反应。在实际工作中，依靠增加额外的人体研究以及专家判断可以降低不确定性。

2. 食物中生物性因素的风险评估　与食品安全有关的生物性危害包括致病性细菌、病毒、蠕虫、原生动物、藻类和它们产生的某些毒素。目前全球食品安全最显著的危害是致病性细菌，研究数据也主要是针对细菌的风险评估，并且是定性的风险特征描述。CAC 认为危害分析和关键控制点（HACCP）体系是迄今为止控制食源性危害最经济有效的手段。在制订一个具体的 HACCP 计划时，必须明确识别生产工序中所有可能发生的危害，并消除或减少这样的危害到可接受水平，这是生产安全食品的关键所在。不过，确定哪一个可能的危害是"实质性的"并且应当得到控制，这需要将涉及以风险评估为基础的危害评估。危害评估的结果将得出一个应当在 HACCP 计划中详细说明的显著危害的清单。

微生物危害一般通过两种机制导致人类疾病。一种作用模式是产生能够起作用的毒素，这些毒素既可引起短期轻微的症状，也可引起长期的或危及生命的严重中毒后果。第二种作用模式是摄入能够感染宿主的活病原体而产生病理反应。在前一种情况下，很容易确定一个阈值，这使某种生物危害物的定量风险评估成为可能。但对于后一种情况，由于微生物病原体可以繁殖，也可以死亡，其生物学作用复杂，因此要进行生物性危害的定量评估也就相对困难。主要的困难体现在：①危害识别时，缺乏可靠或完整的流行病学数据，无法分离和鉴定新的病原体。②在危害特征描述中，宿主对病原菌的易感性有高度差异、病原菌侵袭力的变化范围大、病原菌菌株间的毒力差别大、病原菌的致病力易受因频繁突变产生的遗传变异的影响、食品或人体消化系统的其他细菌的拮抗作用可能影响致病力、食品本身会改变细菌的感染力和/或影响宿主，这些都增加了剂量－反应关系研究的难度；③在暴露评估步骤中，与化学因素不同，食品中的细菌性病原体会发生动态变化，主要受以下因素影响：细菌性病原体的生态学；食品的加工、包装和贮存；制备过程如烹调可能使细菌灭活；消费者的文化因素等。

对于食源性细菌病原体来说，采用定性方法进行风险描述可能是目前唯一的选择。许多国家正在制定的熟食中李斯特菌属标准，其风险评估就是采用定性的方法。定性的风险评估取决于特定的食品品种、细菌性病原体的生态学知识、流行病学数据，以及专家对食品生产、加工、贮存和制备等方式有关危害的判断。

（二）风险管理

风险管理是依据风险评估的结果，同时考虑社会、经济等方面的有关因素，对各种管理措施方案进行权衡、选择，然后实施的过程，其产生的结果包括制定食品安全标准、准则和其他建议性措施。

1. 风险管理的目标和措施　风险管理的目标：通过选择和实施适当的措施，尽可能有效地控制食品风险，从而保证公众健康。

风险管理的措施主要包括制订最高限量；制定食品标签标准；实施公众教育计划；通过使用替代品或改善农业或生产规范以减少某些化学物质的使用等。

2. 风险管理的内容　风险管理可以分为四个部分：风险评价、风险管理选择评估、执行管理决定，以及监控和审查。

（1）风险评价　基本内容包括确认食品安全问题、描述风险概况、对危害的风险评估和风险管理的优先性进行排序、为进行风险评估制定风险评估政策、决定进行风险评估，以及风险评估结果的审议。

（2）风险管理选择评估　包括确定现有的管理选项、选择最佳的管理方案（包括考虑一个合适的安全标准），以及最终的管理决定。

（3）执行管理决定　通过对各种方案的选择作出了最终的管理决定后，必须按照管理决定实施。保护人体健康应当是首先考虑的因素，同时可适当考虑其他因素（如经济费用、效益、技术可行性、对风险的认知程度等），可以进行费用－效益分析，及时启动风险预警机制。

（4）监控和审查　对实施措施的有效性进行评估，以及在必要时对风险管理和风险评估进行审查，以确保食品安全目标的实现。

3. 风险管理的一般原则　风险管理应当遵循一个具有结构化的方法，即包括风险评价、风险管理选择评估、执行管理决定，以及监控和审查。在某些情况下并非所有这些情况都必须包括在风险管理中。

在风险管理决策中应当首先考虑保护人体健康。对风险的可接受水平应主要根据对人体健康的考虑决定，同时应避免风险水平上随意性的和不合理的差别。在某些风险管理情况下，尤其是决定将采取的措施时，应适当考虑其他因素（如经济费用、效益、技术可行性和社会习俗）。

风险管理的决策和执行应当透明。风险管理应当包含风险管理过程（包括决策）所有方面的鉴定和系统文件，从而保证决策和执行的理由对所有有关团体是透明的；风险评估政策的决定应当作为风险管理的一个特殊的组成部分。风险评估政策是为价值判断和政策选择制定准则，这些准则将在风险评估的特定决定点上应用，因此最好在风险评估之前，与风险评估人员共同制定。

风险管理决策应当考虑风险评估结果的不确定性。如有可能，风险的估计应包括将不确定性量化，并且以易于理解的形式提交给风险管理人员，以便他们在决策时能充分考虑不确定性的范围。如果风险的估计很不确定，风险管理决策将更加保守；决策者不能以科学上的不确定性和变异性作为不针对某种食品风险采取行动的借口。

风险管理应当是一个考虑在风险管理决策的评价和审查过程中所有新产生资料的持续过程。在应用风险管理决策后，为确定其在实现食品安全目标方面的有效性，应对决定进行定期评价。为进行有效的审查，监控和其他活动是必须的。

（三）风险交流

风险交流是指风险评估者、风险管理者及社会相关团体公众之间各个方面的信息交流，包括信息内容、传递机制、使用和获得，交流的目的、可靠性、及时性及其意义。

随着公众对食品安全的关注日益增强，国际贸易的竞争日益激烈，对风险交流提出了更多的要求，无论是科学工作者、管理者还是公众等有关各方进行相互对话，应当用清楚、全面的词句解释食品中各种危害所带来的风险、严重性和程度，使公众感到可靠和值得信任。这要求风险交流者认识和克服目前知识中的不足以及风险评估中的不确定性所带来的障碍。

1. 风险交流的要素　风险交流的要素：风险的性质，利益的性质，风险评估的不确定性，风险管理的选择。

（1）风险的性质　包括危害的特征和重要性、风险的大小和严重程度、情况的紧迫性、风险的变化趋势、危害暴露的可能性、暴露的分布、能够构成显著风险的暴露量、风险人群的特点和规模及最高风险人群。

（2）利益的性质　包括与每种风险有关的实际或预期利益、收益者和收益方式、风险和利益的平衡点、利益的大小和重要性和所受影响人群的全部利益。

（3）风险评估的不确定性　包括评估风险的方法、每种不确定性的重要性、所得资料的缺点和不准确度、估计所依据的假设、估计对假设变化的敏感度和风险评估结论的变化对风险管理的影响。

（4）风险管理的选择　包括控制或管理风险的行动、个人可采取的降低其风险的行动、选择特定的风险管理选项的理由、特定措施的有效性、特定措施的利益、风险管理的费用和费用的出处和执行风险管理措施后仍然存在的风险。

2. 风险交流的原则

（1）认识交流对象　在制作风险交流的信息资料时，应该分析交流对象，了解他们的动机和观点。除了要知道交流对象是谁外，更需要把他们分组对待，甚至于把他们作为个体，来了解他们的情况，并与他们保持一条开放的交流渠道。倾听有关各方的意见是风险交流的一个重要组成部分。

（2）科学专家的参与　作为风险评估者，科学家必须有能力解释风险评估的概念和过程。他们要能够解释其评估的结论和科学数据以及评估所基于的假设和主观判断，以使风险管理者和其他有关各方能清楚地了解其所处风险。而且，他们还必须能够清楚地表达出他们知道什么，不知道什么，并且解释风险评估过程的不确定性。反过来说，风险管理者也必须能够解释风险管理决定是怎样做出的。

（3）建立交流的专门技能　成功的风险交流需要有向所有有关各方传达易理解的有用信息的专门

技能。比如对各种各样的交流对象（公众、企业、媒体等）的需求作出答复，并且撰写有效信息资料。所以，具有风险交流技能的人员应该尽早地参与进来。这种技能可以靠培训和实践获得。

（4）确保信息来源可靠　来源可靠的信息比来源不可靠的信息更可能影响公众对风险的看法。对某一对象，根据危害的性质以及文化、社会和经济状况和其他因素的不同，来源的可靠也会有变化。如果从多种来源的消息是一致的，那么其可靠性就得到加强。决定来源可靠性的因素包括被承认的能力或技能、可信任度、公正性以及无偏性。消息的及时传递是极其重要的。因为许多争论都集中于这个问题，即"为什么不早点告诉我们"而不是风险本身。对信息的遗漏、歪曲和出于自身利益的声明从长远来看，都会损害可靠性。

（5）分担责任　国家、地区和地方政府机构都对风险交流负有根本的责任。公众期望政府在管理公众健康的风险方面起领导作用。当风险管理的决定是采取强制或非强制的自愿控制措施时更是这样。如果是自愿控制，交流时应解释为什么不采取行动是最佳措施。为了了解公众所关注的问题，并且确保风险管理的决定已经以适当的方式回答了这些问题，政府需要确定公众对风险知道些什么，以及公众对各种风险管理措施的看法。

媒体在交流过程中扮演一个必不可少的角色，因而也分担这些责任。在交流过程中，涉及人类健康的紧急事件，特别是有潜在严重健康后果的风险，如食源性疾病，就不能等同于非紧急的食品安全问题。企业对风险交流也负有责任，尤其是其产品或加工过程所产生的风险。即使参与风险交流的各方（如政府、企业、媒体）的各自作用不同，但都对交流的结果负有共同的责任。因为管理措施必须以科学为基础，因此，所有参与风险交流的各方，都应了解风险评估的基本原则和支持数据以及做出风险管理决定的政策依据。

（6）区分"事实"和"价值判断"　在考虑风险管理措施时，有必要将"事实"与"价值"分开。在实际中，及时报道所了解的事实以及在建议的或实施中的风险管理决定包含的不确定性是十分有用的。风险交流者有责任说明所了解的事实，以及这种认识的局限性，而"价值判断"包含在"可接受的风险水平"这个概念中。为此，风险交流者应该能够对公众说明可接受的风险水平的理由。许多人将"安全的食品"理解为零风险的食品，但众所周知零风险通常是不可能达到的。在实际中，"安全的食品"通常意味着食品是"足够安全的"。解释清楚这一点，是风险交流的一个重要功能。

（7）确保透明度　为了使公众接受风险分析过程及其结果，要求这个过程必须是透明的。除因为合法原因需保密（如专利信息或数据），风险分析中的透明度必须体现在其过程的公开性和可供有关各方审议两方面。在风险管理者，公众和有关各方之间进行的有效的双向交流是风险管理的一个必不可少的组成部分，也是确保透明度的关键。

（8）正确认识风险　要正确认识风险，一种方法是研究形成风险的工艺或加工过程，另一种方法是将所讨论的风险与其他相似的更熟悉的风险相比较。一般来说，风险比较只在下列情况下采用：两个（或所有）风险评估是同样合理的；两个（或所有）风险评估都与特定对象有关；在所有风险评估中，不确定性的程度是相似的；对象所关注的问题得到认可并着手解决；有关物质、产品或活动本身都是直接可比的，包括直觉和非直觉暴露的概念。

3. 风险交流的责任

（1）政府　不管采用什么方法来管理危害公众健康的风险，政府都对风险交流负有根本的责任。当风险管理的职责放在使有关各方充分了解和交流信息的职责上时，政府的决策就有义务保证，参与风险分析的有关各方有效地交流信息。同时风险管理者还有义务了解和回答公众关注的危害健康的风险问题。

在风险信息时，政府应该尽力采用一致的和透明的方法。进行交流的方法应根据不同问题和不同对象而有所不同，这在处理不同特定人群对某一风险有着不同看法时最为明显，这些认识上的差异可能取决于经济、社会和文化上的不同，应该得到承认和尊重；只有其所产生的结果（即有效地控制风险）才是最重要的。用不同方法产生相同结果是可以接受的。

通常政府有责任进行公共健康教育，并向卫生界传达有关信息。在这些工作中，风险交流能够将重要的信息传递给特定对象，如孕妇和老年人。

（2）企业界　企业有责任保证其生产的食品的质量和安全。同时，企业也同政府一样，有责任将风险信息传递给消费者。企业全面参与风险分析工作，对做出有效的决定是十分必要的，并且可为风险评估和管理提供一个主要的信息来源。企业和政府间经常性的信息交流包括在制定标准或批准新技术、新成分或新标签的过程中的各种交流。在这方面，食品标签已经并通常用于传递有关食物成分以及如何安全食用的信息。将标签作为交流手段，使之成为风险管理的一种方法。

风险管理的一个目标是确定最低的、合理的和可接受的风险，这就要求对食品加工和处理过程中一些特定信息有一定了解，而企业对这些信息具有最好的认识，这对风险管理和风险评估者在拟定有关文件和方案时将发挥至关重要的作用。

（3）消费者和消费者组织　在公众看来，广泛而公开地参与国内的风险分析工作，是切实保护公众健康的一个必要因素。在风险分析过程的早期，公众或消费者组织和参与有助于确保消费者关注的问题得到重视和解决，并使公众更好地理解风险评估过程，以及如何做出风险管理决定，而且这也能够进一步为由风险评估产生的风险管理决定提供支持。消费者和消费者组织有责任向风险管理者表达他们对健康风险的关注和观点。消费者组织应经常和企业政府一起工作，以确保消费者关注的风险信息得到很好的传播。

（4）学术界和研究机构　学术界和研究机构的人员，以他们对于健康和食品安全的科学专业知识，以及识别危害的能力，在风险分析过程中发挥重要作用。媒体或其他有关各方可能会请他们评论政府的决定。通常，他们在公众和媒体心目中具有很高的可信度，同时也可作为不受其他影响的信息来源。通过研究消费者对风险的认识或如何与消费者进行交流，以及评估交流的有效性，这些科研工作者也可有助于风险管理者寻求对风险交流方法和策略的建议。

（5）媒体　在风险交流中显然也起到非常关键的作用。公众得到的有关食品的健康风险信息大部分是通过媒体获得的。针对不同事件、不同场合，以及不同媒体发挥着各式各样的作用。媒体不仅可以传播信息，也可制造或说明信息。媒体并不局限于从官方获得信息，它们的信息常常反映出公众和社会其他部门所关注的问题。这使得风险管理者可以通过媒体了解到以前未认识到的公众关注的问题。所以媒体能够有效地促进风险交流工作。

4. 风险交流的策略　在风险分析的全过程，为切实保障风险管理的策略能有效地把危害公众健康的各种食源性风险降到最低限度，信息交流始终扮演着一个极其重要的角色。在这个过程中，许多交流都是在风险管理者和风险评估者之间进行重复的意见交换。两个关键步骤——危害识别与风险管理措施的选择均要求在有关各方之间进行风险交流，以帮助增加管理决定的透明度和提高人们对结论的接受水平。

风险交流发生在不同种情况下，研究和经验都表明应有不同的风险交流策略来适应不同的情况。虽然有许多相似之处，但是，在处理食品安全的紧急事件、与公众进行食品技术的风险和利益的对话，以及交流那些针对慢性和低的食品风险的信息所需要的策略之间在许多方面都不同。

（1）有效风险交流的一般要求　有效的风险交流的要求，特别是那些涉及公众的要求，可以按以下风险交流过程的系统方法进行排序分组。首先，收集背景资料和需要的信息；接着制作、编辑、传播并发布信息；最后，对其效果进行审核和评估。背景信息包括了解风险以及相应的不确定性的科学依据；通过风险调查、访问和重点人群讨论等方式，了解公众对风险的看法；找出人们需要知道的风险信息是什么；关注那些人们认为比风险本身更为重要的相关问题。预期到不同的人对风险的理解会不同。

传播和发布的要求：通过可理解的方式来描述风险、利益的信息和控制措施，接受公众为合法的参与者；分担公众所关心的问题，而不是认为这些问题不合理或不重要而置之不理。将对公众所关心的问题像统计资料一样受到重视；诚实、坦率并且公开地讨论所有的问题；在解释风险评估推导出的统计数据时，应在摆出这些数字之前，先说明风险的评估过程；综合并利用其他来源可靠的信息；满足媒体的需要。审核和评估的要求：评估风险信息资料和交流渠道的有效性；注重监测、管理以及减小风险的行动；周密计划并评估所作的努力。

（2）风险分析过程交流的具体方针　政府所建立的食品安全信息办公室，用来进行日常食品安全咨询服务，必要时也可作为突发事件管理中心。同时食品安全委员会对食品安全做出评估并提供建议。该委员会可由微生物专家、医学专家、毒理学家以及涉及公共卫生和具有食品管理经验的其他科学家、消费者组织和企业的代表组成。委员会的讨论结果和建议可以通过官方公告或行政通知，以及大众媒体使公众知晓，委员会也可为参加法典会议的国家代表团提供意见。

企业应该更加积极地行动起来，如果消费者在食品处理、储藏或其他操作方面的行为可能会有助于控制食源性疾病的暴发，那么，企业应清楚地告诉消费者应采取什么措施。这种交流应该基于对消费者认识程度的现实评估。有关如何安全地处理、制备和储存食品的指导意见应采用清楚、毫不含糊的语言，必要时，可利用图形和图像。

地方政府与当地群众密切接触，通常更有可能被看作是值得信赖和可靠的风险信息来源。所以地方政府应当作为重要的角色参加风险交流活动。将食品安全信息纳入初级卫生保健工作中，这也应该包括利用适当的传媒系统，如大众媒体、表演、招贴画、小册子、录像等，传播重要的风险交流消息。

有必要对风险交流工作和计划进行定期和系统的评估，以确定其有效性，并在必要时进行修正。如果要有效评估就必须明确说明交流的目的，包括交流所覆盖的风险人群比例、是否采取了正确的降低风险措施以及突发事件解决的程度。为了调整和完善不断进行的交流活动，吸取正反两方面的风险交流经验和教训是很重要的。只有在交流的全过程中进行系统的评估，才能加强交流过程。

三、食品安全风险分析的应用

（一）食品安全风险分析在国际风险管理中的应用

CAC 将有关风险分析方法的内容列入《食品法典委员会程序手册》中，包括"与食品安全有关的风险分析术语"以及"CAC 一般决策中有关食品安全风险评估的原则声明"等，指出法典有关健康、安全的决策都要以风险评估为基础，依照特定步骤以公开的形式进行，尽可能应用定量资料描述出风险的特征，并将之与风险管理的功能相区分。《法典程序手册》还敦促各国采用统一的制标原则，促进有关食品安全措施的协调一致。世界贸易组织（WTO）的卫生和植物卫生措施协定（SPS 协定）第 5 条亦明确规定：各成员国应保证其卫生与植物卫生措施的制定以对人类、动物或植物的生命或健康所进行的、适合有关情况的风险评估为基础，同时考虑有关国际组织制定的风险评估技术。以上文件和协定中的引述都确定了风险评估在协调各国食品安全标准、法规中的法律地位。同时，WTO 基于科学、透明度和协调一致等原则同样都要求在制定标准的过程中运用风险评估。

鉴于风险分析在食品标准的制定以及食品安全管理中进行决策的重要性，FAO/WHO 于 1995—1999 年分别召开了三次有关风险分析的国际专家咨询会，即"风险分析在食品标准中的应用""风险管理与食品安全"，以及"风险信息交流在食品标准和安全问题上的作用"；其目的主要是鼓励各成员国在制定本国的卫生和植物卫生措施以及参与制定国际食品法典标准中应用这些原则，从而达到协调一致和减少贸易争端的目的。

综上所述，无论是 CAC 标准或是国家标准的制定都必须基于风险评估的结果，这也正体现了食品卫生标准制定的基本原则。

（二）风险评估原则在我国食品标准制定中的应用

我国自20世纪50年代制定第一项酱油中砷限量规定至今，在我国食品卫生标准的制定过程中便一直贯穿着"风险评估"的原则。到目前已开展的与"风险评估"相关的工作包括以下内容。

1. 建立《食品安全性毒理学评价程序》 食品安全性毒理学评价程序是对食品中化学性健康危害物质进行危害鉴定与危害特征描述的基本方法。因此，建立《食品安全性毒理学评价程序》是开展风险评估的基础性工作。20世纪70年代，原卫生部卫生监督检验所作为学科牵头单位负责组织研制我国的《食品安全性毒理学评价程序标准》，并于1994年由原卫生部批准发布了该标准。2000年后该标准又被修改更新，修改后的《食品安全性毒理学评价程序》（GB 15193.1—2003）包括了进行危害鉴定与危害特征描述的多项方法，并且对实验研究进行了严格的规范。现行标准为《食品安全国家标准 食品安全性毒理学评价程序》（GB 15193.1—2014）《食品安全性毒理学评价程序》的制定与实施为我国更好地开展风险评估提供了技术支持。

2. 在全国范围内开展中国居民营养状况调查与总膳食调查 我国于1959年、1982年、1992年和2002年先后在全国范围内开展了四次中国居民营养状况调查，为准确地进行我国食品中健康危害物的膳食暴露量评估提供了系统的食物消费量数据。此外，在1990年和1992年，原卫生部又先后开展了两次中国总膳食研究，研究不仅全面地评价了我国居民膳食中主要健康危害物的膳食暴露量，而且还对食品卫生标准的保护效果进行了专项评估，该项工作为修订和完善为我国食品卫生标准提供了极具参考价值的科学依据。

3. 建立我国的食品污染物监测网 食品中各种污染物及其污染量的监测数据是制定和实施食品卫生标准的重要依据，而全国性的、系统性的、连续性的食品污染物及其污染量资料对于国家食品卫生标准的制定和完善则更有意义。原中国预防医学科学院营养与食品卫生研究所在20世纪80年代接受WHO/FAO委托建立全球污染物监测点的同时，便开始了全国食品污染物的监测工作。2000年，中国疾病预防控制中心营养与食品安全所又在此基础上建立了更为完善的全国食品污染物监测网络，该网覆盖了包括全国2/3人口的15个省级行政区域。食品中污染物监测数据不仅有助于了解我国食品污染状况和发展趋势，同时，也可以为风险评估工作提供了大量参考数据。

4. 食品中化学危害物的风险评估 自20世纪70年代开始，国家卫生主管部门先后组织开展了食品中铅、砷、镉、汞、铬、硒、黄曲霉毒素 B_1、铬、铝、残留农药以及部分塑料食品包装材料树脂及成型品浸出物等的风险评估。其中，一部分是利用FAO/WHO联合食品添加剂联合专家委员会（JECFA）等国际权威机构的数据完成了我国居民的人群流行病学调查与膳食暴露量评估，一部分（如铬等）则是由我国科研机构完成了风险评估四个阶段的工作。

第三节　食品中各类外源性化学物的毒理

PPT

在食品中为什么存在着有毒物质？一种解释是，动植物在长期的进化过程中为了防止昆虫、微生物等的危害，而进行自我保护的一种手段。例如，含有丰富营养的马铃薯是很好的维生素和碳水化合物的来源，但是其含有有毒物质糖苷生物碱，如茄碱。茄碱是马铃薯中的一种生物碱，它是一种很好的天然农药，存在于在马铃薯中，可以有效防止马铃薯甲虫、叶跳虫等害虫和真菌的危害，有利于其物种生存。另外一种解释是，这种有毒物质可能是正常植物在代谢作用中产生的废物，或是代谢形成的产物，这类化合物的产生对植物本身有利，而对哺乳动物有害。

因食物中天然有毒物质而引起的中毒，可能有以下几种原因。

1. 过敏反应　食物成分和食用量都正常，因过敏反应而发生症状，如一些日常食用无害的食品，有些人却在食用后因体质敏感而引起局部或全身症状时，临床上称之为食物过敏。引起过敏的食物称过敏原食物。各种肉类、鱼类、蛋类以及各种蔬菜、水果都可能成为部分人群的过敏原食物。如菠萝是很多人喜欢的水果，但有人对菠萝中含有的一种蛋白酶过敏，当食用菠萝或菠萝汁后出现腹痛、恶心、呕吐、腹泻等症状，同时有头痛、四肢及口舌发麻、呼吸困难，严重者可引起休克、昏迷。另外，有些食物，如芹菜、莴笋、萝卜叶、芥菜、无花果、芒果、生蚝、虾、大闸蟹、河蚌、荞麦等，因含有光敏感物质引起某些人的过敏反应。

2. 食用量过大　食品的成分正常，但食用量过大也会引起各种症状。例如，荔枝是我国著名的岭南水果之一，含维生素 C 较多。李时珍在《本草纲目》中记载：荔枝能补脑健身、开胃益脾。但是，连续多日大量食用鲜荔枝，可引起"荔枝病"，发病时有饥饿感、头晕、心悸、无力、出冷汗，重者有抽搐、瞳孔缩小、呼吸不规则，甚至死亡。有人发现荔枝含有一种可降低血糖的物质，即 α – 次甲基丙环基甘氨酸，所以，"荔枝病"的实质是低血糖症。

3. 食物成分不正常　在丰富的自然资源中有许多本身就含有有毒物质的动物、植物和微生物，如河豚鱼、苦杏仁、鲜黄花菜、毒蘑菇等，少量食用亦可引起相应的中毒症状。此外，有很多食物在储存或处理不当时也有可能产生有毒物质，如发红的甘蔗，甘蔗发红说明其已经霉变，霉变产生的 3 – 硝基丙酸毒素对神经系统有害，食用后轻则恶心、呕吐，重者可能呼吸衰竭；又如未煮熟的豆浆，煮豆浆出现大量白色泡沫，是豆浆的"假沸"现象，极易被误认为已经煮熟，而此时其内部的温度仅有 80 ~ 90℃。食用这种"夹生"的豆浆，易被其中含有植物红细胞凝集素引起食物中毒；此外，储存不当而发苦的瓜子、花生等坚果类食物，可能已经被霉菌污染而产生了黄曲霉毒素，黄曲霉毒素是砒霜的 68 倍，被世界卫生组织的癌症研究机构划定为 1 类致癌物。

一、天然存在的有毒物质

（一）植物类食品中的天然毒素

植物是人类最重要的食物资源。植物性毒素是人类食源性中毒的重要因素之一，对人类健康和生命有较大的危害。其中，植物性毒素指的是植物体本身产生的对食用者有毒害作用的成分，不包括那些污染的和吸收入植物体内的外源化合物，例如重金属污染物和农药残留物等外源化合物均不属于植物性毒素。

植物的毒性主要取决于它所含的化学成分。有毒成分是有毒植物毒性的基础，虽然生态和环境等因素对植物有毒成分的存在影响很大，但植物物种仍是有毒成分存在的决定性因素。某一确定种的植物具有的有毒成分基本相同，所以，有毒植物的物种基本稳定。但是，由于有毒植物的种间差异，生长阶段以及环境因素的不同，其有毒物质的含量也不相同，如西葫芦或其他葫芦科植物在高温、干旱等艰苦环境下生长时，在环境压力下会启动自我保护机制，其内部就会积累高浓度的苦味的葫芦素，吃下味道很苦的西葫芦会引起胃部痉挛和腹泻。同一植株中的不同部位，其含量也不相同。如曼陀罗中的生物碱，主茎中为 0.09%，而叶脉中为 1.39%。

我国幅员辽阔，地理成分复杂，植物种类丰富，有毒植物的种类也很多。据《中国有毒植物》一书的统计，我国有毒植物约有 1300 种，分别属于 140 个科。

需要注意的是，虽然食物、药物、毒物是三种完全不同的概念，但是，许多有毒植物由于其具有强生物活性，可将其作为药物、杀虫剂、灭菌剂等使用。有时药物和毒物很难区分，小剂量时为药物，大剂量时为毒物，是很常见的事实。此外有毒成分在植株不同部位的含量不同，所以，同一种植物，当食用其无毒部位时则为食用植物，当利用其有毒部位时则为药用植物或有毒植物。应用不同部位、剂量和条件，可获得不同的结果。因此，同一种植物因用途的不同而将其归属于不同类群是较为常见的做法。

简单地认为一些常见的植物，特别是食用的栽培植物都是无毒的，而有毒植物都是陌生的野生植物，这种认识是不全面的。粮食作物、油料作物、蔬菜、水果等食用植物都包含一些可能引起中毒的植物，但引起中毒的情况有所不同，一般可分成以下几类。

（1）第一类：非食用部位有毒　有些植物的可食部位无毒，其有毒成分在非食用部位。一些常见水果，如杏、苹果、樱桃、桃、李、梨等，其果肉鲜美无毒，但其种仁、叶、花芽、树皮等含有毒物质氰苷，从古至今，因食用水果种仁造成中毒，甚至死亡的事件并不少见。

（2）第二类：在某个特定的发育期有毒　麦类、玉米等粮食作物在幼苗期含氰苷，如放牧时不慎被牧畜采食，则可引起牧畜中毒；未成熟的蚕豆、发芽的马铃薯都含有有毒成分。

（3）第三类：有毒，但其有毒成分经加工可去除　富含淀粉的块根植物，如木薯，含有有毒成分，经水浸、漂洗等处理去除后可安全食用，但未经处理或处理不彻底均可引起中毒。菜豆、小刀豆等含有血球凝集素等物质，经煮沸可除去毒性。菜籽油、棉籽油等必须经过炼制，以除去毒蛋白、毒苷、棉酚等有毒成分。

（4）第四类：含有微量有毒成分，食用量过大时引起中毒　蔬菜是人们膳食中的重要组成之一，它们都含有硝酸盐，一般情况下是安全的，但是，如果大量单独连续食用含硝酸盐最高的蔬菜或腐败的蔬菜都能引起中毒。

植物类食品中存在的天然毒素包括以下几类。

1. 致甲状腺肿物　在世界的许多地区，因甲状腺激素不正常地分泌而产生的甲状腺肿仍然严重困扰着人们，那些可抑制甲状腺激素合成引起甲状腺肿大的物质，我们把它叫作致甲状腺肿物质。虽然仅有4%的甲状腺肿病例是由碘缺乏以外的因素引起的，但地方性甲状腺肿的病例往往起因于碘缺乏和某种食物成分的共同作用，以十字花科（cruciferae）的甘蓝属植物（brassica）为主要膳食成分就是一个重要的致病因素。

甘蓝属植物如油菜、包心菜、菜花、西蓝花和芥菜等是世界范围内的广泛食用的蔬菜。甘蓝植物的可食部分（茎、叶）一般不会引起甲状腺肿，但如果大量食用这类蔬菜则可能引起甲状腺肿。在某些碘摄取量较低的偏僻山区，以甘蓝植物为食是其甲状腺肿发病率高的原因之一。

（1）致甲状腺肿物的分布　甘蓝植物含有一些致甲状腺肿的物质（goitrin）。这些物质的前体是黑芥子硫苷（glucosinolates），黑芥子硫苷有约100多种，主要分布在甘蓝植物的种子中。该物质对昆虫、动物和人均具有某种毒性，能够阻止动物的啃食。小鼠服用超过一定剂量（150~200 mg/kg）的黑芥子硫苷可引起其甲状腺肥大、生长迟缓、体重减轻及肝细胞损伤。在甘蓝植物的可食部分，黑芥子硫苷在葡萄糖硫苷酶的作用下可转化为以下几种产物。不同甘蓝属蔬菜可食部分的芥子硫苷衍生物含量如下（表4-2）。

表4-2　甘蓝属蔬菜可食部分（茎叶）的芥子硫苷衍生物含量

植物名称	硫苷种类	含量（mg/g）
包心菜	3-甲亚磺酰丙基硫苷，3-吲哚甲基硫苷，2-烯丙基硫苷	0.42~1.56
中国甘蓝	3-氮吲哚甲基硫苷，2-苯乙基硫苷，3-西烯基硫苷	0.13~1.51
花椰菜	3-甲亚磺酰丙基硫苷，3-吲哚甲基硫苷	0.61~1.16
球茎甘蓝	3-丁烯基硫苷，2-羟基-3-丁烯基硫苷，3-氮吲哚甲基硫苷	0.60~3.90
油菜	2-羟基-3-丁烯基硫苷，3-氮吲哚甲基硫苷	0.13~0.76

（2）致甲状腺肿物的毒性　甘蓝属食品中抑制甲状腺功能、导致甲状腺激素不正常地分泌的物质为致甲状腺肿大素。甘蓝属食品中致甲状腺肿大素可分为三类——5-乙烯基恶唑硫酮、硫氰酸盐、异硫氰酸酯。

1）5-乙烯基恶唑硫酮　一种致甲状腺肿大素，可使实验动物的甲状腺肿大和碘吸收水平的下降。据报道单剂量口服25mg的5-乙烯基恶唑硫酮可降低人体对碘的吸收。致甲状腺肿素的活性随物种的不同而有所不同，对人而言，其活性约为抗甲状腺素药物——丙基硫尿嘧啶的1.33倍；但该物质对老鼠的抗甲状腺活性不高，实验表明用含0.23%的5-乙烯基恶唑硫酮的饲料长期喂养老鼠，其甲状腺只有轻微肿大。

2）异硫氰酸酯　可以与机体内的氨基化合物形成硫脲类衍生物，与OZT的作用机制相似，降低了甲状腺素过氧化物酶的活性。

3）硫氰酸盐　黑芥子硫苷和异硫氰酸酯的裂解产物。该物质可抑制甲状腺对碘的吸收，降低了甲状腺素过氧化物酶（将碘氧化的酶类）的活性，并阻碍需要游离碘的反应。碘缺乏反过来又会增强硫氰酸盐对甲状腺肿大的作用，从而造成甲状腺肿大。人和实验动物食用了这类抑制甲状腺素合成的物质后，甲状腺素的分泌仍可继续进行，但当组织中的碘源耗尽时，甲状腺素的分泌会因为缺乏再合成物质而减慢。这时，促甲状腺素（TSH）的分泌水平会增高，刺激垂体合成和释放促甲状腺素，造成甲状腺增生。

2. 生氰糖苷　生氰作用（cyanogenesis）是指植物具有合成生氰化合物并能够水解释放出氢氰酸（HCN）的能力。生氰糖苷（cyanogentic glycosides）亦称氰苷、氰醇苷，是由氰醇衍生物的羟基和D-葡萄糖缩合形成的糖苷，包括生氰单糖苷、生氰二糖苷、生氰三糖苷等，广泛存在于10000余种豆科、蔷薇科、稻科植物中。含有生氰糖苷的食源性植物有木薯（manihot esculenta）、杏仁、枇杷和豆类等，主要是苦杏仁苷（amygdalin）和亚麻仁苷（linamarin）（表4-3）。

表4-3　含有生氰糖苷的食物及其中HCN的含量

植物名称	HCN含量（mg/100g）	生氰糖苷种类
苦杏仁	250	苦杏仁苷
木薯块根	53	亚麻仁苷
高粱植株	250	牛角花苷
利马豆	10~312	亚麻苦苷

（1）生氰糖苷的代谢　生氰糖苷本身不呈现毒性，但其可水解生成高毒性的氢氰酸，从而对人体造成危害。生氰糖苷产生氢氰酸的反应由两种酶共同作用。生氰糖苷在β-葡萄糖苷酶的作用下分解生成氰醇和糖，但氰醇很不稳定，可自然分解为相应的酮、醛化合物和氢氰酸。而羟腈分解酶可加速这一降解反应。

生氰糖苷和β-葡萄糖苷酶处于植物不同的位置，当咀嚼或破碎含生氰糖苷的植物食品时，其细胞结构被破坏，使得β-葡萄糖苷酶释放出来，与生氰糖苷作用产生氢氰酸，这便是食用新鲜植物引起氢氰酸中毒的原因。

（2）氰化物的毒性

1）急性中毒　生氰糖苷的毒性很强，对人的致死量为18mg/kg BW，即1g左右的生氰糖苷即可能导致60 kg的成人的死亡。生氰糖苷水解生成的氢氰酸被吸收后，随血液循环进入组织细胞，并透过细胞膜进入线粒体，氰离子能迅速抑制组织细胞内42种酶的活性，其中，细胞色素氧化酶对其最为敏感。氰离子通过与线粒体中细胞色素氧化酶的铁离子（Fe^{3+}）结合，生产非常稳定的高铁细胞色素氧化酶，致使细胞色素氧化酶失去传递电子、激活分子氧的功能，使组织细胞不能利用氧，形成"细胞内窒息"，导致细胞中毒性缺氧症。而中枢神经系统对缺乏氧最敏感，故大脑首先受损，导致中枢性呼吸衰竭而死亡。吸入高浓度氰化氢或吞服大量氰化物者，可在 2~3 分钟内呼吸停止，呈"点击样"死亡。生氰糖苷的急性中毒症状包括心律失常、肌肉麻痹和呼吸窘迫。氢氰酸的最小致死口服剂量为 0.5~3.5mg/kg BW。

2）慢性中毒　生氰糖苷引起氰化物慢性中毒的情况也较为常见。在一些以木薯为主食的非洲和南美地区，较为流行的两种疾病均是由生氰糖苷所引起：一种疾病称之为热带神经性共济失调症（TAN），另一种是热带性弱视。热带神经性共济失调症在西非一些以木薯为主要食物的地区已多有发现，表现为视力萎缩、共济失调和思维紊乱；且患者血液中半胱氨酸、甲硫氨酸等含硫氨基酸的浓度很低，而血浆中硫氰酸盐的含量很高。当患者食用不含氰化物的食物时，症状消退；恢复传统饮食时，症状又会出现。而热带性弱视主要症状为视神经萎缩并导致失明。甲状腺肿大在这些地区也同样流行，这说明血中硫氰酸盐水平升高，也可导致甲状腺肿大。

3）预防和处理　生氰糖苷水溶性较好，水中浸泡即可去除产氰食物的大部分毒性。类似杏仁的核仁类食物及豆类在食用前都需较长时间的浸泡和晾晒。非洲和南美居民处理木薯时，先将其切片，然后通过流水研磨，这种操作可除去木薯中大部分的生氰糖苷和氢氰酸。从理论上讲，加热可灭活糖苷酶，使之不能将生氰糖苷转化为有毒的氢氰酸。但事实上，经高温处理过的木薯粉食物对人和动物仍有不同程度的毒性。虽然用纯的生氰糖苷（如苦杏仁苷）大剂量哺饲豚鼠一般不产生毒性反应，生氰糖苷在人的唾液和胃液中同样也很稳定，但食用煮熟的利马豆和木薯仍可造成急性氰化物中毒。这一事实说明人的胃肠道中存在某种微生物，可分解生氰糖苷并产生氢氰酸，所以预先将木薯发酵可以去除一定生氰糖苷。因此，发酵和煮沸都是用于木薯粉加工传统方法，尽管如此，一般的木薯粉中仍含有相当量的氰化物。

改变饮食结构中的某些成分可避免慢性氰化物中毒。一般而言，氰化物导致的神经损害通常只见于营养不良人群。如果膳食中有足够多的碘，由氰化物引起的甲状腺肿就不会出现。此外，食物中的含硫化合物可将氰化物转化为硫氰化物，膳食中缺乏硫可导致动物对氰化物去毒能力的下降，而长期食用蛋白质含量低而氰化物含量较高的食物，会加重硫缺乏状况。因此，食用生氰糖苷食物不仅可直接导致氰化物中毒，还可间接造成特征性蛋白质的营养不良症。以科学理论为基础，合理调整饮食结构，可以有效避免生氰糖苷的中毒。

3. 外源凝集素和过敏原

（1）外源凝集素　外源凝集素（lectins）又称植物性血细胞凝集素（hemagglu-tinins），是植物合成的一类对红细胞有凝聚作用的糖蛋白。外源凝集素可专一性结合碳水化合物，当外源凝集素结合人肠道上皮细胞的碳水化合物时，可造成消化道对营养成分吸收能力的下降。外源凝集素广泛存在于 800 多种植物（主要是豆科植物）的种子和荚果中，其中有许多种是人类重要的食物原料，如大豆、豌豆、小扁豆、蚕豆、菜豆、刀豆和花生等。

1）外源凝集素毒性　由结合多个糖分子的蛋白质亚基组成，分子量为 91000~130000D（道尔顿），为天然的红细胞抗原。外源凝集素对实验动物有较高的毒性。蓖麻凝集素（ricin）的 LD_{50}（腹腔注射）为 0.05mg/kg BW，毒性非常高。所以用蓖麻作动物饲料时，必须严格加热，以去除饲料中的蓖麻凝集素。

2）预防与控制　外源凝集素比较耐热，80℃数小时不能使之失活，须在 100℃加热 1 小时可破坏其活性；也可采用高压蒸气加热 30 分钟破坏其活性。凝集素对于干热钝化有一定的抗性，因此以生豆粉为原料制作焙烤食品时应格外注意。日常生活中，因食用未煮熟的菜豆而引起的食物中毒事故也时有发生。在食用新鲜豆角类食品时，首先要用清水浸泡去毒，烹饪时一定要加热熟透，以防中毒。

（2）过敏原　"食物过敏"往往被一般消费者表述为对某一特定食物难以解释的不良反应。但从严格意义上讲，"过敏"是指接触（摄取）某种外源物质后所引起的免疫学上的反应，这种外源物质就称为过敏原（alergen）。由食品成分引致的免疫反应主要是由免疫球蛋白 E（immunoglobin E，IgE）介导的速发过敏反应（immediate hypersensivty）。此过程中，B 淋巴细胞分泌过敏原特异的 IgE 抗体，敏化的 IgE 抗体和过敏原在肥大细胞和嗜碱细胞表面交连，使肥大细胞释放组胺等过敏介质，因此产生过敏反应。

速发过敏反应的发作速度很快，一般不超过 1 小时。常见于皮肤、嘴唇、呼吸道和胃肠道，甚少影响中枢神经。过敏的主要症状为皮肤出现湿疹和神经性水肿、哮喘、腹痛、呕吐、腹泻、眩晕和头痛等，严重者可能出现关节肿和膀胱发炎，较少有死亡的报道。产生特定的过敏反应与个体的身体特质和特殊人群有一定相关性。需要注意的是，儿童对食物过敏的种类和程度要远比成人强，因此儿童食品对过敏原的排除要更加严格。

食品中的任何一种蛋白质都可能使特殊人群的免疫系统产生 IgE 抗体，从而产生过敏反应。但实际上仅有较少的几类食品成分是过敏原，这些食品包括牛奶、鸡蛋、虾和海洋鱼类等动物性食品，以及花生、大豆、菜豆和马铃薯等植物性食品（表 4 - 4）。

表 4 - 4　食品中的过敏原

食品	过敏原	食品	过敏原
牛奶	β - 乳球蛋白，α - 乳清蛋白	花生	伴花生球蛋白
鸡蛋	卵黏蛋白，卵清蛋白	大豆	Kunitz 抑制剂，β - 伴大豆球蛋白
小麦	清蛋白，球蛋白	菜豆	清蛋白（18000D）
水稻	谷蛋白组分，清蛋白（15000D）	马铃薯	蛋白（16000 ~ 30000D）
荞麦	胰蛋白酶抑制剂		

研究成果显示，过敏原大多是分子量为 10000 ~ 70000D（道尔顿）的分子量较小的蛋白质。

4. 消化酶抑制剂　许多植物的种子和荚果中存在动物消化酶的抑制剂，如胰蛋白酶抑制剂（trypsin inhibitor），胰凝乳蛋白酶抑制剂（chrymotrypsin inhibitor）和 α - 淀粉酶抑制剂（α - amylase inhibitor），其中，胰蛋白酶抑制剂和胰凝乳蛋白酶抑制剂通常合称为蛋白酶抑制剂。这类物质实质上是植物为繁衍后代，防止动物啃食的防御性物质。豆类、谷类和油料作物的种子是含有消化酶抑制剂最多的食物。多数豆类种子的蛋白酶抑制剂占其蛋白总量的 8% ~ 10%，占可溶性蛋白量的 15% ~ 25%。

胰蛋白酶抑制剂根据氨基酸序列同源性分为 Kunitz 及 Bowman - Birk 抑制剂（KTI 与 BBTI）两类，其中，BBTI 也同时是胰凝乳蛋白酶抑制剂。Kunitz 抑制剂分子量 20000 ~ 25000D；BBTI 分子量较小，为 6000 ~ 10000D。大豆和菜豆的胰蛋白酶抑制剂和胰凝乳蛋白酶抑制剂活性分别为 0.15 ~（4）6D/mg 和 0.4 ~ 0.8D/mg。BBTI 蛋白酶抑制剂具有较强的耐热酸能力。大豆和菜豆在 80℃ 干热处理 24 小时，其胰蛋白酶抑制活性几乎没有任何改变。100℃ 干热处理 24 小时仍有 70% ~ 90% 的残留活性，150℃ 湿热处理仍有 7.6% 的残留活性，加热不能彻底钝化豆类蛋白的蛋白酶抑制活性。由于许多胰蛋白酶抑制剂具有很强的耐热性，因此，经热处理的植物蛋白制成品，特别是含植物蛋白配方的婴儿食品存在一定的安全性问题。

豆类中的胰蛋白酶抑制剂和 α - 淀粉酶抑制剂是营养限制因子。用含有胰蛋白酶抑制剂的生大豆脱脂粉饲喂实验动物可造成其明显的生长停滞。大豆蛋白中高水平的某些必需氨基酸可同胰酶伴随的高分泌结合反应，从而可能造成生大豆的营养吸收不良的结果。在生大豆中选择去除胰蛋白酶抑制剂，可使胰腺肥大率降低 4%。含有残留耐热胰蛋白酶抑制剂的大豆食品亦可引致小鼠胰腺肿大。另外，在供应的生大豆餐的某些氨基酸中去除生长抑制物后，不会造成胰腺肥大的结果。因此，以上结果显示，在饮食中含有大量导致胰腺分泌过度的蛋白质，会造成氨基酸的缺乏并伴随生长抑制。

5. 生物碱糖苷

（1）龙葵碱糖苷　生物碱糖苷是一种含氮的有机化合物，通常指具有特殊甾体结构的一类生物碱，主要分布于茄科和百合科植物中。目前已知的生物碱有 2000 种以上，存在于食用植物中的主要是龙葵碱（solanine）、秋水仙碱（colchicine）及吡咯烷生物碱。其中龙葵碱是一类胆甾烷类生物碱，是由葡萄糖残基和茄啶（solanidine）组成的生物碱苷（图 4 – 2），常见于马铃薯、西红柿及茄子等茄科植物中。

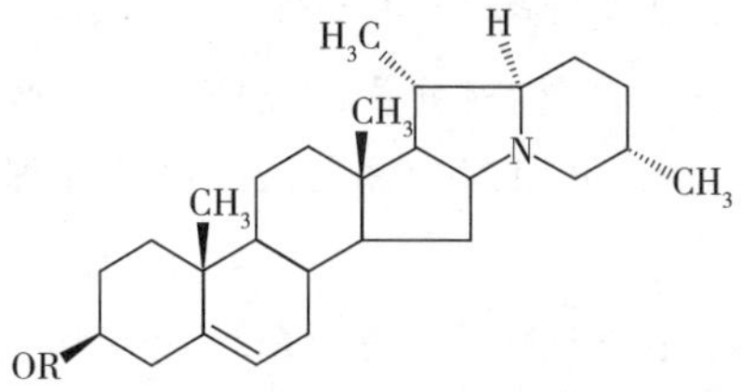

茄啶：R=H
龙葵碱：R=半乳糖–葡萄糖–鼠李糖苷

图 4 – 2　胆甾烷类生物碱的结构

1）龙葵碱糖苷毒性　龙葵碱糖苷有较强的毒性，一般人只要口服 200mg 以上的龙葵碱糖苷即可引起中毒、严重中毒甚至死亡。龙葵碱糖苷主要通过抑制胆碱酯酶的活性引起中毒反应。胆碱酯酶是水解乙酰胆碱为乙酸盐和胆碱的酶。乙酰胆碱存在于触突的末端囊泡中，是重要的神经传递物质。许多植物成分可抑制胆碱酯酶的活性。

发芽的马铃薯中龙葵碱主要集中在其芽眼、表皮和绿色部分，其中芽眼部位的龙葵碱含量约占生物碱糖苷总量的 40%。发芽、表皮变青和光照均可大大提高马铃薯中的龙葵碱糖苷含量，最高可增加数十倍之多，如马铃薯暴露于阳光下 5 天后，其表皮中的生物碱糖苷量可达到 500mg/kg 以上。而食用了发芽和绿色的马铃薯引起的龙葵碱糖苷中毒，其症状为胃痛加剧，恶心和呕吐，呼吸困难、急促，伴随全身虚弱和衰竭，严重时可导致死亡。

2）预防措施　预防中毒的措施首先是将马铃薯低温贮存，且无阳光直晒，防止其发芽。不吃发芽、绿色皮的马铃薯。轻度发芽的马铃薯在食用时应彻底挖去芽和芽眼，充分去除芽眼周围组织，以防止中毒。

（2）秋水仙碱　秋水仙碱（colchicine）也称秋水仙素，最初从百合科植物秋水仙球茎中提取出，故而得名。黄花菜中的秋水仙碱含量较高，每 100g 鲜黄花菜中含 0.1～0.2 mg 的秋水仙碱。

1）秋水仙碱毒性　秋水仙碱易溶于水、三氯甲烷和乙醇，微苦、有毒。急性毒性实验研究发现，秋水仙碱对小鼠皮下注射 LD_{50} 为 1.2mg/kg BW，腹腔注射 LD_{50} 为 1.6mg/kg BW，静脉注射 LD_{50} 为 1.7mg/kg BW，经口摄入 LD_{50} 为 1.886mg/kg BW。秋水仙碱在人体内可被氧化成有毒的二秋水仙碱。对胃肠黏膜和呼吸道黏膜有强烈的刺激作用。大量食用会出现中毒症状。研究发现，成年人使用 50～100g 鲜黄花菜后，会出现急性中毒，表现为口渴、咽干、恶心、呕吐、腹痛、腹泻等，严重者会出现血便、血尿等。

2）预防措施　秋水仙碱水溶性良好，将鲜黄花菜在开水中焯一下后，用清水充分浸泡并冲洗后，使秋水仙素溶于水中。没有经过加工的鲜新鲜黄花菜不能吃，而干燥后的黄花菜可放心食用。

（3）咖啡碱　咖啡碱（theine）又称咖啡因（caffeine），是一类嘌呤类生物碱，广泛存在于咖啡豆、茶叶和可可豆等食源性植物中，是一种中枢神经的兴奋剂，是这类饮料中的主要兴奋成分。

一杯咖啡含有 75～155mg 的咖啡因，一杯茶中的咖啡因量约为 40～100mg。咖啡碱可在胃肠道中被迅速吸收并分布到全身，引起多种生理反应。咖啡碱对人的神经中枢、心脏和血管运动中枢均有兴奋作用，并可扩张冠状和末梢血管，咖啡碱利尿，松弛平滑肌并增加胃肠分泌。少量摄入咖啡碱可兴奋神经、消除疲劳，临床上也可用于治疗神经衰弱和昏迷复苏；但过度摄入可导致神经紧张和心律不齐。

在对咖啡碱安全性评价的综合报告中的结论指出：在人正常的饮用剂量下，咖啡碱对人无致畸、致癌和致突变作用。成人摄入的咖啡碱一般可在几小时内从血液中代谢和排出，但孕妇和婴儿的清除速率显著降低。咖啡碱的LD_{50}为200mg/kg BW，属中等毒性范围。但大剂量或长期摄入咖啡碱会对人体造成一定损害，特别是其具有成瘾性，成年人咖啡碱每日摄取量建议不超过300~400mg，否则可能导致患"咖啡因综合征"，患者容易出现精神紧张、焦虑不安、手颤手抖、肌肉紧张、失眠、心悸等，其原因正是中枢神经受咖啡碱影响而过分警觉。

唯一明确的是咖啡碱对胎儿有一定致畸作用，因此孕妇应尽量避免食用含咖啡碱的食品。

6. 蘑菇毒素　蘑菇是一类大型真菌的子实体，也是人们喜食的一种美味食物。毒蘑菇又称毒蕈，容易因误食而引起中毒。我国的3250多种蘑菇中已知约有100种可对人产生毒性反应，其中极毒和剧毒者有10多种。我国每年蘑菇中毒事件频发，以春夏季最为常见。据研究统计：2010年至2020年期间，全国共报告了10036起食源性蘑菇中毒事件，导致788人死亡。其中云南报告的中毒事件、疾病和死亡人数最多，分别占40.0%、43.6%和41.0%。

食用了低毒性的蕈类，多数只有简单的胃肠胃不适，症状会很快消失。许多有潜在毒性的蕈类，经过特别的烹调过程可将其变得可食，只有少数种类有剧毒，可迅速导致人死亡。一种毒蕈可能含有多种毒素，一种毒素也可存在于多种毒蕈当中。目前已确定毒性较强的蘑菇毒素主要有鹅膏肽类毒素、鹅膏蝇蕈碱、光盖伞毒素、鹿花菌毒素、奥来毒素。

（1）**毒伞毒素**　毒伞（amanita phalloides）又名毒鹅膏、绿帽菌、蒜叶菌，是最著名的一种致死性菌类，有90%~95%的蕈类中毒死亡事件与之有关。这种蕈通常生长于夏末或秋季，菌体较大，可生长至20cm高。毒伞和白毒伞（auerna）因为其尺寸大小与其他可食的蘑菇种类相似，因而经常被误食。

毒伞的主要毒性物质是几个环状肽化合物，即毒伞素（phalloidins）和α-鹅膏蕈碱（α-ammanitin）。毒伞素和鹅膏蕈碱的化学结构相当复杂，它们分别是由七肽和八肽构成的环肽化合物。鹅膏蕈碱对人和小鼠的致死剂量为0.1mg/kg BW以下，经口或经静脉给予均可致中毒。毒伞素在经静脉给予、经口或经静脉给予均可致中毒。毒伞素在经静脉给予时具有剧毒，与鹅膏蕈碱毒性相当，而口服毒性甚低，仅为鹅膏蕈碱的1/20。α-鹅膏蕈碱引起严重的肝损伤，同时也可破坏肾小管，使肾不能有效地滤过血中的有毒物质。

食用毒伞数小时即可出现中毒症状，人体出现恶心、呕吐、腹泻和腹痛等胃肠炎症状。毒伞素与初期的胃肠中毒过程相关。食用毒伞死亡的原因是严重的肝、肾损伤。毒伞中毒比较有效的解毒剂是细胞色素C。动物实验表明，细胞色素C可有效缓解毒伞中毒的症状，尽管这一过程的机制仍然不清楚，但在临床上发现用细胞色素C可有效提高毒伞中毒者的存活率（超过50%）。

（2）**毒蝇蕈**　许多毒蘑菇含有使食用者出现幻觉甚至导致残废的神经毒素，其中最著名的是毒蝇蕈（amanita muscaria）。这种真菌主要生长在温带地区。几个世纪以来，毒蝇蕈一直被用作麻醉药和致幻剂而不作为食物。食用毒蝇蕈后能产生异常和长时间的欣快感，并产生视听的幻觉。食用毒蝇蕈的个体的神经病学症状是变化的，症状通常是在摄入一小时左右时出现，产生与酒醉相似的症状，出现意识模糊、狂言谵语、手舞足蹈、视物体色泽变异、幻觉屡现，并伴有恶心、呕吐。轻者数小时可恢复，重者可导致死亡。

（3）**毒蘑菇中毒的预防**　目前，还没有任何一种快速识别蘑菇是否有毒的方法被证明是完全有效的，因此不盲目采食野生蘑菇才是预防毒蘑菇中毒的关键。所以，请大家远离野生毒蘑菇，做到不采摘、不买卖、不食用野生蘑菇！

（二）动物类食品中的天然毒素 微课

人类的进化史也是寻找食物的历史。有人认为史前的人类可能首先是素食者，然后才逐渐接受了动物性来源的食物。据估计，史前的人类在75000年前学会了使用火种，可以用热处理的方法去除某些食物中的有毒成分，并有效地保存动物类的食品，从而极大地拓展了人类食物的种类和范围。变成肉食者对人类的进化是极其重要的。动物性食品是人类膳食的重要来源之一。由于其营养丰富、味道鲜美，很受人欢迎。但是某些动物性食品中含有天然毒素，引起食用者中毒。

1. 鱼类组胺 组胺（histamine）的产生与鱼类的腐败变质密切相关。鱼类的蛋白质含量比较丰富，比其他动物组织更易腐败，故对微生物的侵入也很敏感。海洋鱼类腐败变质后将产生一定数量的组胺，该物质为强生物活性物质，摄入后使机体发生中毒，是食品中较为重要的不安全因素。在海产品中，鲭鱼亚目（scobroid）的鱼类（如青花鱼、金枪鱼、蓝鱼和飞鱼等）在捕获后易产生组胺，所以，海产品中毒常常与这些种群有关，并称为鲭鱼中毒，其他鱼类如沙丁鱼、凤尾鱼和鲕鱼中毒也与组胺有关。

鱼体中的游离组氨酸在链球菌、沙门菌等细菌中的组氨酸脱羧酶作用下产生组胺（图4-3）。青花鱼、金枪鱼、沙丁鱼等鱼类在37℃放置96小时即可产生$1.6 \sim 3.2$ mg/g的组胺，在同样的情况下鲤鱼、鲫鱼和鳝鱼等淡水鱼类产生的组胺较少，仅为$1.2 \sim 1.6$ mg/kg。故淡水鱼类较少产生组胺中毒。

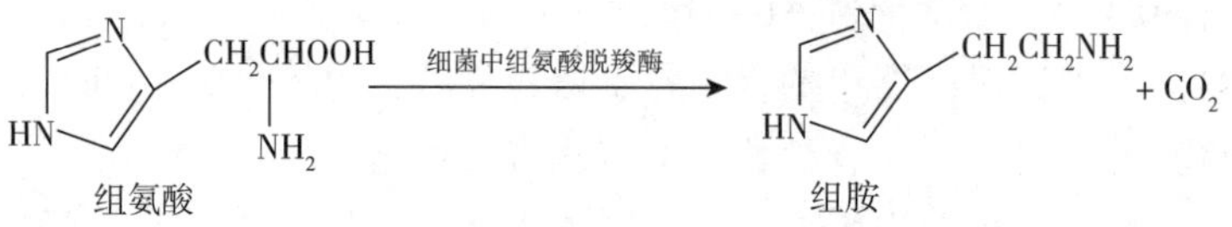

图4-3 鱼组织中组胺的形成过程

少量的组胺对于维持人体的正常生理功能是必需的，但超过一定剂量则会出现组胺中毒。组胺在鱼中的浓度可达到5mg/g，但不会出现异味，故很难被察觉。目前，我国食品中组胺的最大允许含量为100mg/100g。组胺对人类的口服毒性较低，经口摄入多达180mg没有观察到效应。一般引起人体中毒的组胺摄入量为1.5mg/kg BW，中毒症状可在摄入污染鱼类之后2小时出现，病程通常持续16小时，一般没有后遗症，死亡也很少发生，也与个体对组胺的敏感程度有关。组胺可引起人体毛细血管扩张和支气管收缩，对人胃肠道和支气管的平滑肌有兴奋作用，同时强烈刺激胃酸分泌，从而导致人呼吸紧促、疼痛、恶心、呕吐和腹泻，并伴随如头痛、刺痛、发红或荨麻疹等神经性和皮肤的一系列临床症状。

组胺为碱性物质，烹饪鱼类时加入食醋可降低其毒性。对易于形成组胺的鱼类来说，要采取冷链运输和储藏，防止其腐败变质产生组胺。

2. 河豚毒素 河豚又名鲀，是无鳞鱼的一种，河豚鱼在大多数沿海国家的沿海和大江河口均有分布，全球有200种，我国有70多种，其主要生活在海水中，清明节前后逆游至入海口的河中产卵。河豚肉味道极鲜美但含剧毒即为河豚毒素（tetrodotoxin）。河豚毒素多存在于河豚、海洋翻车鱼、斑节虾虎鱼和豪猪鱼等多种豚科鱼类中。许多两栖类爬虫如水蛭、加利福尼亚蝾螈的皮肤中也含有河豚毒素，南美和非洲的土著居民常从一些两栖动物的皮肤上收集河豚毒素用以制箭毒。

（1）河豚毒素的分布 大约80种河豚已知含有或怀疑含有河豚毒素。在大多数河豚鱼的品种中，毒素的浓度由高到低依次为卵巢、鱼卵、肝脏、肾脏、眼睛和皮肤，肌肉和血液中含量较少。由于鱼的肌肉部分河豚毒素的含量很低，当其被卵巢或肝脏的毒素污染后，同样会引起食物中毒。因此，对死亡较久或不新鲜的河豚来说，因内脏腐烂，其中的毒素也会侵染其肌肉组织。

河豚毒素主要存在于雌性河豚的卵巢中，而且含量随季节变化而有不同。在产卵期的冬季至晚春，河豚卵巢和鱼卵中含毒素的浓度最高，这时也是河豚风味最佳的时候。

（2）河豚毒素化学特性 河豚毒素微溶于水，无色无味，是目前自然界中发现的毒性最大的非蛋白类神经毒素。在低pH环境中较稳定，碱性条件下河豚毒素易于降解。河豚毒素对热稳定，于100℃温度下处理24小时或于120℃温度下处理$20 \sim 60$分钟方可使毒素完全破坏。实际加工处理中，河豚毒素是很难去除的，所以预防很重要。

1909 年，科学家分离并命名了河豚毒素，但是直到 1970 年，对一些河豚毒素衍生物的 X 射线分析才最终使研究者弄清了其结构，河豚毒素是一种全氢化喹唑啉化合物，分子式为 $C_{11}H_{17}N_3$。河豚毒素衍生物的毒性依不同的 C_4 的取代基而有所不同。

（3）河豚毒素的毒性　河豚毒素是一种毒性很强的神经毒素，低浓度的河豚毒素即可对神经细胞膜的 Na^+ 通道有专一性抑制作用，阻断神经冲动的传导，引起呼吸肌和血管神经麻痹，使呼吸抑制而致死亡。河豚鱼毒素远强于麻痹毒素，这是因为河豚毒素经口摄入的吸收效率高于麻痹毒素，并且即使通过口腔黏膜也能吸收。

河豚中毒一般发生在进食后的 30~60 分钟内（偶尔会更早）。中毒的典型进程包括以下四个阶段。

1）第一阶段　唇、舌和手指有轻微麻痹和刺感，这是中度中毒的明显征兆。

2）第二阶段　唇、舌及手指逐渐变得麻痹，随即发生恶心、呕吐等症状，口唇麻痹进一步加剧，但存在知觉。

3）第三阶段　麻痹出现说话困难现象，运动失调更为严重，并肢端肌肉瘫痪。

4）第四阶段　知觉丧失，呼吸麻痹而导致死亡。

由于河豚鱼毒素无抗原性，因此没有抗血清，如果中毒症状发展迅速，河豚中毒者一般不大可能得救。如果出现呕吐严重或者中毒症状处在第三和第四阶段，则没有抗毒药物可救。目前，对河豚毒素中毒的最好疗法是清洗和排出胃肠道中的毒素，并马上进行人工辅助呼吸。

（4）预防措施　在我国，早在 2 世纪就有关于河豚鱼中毒的记载。

我国《水产品卫生管理办法》中严禁餐馆将河豚鱼作为菜肴经营，也不得流入市场销售。因特殊情况需要加工食用的河豚，应在加工处理前必须去除内脏、皮、头等有毒部位，反复冲洗肌肉，加 2% 碳酸氢钠处理 24 小时，经检验鉴定合格后方可销售，其加工废弃物应销毁。

3. 贝类毒素　贝类是人类动物性蛋白质食品的来源之一。世界上可作食品的贝类约有 28 种，已知的大多数贝类均含有一定数量的有毒物质。实际上，贝类自身并不产生毒物，而当它们通过食物链摄取海藻或与藻类共生时就变得有毒，毒性之强足以引起人类食物中毒。目前，所有贝类毒素引发的中毒均无特效的治疗药物。

直接累及使贝类变得有毒的藻类包括原膝沟藻、涡鞭毛藻、裸甲藻及其他一些未知的海藻。这些海藻主要感染蚝、牡蛎、蛤、油蛤、扇贝、紫鲐贝和海扇等贝类软体动物。主要的贝类毒素包括麻痹性贝类毒素（paralytic shellfish poison，PSP）和腹泻性贝类毒素（diarrhetic shellfish poison，DSP）两类。

（1）麻痹性贝类毒素　近年来，由于环境污染日渐加剧和其他一些因素的影响，在我国及其他一些国家的沿海地区频繁发生"红潮"现象。"红潮"是指在海洋中某些甲藻和原膝沟藻呈爆发性的快速生长使海水为之变红的现象。红潮发生时，每毫升海水中可含多达一百万的藻体。"红藻"不仅可使所在海域的鱼类因缺氧而大面积死亡，而且也使鱼类吸入有毒藻体中毒而死亡。"红潮"导致的鱼类和贝类中毒主要是麻痹性贝类中毒（PSP），目前已成为影响公众健康的最严重的食物中毒现象之一。

麻痹性贝类毒素专指摄食被有毒的涡鞭毛藻、链状原膝沟藻、塔马尔原膝沟藻毒化的双壳贝类所产生的生物毒素，岩蛤毒素即是从贝类中分离得到的一种代表性麻痹性贝类毒素。麻痹性贝类毒素很少量时可以就对人类产生高度毒性，是低分子毒物中毒性较强的一种。

麻痹性贝类毒素毒性与河豚毒素相似，主要表现为摄取有毒贝类后 15 分钟，到 2~3 小时，人出现唇、手、足和面部的麻痹，接着出现行走困难、呕吐和昏迷，严重者常在 2~12 小时之内死亡，死亡率一般为 5%~18%。1mg 岩蛤毒素即可使人中度中毒，其对人的最小经口致死剂量为 1.4~4.0mg/kg BW，对小鼠的经口 LD_{50} 为 0.263mg/kg BW，腹腔注射的 LD_{50} 为 10mg/kg BW，大约是经口饲喂量的 1/10。

由于毒化贝和非毒化贝在外观上无任何区别，因此，但要尽量避免购买来自赤潮地区的贝类。此类中毒事件有明确的"时间聚集性"，一般在春季达到高峰，夏季和秋季会有所降低，在冬季开始回升。所以，春、冬两季最好不食贝类食品，避免增加中毒风险。考虑到贝类毒素不易被加热所破坏，对一般消费者而言，最重要的是对贝类食品要有"如果怀疑，就不要食用"的观念。

（2）腹泻性贝类毒素　海洋中分布很广的一些赤潮生物可以分泌腹泻性贝类毒素（DSP），属于一类脂溶性次生代谢产物。这类毒素通过食物链传递，并在贝类体内不断积累。如果误食这些贝类，就会引起中毒。中毒症状以腹泻和呕吐为主，因此称为腹泻性贝类中毒。

DSP 不溶于水，易溶于甲醇、乙醇、丙酮、氯仿等有机溶剂，热稳定性强，一般的烹调加热并不能破坏其结构。中毒者除腹泻、呕吐外，还伴随有恶心、腹痛、头痛等症状。一般在 48 小时内恢复健康。

二、化学性有毒物质

食品中化学性有毒物质种类繁多，来源广泛。现代农业生产中广泛使用的农药、兽药、激素、生长刺激素等饲料添加剂和抗生素均会使食品含有残留。受污染的饲料饲喂禽畜后，可使其肉、蛋、奶含有污染物。土壤和水中的天然有毒无机物被植物、禽畜和水生动物吸收、积累，有的达到可引起人中毒的水平，如汞、砷及铅。食品贮存和包装用的容器和包装材料中含有的化学物质能迁移到食物上。食品加工设备、烹调用的炊具、器皿、用具都有可能受材料中的化学物质污染。食品生产工艺过程污染物，运输、住宅、家庭生活、娱乐活动、教育、医疗以及科研使用的有害化学物质都有可能直接或间接污染食品，产生健康危害。

总的说来，多数情况下，污染量不大，引起急性中毒的机会较小，因易引起慢性危害，所以一般不能马上发生效应，也为人所不易觉察。

（一）食品中的农药残留

农药（pesticides）是指那些对有害生物具有杀灭、抑制和驱除作用的人工合成或天然的物质，农药分为杀昆虫剂（insecticides）、杀菌剂（fungicides）、除草剂（herbicides）、杀螨剂（acaricides）、杀螺剂（molluscicides）和灭鼠剂（rodenticides）等。早在公元前 1550 年，人们就知道用一些化学物质（如硫磺）能驱除和杀死环境中的害虫。人工合成农药并作为商业产品是近代的事情。

1. 有机氯农药　有机氯农药曾广泛用于杀灭农业、林业、牧业和卫生害虫。常用的包括滴滴涕（DDT）、六六六（HCH）、林丹、艾氏剂、狄氏剂、氯丹、甲氧氯、七氯和毒杀芬等（图 4-4）。绝大部分有机氯农药因其残留严重，并具有一定的致癌活性而被禁止使用。目前仅有少数有机氯农药用于疾病（如疟疾）的预防。由于这类农药在环境中具有很强的稳定性，不易降解，易于在生物体内蓄积，目前仍对人类的食物造成污染，是食品中最重要的农药残留物质。

DDT 和 HCH 在我国有 30 多年的使用历史，于 1983 年停止生产和使用。该类农药具有高度的亲脂选择性，在各类食品中普遍存在，但经过数十年的禁用和治理，其含量已在逐步减少，目前基本上处在 ng/g 的水平。我国 1990 年的膳食研究表明食品的 DDT 和 HCH 残留量与 70 年代调查结果比较，其残留量已有明显降低。

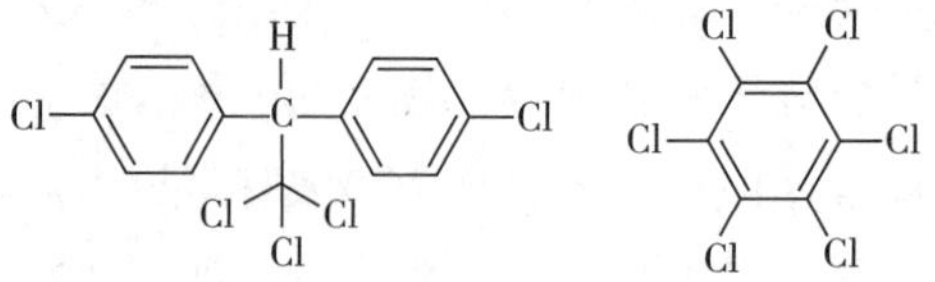

图 4-4　DDT（左）、HCH（右）的结构

1）毒性与危害 有机氯农药易被人体吸收，且进入人体后代谢困难、排泄缓慢、半衰期长，有机氯农药具有亲脂性，因而容易在动物体内的脂肪或含脂肪较多的组织如中枢神经等长期大量蓄积，对神经系统、肝、肾等多器官造成严重伤害。

DDT为中度危害性农药，对哺乳动物的急性毒性主要表现为中枢神经系统中毒，其对各种动物的LD_{50}如下（表4-5）。

表4-5 DDT对各种动物的LD_{50}

动物种	一次经口（mg/kg BW）	一次皮下注射（mg/kg BW）
大鼠	500~2500	1000
小鼠	300~1600	375
猪	250~560	1000
兔	300~1770	300~2820
狗	>300	
猫	100~410	

有机氯农药对人的危害主要是其较强的蓄积性所造成的慢性毒性。DDT的慢性毒性表现在其对肝、肾和神经系统的损伤，不仅可引起肝脏和神经系细胞的变性，而且常伴有不同程度的贫血、白细胞增多等病变。其次，长期摄入氯丹、七氯等可以引起大鼠等实验动物出现肝实质性退行性病变。有机氯农药还可影响机体代谢酶活性，引起机体代谢紊乱和内分泌失调。HCH可诱导肝细胞微粒体氧化酶活性，影响内分泌活动，抑制ATP酶活性；DDT对生殖系统、免疫和内分泌系统也有明显的影响。DDT可引起动物的性周期和胚胎发育障碍，可引起子代死亡和发育不良。研究表明，早产婴儿血液中DDT代谢产物DDE的浓度明显高于足月婴儿。

2）安全限量 我国《动物性食品中兽药最高残留限量》规定，禁止将毒杀芬、林丹和五氯酚酸钠用于所有食品动物，并要求其在所有食品动物的所有组织中不得检出。此外，我国《食品安全国家标准 食品中农药最大残留限量》GB 2763-2021还规定了DDT和HCH在食品中的食品中最大残留限量。

知识链接

农药发展简史

1874年，DDT被人工合成。1936年，DDT被发现具有杀昆虫作用。1944年，硫磷被合成。DDT和硫磷在农业生产中得到了广泛的使用。

据估计，在全世界范围内各种害虫造成的农作物损失约占当年农业总产值的35%，而仓储的粮食每年约有10%因虫害而损失。由于农药的使用，人类有效地控制了病虫害，促成了20世纪六七十年代的"绿色革命"。农药的作用不仅体现在防治农作物病虫害，更体现在人类基本上控制了由昆虫、蜱类、鼠类和螺类为中间寄主的伤寒、鼠疫和登革热等20种传染病。DDT用于杀灭传播疟原虫的蚊子，挽救了数千人的生命。

2. 有机磷农药 有机磷（organophosphate）农药是人类最早合成而且仍在广泛使用的一类含磷杀虫剂。也是目前我国使用最主要的农药之一，被广泛应用于各类食用作物，有机磷农药早期发展的大部分是高效高毒品种，如对硫磷（parathion）、甲胺磷（methamidophos）、毒死蜱（cholorpyrifos）和甲拌磷（phorate）等；而后逐步发展了许多高效低毒低残留品种，如乐果（dimethoate）、敌百虫（trichlorfon）等，成为农药的一大家族。

有机磷农药的溶解性较好，易被水解，在环境中可被很快降解，在动物体内的蓄积性小，具有降解快和残留低的特点，目前是我国主要取代有机氯的杀虫剂。但由于害虫和杂草普遍对其产生了抗药性，使得有机磷农药用量大且需反复多次使用才可达到良好效果，因此，有机磷对食品的污染日益严重。有机磷农药污染食品主要表现在植物性食品中残留，尤其是水果和蔬菜最易吸收有机磷，且残留量高。近年来，有机磷农药的慢性毒性作用也得到肯定并逐渐引起人们的重视。有机磷农药蓄积性差，但具有较强的急性毒性，目前我国的急性食物中毒事件多由有机磷农药引起。

（1）毒性 有机磷类农药有水溶性和脂溶性两种，可以通过消化道、呼吸道和皮肤被吸收。吸收后的有机磷酸酯类农药随血液分布于全身。它们会被迅速地代谢和排出，一般不会在生物体内蓄积。

有机磷类农药为神经毒素，主要是竞争性抑制乙酰胆碱酯酶（AchE）的活性，导致神经突触和中枢的神经递质——乙酰胆碱（Ach）的累积，从而引起中枢神经中毒。Ach 在平滑肌接头处的蓄积导致持续的刺激，如胸廓紧张、流涎、流泪增加、出汗增多、肠蠕动提高（可导致恶心、呕吐、痛性痉挛和腹泻）、心动过缓和眼睛瞳孔特征性的缩小等，严重者可导致呼吸中枢的抑制，呼吸肌麻痹，支气管平滑肌痉挛，导致人体缺氧和窒息死亡。各有机磷农药的 LD_{50} 见表（表4-6）。一般而言，喷施有机磷农药的工人容易产生有机磷急性中毒。若在蔬菜销售前大量喷施有机磷农药也可造成消费者的急性中毒症状。

近年的研究发现，有机磷酸酯类农药也具有一定的慢性毒性。根据动物实验和人群调查资料，中毒者症状一般较轻且无明显特异性，多以神经衰弱综合征为主，如头痛、头晕、无力、失眠、食欲不振、记忆力减退、肝损伤等。

表4-6 有机磷农药的经口半数致死量（LD_{50}）和每日允许摄入量（ADI）

有机磷农药名称	ADI mg/kg BW · d	LD_{50}（小鼠） mg/kg BW	LD_{50}（大鼠） mg/kg BW
对硫磷	0.005	5.0~10.4	—
甲拌磷	0.001	2.0~3.0	1.0~4.0
二嗪磷	0.002	18~60	86~270
倍硫磷	0.0005	74~180	190~375
敌敌畏	0.004	50~92	450~500
杀螟松	0.001	700~900	870
乐果	0.02	126~135	185~245
马拉硫磷	0.02	1190~1582	1634~1751
敌百虫	0.01	400~600	450~500

（2）安全限量 我国《食品安全国家标准 食品中农药最大残留限量》GB 2763-2021 规定了敌敌畏、敌百虫和马拉硫磷等10多种有机磷农药在食品中 MRL（mg/kg）。如敌敌畏：蔬菜和水果≤0.2，原粮≤0.1。敌百虫：稻谷、小麦、蔬菜、水果≤0.1。

3. 氨基甲酸酯农药 氨基甲酸酯（carbamate）类杀虫剂是毒性生物碱——毒扁豆碱（physostigmine）的合成类似物，是人类针对有机氯和有机磷农药的缺点而开发出的新一类杀虫剂。氨基甲酸酯杀虫剂具有选择性强、高效、广谱、对人畜低毒、易分解和残毒少的特点，在农业、林业和牧业等方面得到了广泛的应用。氨基甲酸酯杀虫剂使用量较大的有速灭威（metolcarb）、西维因（carbaryl）、涕灭威（aldicarb）等。氨基甲酸酯类杀虫剂在酸性条件下较稳定，遇碱易分解，暴露在空气和阳光下易分解，在土壤中的半衰期为数天至数周。

氨基甲酸酯杀昆虫剂的毒性机制和有机磷相似，都是哺乳动物 AchE 的阻断剂。氨基甲酸酯杀昆虫剂的中毒症状是特征性的胆碱性流泪、流涎，瞳孔缩小、惊厥和死亡。氨基甲酸酯对人的毒性不强。

4. 拟除虫菊酯农药 19 世纪，从菊属植物的花中挤压出的物质（除虫菊粉）可杀灭昆虫害虫的现象已被发现。1953 年，第一个商业上使用的拟除虫菊酯——丙烯菊酯被合成。拟除虫菊酯杀虫剂菊粉对人和哺乳动物的毒性均很低，同时也具有低残留和低污染的优势。目前，有近 20 种拟除虫菊酯杀虫剂投入使用，约占世界杀虫剂市场总份额的 25%。拟除虫菊酯杀虫剂主要的品种有氯氰菊酯（cypermethrin）、甲氰菊酯（fenpropathrin）、氰戊菊酯（fenvalerate）、溴氰菊酯（deltamethrin）等。几种拟除虫菊酯的结构如下（图 4 - 5）。

除虫菊酯和拟除虫菊酯杀虫剂在光和土壤微生物作用下易转化为极性化合物，不易造成污染。例如，天然除虫菊酯在土壤中的残留期不足一天，拟除虫菊酯在农业作物中的残留期为 7 ~ 30 天。拟除虫菊酯在喷施时与果实、谷物直接接触，这是其造成污染的主要原因。

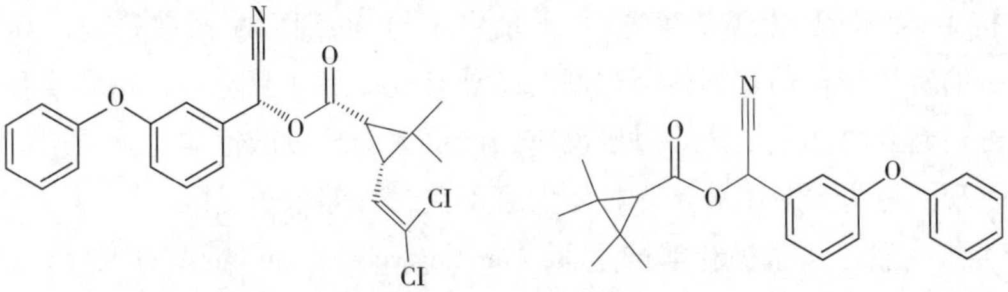

图 4 - 5 氯氰菊酯（左），甲氰菊酯（右）的结构

拟除虫菊酯在生物体内基本不产生蓄积效应，对哺乳动物的毒性不强。除虫菊酯对大鼠的经口 LD_{50} 为 420mg/kg BW，胺菊酯的 LD_{50} 为 4640mg/kg BW，溴灭菊酯的 LD_{50} 甚至高达 710g/kg BW。拟除虫菊酯主要为中枢神经毒，毒性作用机制目前尚不清楚，但有资料显示拟除虫菊酯能改变神经细胞膜的钠离子通道功能，而使神经传导受阻，出现痉挛和共济失调等症状。

（二）食品中的兽药残留

随着膳食结构的不断改善和对动物性蛋白质的需求的不断增加，人们对肉制品、奶制品和鱼制品等动物性食品的要求也就越来越高，对食品的兽药残留也引起了普遍关注，国际有关组织已经开始重视这个问题的严重性。

FAO/WHO 联合组织对兽药残留的定义：兽药残留是指动物产品的任何可食部分所含兽药的母体化合物及/或其代谢物，以及与兽药有关的杂质的残留。所以兽药残留既包括原药，也包括药物在动物体内的代谢产物。主要残留兽药有抗生素类、激素类和驱虫药类。

1. 抗生素类药物残留 抗生素是指由某些微生物在生长繁殖构成中产生，能在较低浓度下选择性地抑制或杀灭其他物种生物（主要是微生物）及其活性的一类代谢产物或通过化学合成或半合成的类似物或衍生物。根据化学结构，可将其分为 β - 内酰胺类、大环内酯类、四环素类和氨基糖苷类等十几大类。

由于抗生素应用广泛，用量也越来越大，不可避免地会存在残留问题。有些国家动物性食品中抗生素的残留比较严重，如美国曾检出 12% 肉牛、58% 犊牛、23% 猪、20% 禽肉有抗生素残留；日本曾有 60% 的牛和 93% 的猪被检出有抗生素残留。近几年来抗生素在蜜蜂中在逐渐增多。因为在冬季蜜蜂常发生细菌性疾病，一定量的抗生素可治疗细菌性疾病。由于大量地使用抗生素治疗，致使蜂蜜中残留抗生素，主要的抗生素残留有四环素、土霉素、金霉素等。

（1）β - 内酰胺类抗生素 β - 内酰胺类抗生素（β - lactam antibiotics）主要包括青霉素类（penicillins）和头孢菌素类（cephalosporins）。

大多数 β - 内酰胺类抗生素注射吸收性良好，体内分布广，能渗入各组织和体液中。此类药物在体内不易代谢，且在体内半衰期短，一般为 0.5 ~ 2.0 小时，但易在动物性食品中残留，且残留时间较长。

过敏反应是此类抗生素最常见的不良反应，常见接触性皮炎、速发型皮疹，重者出现哮喘、血清病，甚至发生致死性过敏性休克。大量使用此类抗生素会对肝肾，消化系统、血液系统、神经系统等造成损伤。其次还会导致细菌产生严重耐药性。如果患者饮酒或者服用某些含乙醇药物，与多数头孢菌素类配伍后可引起双硫仑样反应，其主要症状表现为面部潮红、头疼、眩晕、恶心等。

（2）大环内酯类抗生素 大环内酯类抗生素（macrolides）是指微生物产生的、分子中含一个 12 ~ 16 元大环并有内酯结构的一类弱碱性抗生素，且是人畜共用抗生素，包括红霉素、阿奇霉素、泰乐菌素等。此类抗生素易在肝、肾等内脏器官处残留。大剂量用药或不按规定用药，会对人和动物健康造成危害，尤其是在动物性食品中残留的危害更严重。大环内酯类抗生素可引起严重过敏反应，如药物热、荨麻疹等。

（3）四环素类抗生素 四环素类抗生素（tetracyclines）的细菌耐药性普遍，其毒副作用大，会产生较多不良反应。目前常用作兽药和饲料添加剂的品种有金霉素、土霉素、四环素和多西环素等。大剂量使用此类抗生素可引起药物热、皮疹等过敏反应，严重者出现过敏性休克。长期使用此类抗生素对肌肉骨骼系统的损伤表现：牙齿着色染黄，牙釉质发育不良，骨骼生长受限等。

（4）氨基糖苷类抗生素 氨基糖苷类抗生素（aminoglycoside antibiotics）是由微生物产生或人工半合成制取得到苷类抗生素，为人畜共用抗生素。目前，常用作饲料添加剂的品种有两类，一类是抗菌性的如新霉素，另一类是驱线虫的，如越霉素 A、潮霉素 B 等。此类抗生素损害前庭功能和耳蜗听神经，婴幼儿更加敏感。其次引起肾小管肿胀，甚至肾小管极性坏死。

2. 激素类药物残留 激素（hormone）又称荷尔蒙、化学信息物，是生物体内特殊组织或腺体产生的、直接分泌到体液中，通过体液运送到特定作用部位，从而引起特殊激动效应的一类微量有机化合物。目前已人工合成了多种基于其化学结构的激素衍生物或类似物。其中，性激素类药物和 β - 激动剂是人类和畜禽疾病防治及食用动物生产中使用最广泛的激素类药物之一。

（1）β - 激动剂 β - 激动剂又称 β - 兴奋剂，其制剂常用盐酸盐形式，又称盐酸克伦特罗。曾被用于饲料中作为减肥药，专用于饲养瘦肉型猪，俗名"瘦肉精"。β - 激动剂是一种 β 受体阻断剂，具有舒缓支气管平滑肌、扩张气管以及抑制过敏性物质的释放等作用从而用于治疗动物呼吸系统疾病。治疗剂量通常为 $0.8\mu g/kg$ BW，一天两次。盐酸克伦特罗是中等毒性，LD_{50} 为 $0 \sim 800mg/kg$ BW。其急性中毒症状为脸色潮红、头疼头晕、心悸心慌；另外，还能使骨骼肌收缩增加，引发肌肉震颤、四肢麻木等症状。长期摄入盐酸克伦特罗还会对动物的生殖功能、免疫功能造成损害。

盐酸克伦特罗是世界上许多国家都明令禁用的药物。我国《动物性食品中兽药最高残留限量》中规定：禁止将 β - 激动剂及其盐、酯，沙丁胺醇及其盐、酯，西马特罗及其盐、酯用于食用动物，并要求其在所有食用动物的所有可食组织中不得检出。

（2）性激素 性激素类药物包括天然的性激素及其制剂，以及人工合成的激素衍生物或类似物，以合成性激素类药物为主。根据化学结构，可将其分为甾类和非甾类两大类。甾类以合成代谢雄性激素类固醇多见，常用品种包括雄性激素类，如丙酸睾酮、氯睾酮和苯丙酸诺龙等；雌性激素类，如炔雌醇、炔雌醚、戊酸雌二醇等雌激素类及醋酸氯地孕酮、醋酸羟孕酮和甲炔诺酮等孕激素类。非甾类主要是雌激素类，包括己烯雌酚、己烷雌酚和玉米赤霉醇等。

此类药物口服易吸收，吸收后多数品种（己烯雌酚等除外）主要在肝脏进行代谢，代谢物主要随尿或粪便排出，且代谢、消除快，半衰期短（<10 分钟），故其原型在可食组织中残留较少甚至无法检出。但其代谢物可在体内尤其是肝、肾、脂肪等可食组织中残留，其中孕酮、炔雌醚等孕激素主要残留于脂肪组织，己烯雌酚则主要残留于肝、肾。长期大量使用尤其是非法使用或滥用此类药物后，会对人和动物健康造成潜在危害。其影响第二特征、性器官结构与功能；同时对肝、肾功能造成损伤，还可引

起内分泌系统紊乱、情绪抑郁，甚至诱发疾病和癌症。我国《动物性食品中兽药最高残留限量》中规定：禁止将甲基睾丸酮、群勃龙、醋酸甲孕酮、去甲雄三烯醇酮、玉米赤霉醇、己烯雌酚及其盐和酯用于食用动物，并要求其在所有食用动物的所有可食组织中不得检出。

（三）食品中的工业污染毒素

各种供食用的植物和动物在生长过程中以及食品在加工、储运、销售等环节也可能受到工业"三废"的污染，使进入食品中的各种有毒物质大量增加，从而严重危害消费者的身体健康。对全球的大气、土壤和水源造成污染的工业污染物主要是多环芳烃（PAHs）、多氯联苯（PCBs）和二噁英等，这些物质在人类周围环境中的聚集和循环具有全球性的意义。其他如铅、汞、镉等重金属也是比较主要的工业污染物。

1. 多环芳烃　多环芳烃（polycyclic aromatic hydrocarbons，PAHs）是煤、石油、木材、烟草、有机高分子化合物等有机物不完全燃烧时产生的挥发性碳氢化合物，是重要的环境和食品污染物。迄今已发现有200多种PAHs，且有相当部分具有致癌性，如苯并［α］芘、苯并［α］蒽等，结构如下（图4-6），其中苯并［α］芘是食品中检出较普遍且检出量最高的。PAHs广泛分布于环境中，任何有有机物加工、废弃、燃烧或使用的地方都有可能产生多环芳烃，炼油厂、炼焦厂、橡胶厂和火电厂等工厂排放烟尘中，车辆排放的尾气中，煤气及其他取暖设施甚至居民的炊烟中等均含有此物。多环芳烃污染物已成为环境污染物中主要的物质。

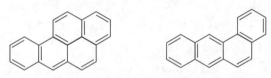

图4-6　苯并［α］芘、苯并［α］蒽的结构

（1）多环芳烃的分布　人类在工农业生产、交通运输和日常生活中大量使用的煤炭、石油、汽油、木柴等燃料，可产生多环芳烃的污染。每公斤燃料燃烧所排出的苯并［α］芘量分别为：煤炭67～137mg，木柴61～125mg，原油40～68mg，汽油12～50.4mg。因此，人类的外环境如大气、土壤和水中都不同程度地含有苯并［α］芘等多环芳烃。大气的污染为多环芳烃直接进入食品创造了条件，只需落在蔬菜、水果、谷物和露天存放的粮食表面即可形成常规意义上的多环芳烃污染。食用植物也可以从受多环芳烃污染的土壤及灌溉水中聚集这类物质，多环芳烃污染水体，可以使之通过海藻、甲壳类动物、软体动物和鱼组成的食物链向人体转移，最终都有可能聚集在人体中。

食品在熏制和烘烤等加工过程中也往往产生大量的多环芳烃；另外，多环芳烃的产生与烹调温度、食物的组成成分、烹调方式等有关系，如温度越高、食物脂肪含量越多，产生的多环芳烃就越多，对人体的健康更具危害性。

（2）多环芳烃的毒性和致癌性　人们研究多环芳烃致癌性的时间长达200多年。1932年，多环芳烃——苯并［α］芘从煤矿焦油和矿物油中被分离出来，并在实验动物中发现有高度致癌性。多环芳烃的种类很多，其致癌活性各有差异。

苯并［α］芘是一种较强的致癌物，随食物摄入人体内的苯并［α］芘大部分可被人体吸收，经过消化道吸收后，经过血液很快遍布人体，人体乳腺和脂肪组织可蓄积苯并［α］芘。人体吸收的苯并［α］芘一部分与蛋白质结合，另一部分则参与代谢分解。与蛋白质结合的苯并［α］芘可与亲电子的细胞受体结合，使控制细胞生长的酶发生变异，使细胞失去控制生长的能力而发生癌变。苯并［α］芘主要导致上皮组织产生肿瘤，如皮肤癌、肺癌、胃癌和消化道癌。用含25μg/kg苯并［α］芘的饲料饲喂小鼠140天，可以导致小鼠产生胃癌，还可诱导其白细胞增多并产生肺腺瘤。苯并［α］芘除诱导胃癌和皮肤癌外，还可引起食管癌、上呼吸道癌和白血病，并可通过母体使胎儿致畸。

我国食品中污染物允许限量标准（GB2762 – 2022）规定食品中苯并〔α〕芘的限量为熏烤肉≤5μg/kg，植物油≤10μg/kg。

2. 多氯联苯　多氯联苯（polychlorinated biphenyl，PCBs）是联苯环上的一个或多个氢原子被氯原子取代的芳香族化合物，种类有 210 种之多。PCBs 具有极强的耐酸、碱、高温、氧化、光解性和良好的绝缘性，广泛用作液压油、绝缘油、传热油和润滑油，并广泛应用于成形剂、涂料、油墨、绝缘材料、阻燃材料、墨水、无碳复印纸和杀虫剂的制造。

PCBs 同 DDT 在化学结构上相近，通过研究后人们才认识到 PCBs 对环境和食物的污染实际上比DDT 还要严重。多氯联苯在使用过程中通过泄漏、流失、废弃、蒸发、燃烧、堆放、掩埋及废水处理进入外环境，从而对水源、大气和土壤造成污染。目前全世界年产 PCBs 超过 100 万吨，由于这种化合物具有极强的稳定性，很难在自然界降解，因而通过食物链发生生物富集，从而造成严重的残留问题。PCBs 的污染具有全球性效应，在北极熊、北极海豹和南极的海鸟蛋中也可检出 PCBs，且含量高于 DDT。

（1）多氯联苯的分布　PCBs 主要通过对水体的大面积污染，通过食物链的生物富集作用污染水生生物，因而这类物质最容易集中在海洋鱼类和贝类食品中。以美国和加拿大交界的大湖地区为例，受污染的湖水中的 PCBs 含量为 0.001mg/L，而湖中鱼的该物质含量达到 10～24mg/kg，捕食湖鱼的海鸥脂肪中该物质的含量高达 100mg/kg，海鸥蛋中 PCBs 的含量为 40～60mg/kg。此外，水生生物不同部位中的 PCBs 含量也有表现差异，例如，海洋鱼类可食部分（肌肉）的 PCBs 含量一般为 1～10mg/kg，但鱼肝中的 PCBs 含量可高达 1000～6000mg/kg。

非鱼类食物中 PCBs 的含量一般不超过 15μg/kg，但有些食物油的 PCBs 含量可达 150μg/kg。这是因为在食用油精炼过程中，作为传热介质的传热油和食品加工机械的润滑油由于密封不严而渗入食品，从而导致 PCBs 污染。1978 年，在日本九州发生的米糠油中毒事件，即是精炼中加热管道的 PCBs 渗漏所致，在该次事件中有 14000 人中毒，124 人死亡。经测定，污染的米糠油中的 PCBs 含量超过 2400mg/kg。另外，食品储罐的密封胶和食品包装箱的废纸板中的 PCBs 含量也很高，可污染食品。

（2）多氯联苯的毒性　PCBs 的毒性强弱与动物种类有很大关系。PCBs 对某些动物具有较强的致畸性和生殖毒性，它对胎儿的存活率、畸胎率、胎儿肝胆管和外形发育均有影响。

PCBs 对人类急性毒性的记录主要来自 1978 年在日本发生的米糠油中毒事件。人的中毒症状：皮肤和指甲色素沉着、眼流泪、全身肿胀、虚弱、恶心、腹泻和体重减轻。摄入大量 PCBs 会使儿童生长停滞，孕妇摄入大量 PCBs 会使胎儿的生长停滞。

PCBs 在动物实验中显示为致癌物，主要导致肝癌和胃肠肿瘤，研究表明，184 只雌性小鼠长时间摄入 100mg/kg BW 的 PCBs，结果有 26 只出现肝肿瘤，146 只发生肝脏的癌前变损伤；而在对照组，78 只中只有 1 只出现肝肿瘤。目前研究显示 PCBs 有致癌效果，并且确定人对此敏感，但 PCBs 仍只表现为是相对较弱的致癌物。

3. 二噁英　二噁英（dioxin）是指一类氯代含氧三环芳烃类化合物，包括多氯代二苯并对二噁英（PCDDs）和氯代二苯并呋喃（PCDFs）。

（1）二噁英的来源　随着现代化学工业的发展，有机氯化合物的使用在全球范围内大大增加，这些物质被混入废弃物中，随废弃物燃烧时产生了二噁英。因此，含氯固体垃圾的焚烧处理是城市二噁英污染的主要来源。其生成机制主要是有机物分解后所产生的氯酚、氯苯等小分子在高温下的缩合作用。此外，也可在燃烧灰烬的表面触媒作用下，由碳骨骼与氯合成（denovo 合成）。其他来源有造纸工业的漂白过程、金属精炼等，随三废物质排放到环境中。因其毒性极高，世界卫生组织规定人体暂定每日允许摄入量为 1～4pg/kg 体重。

（2）二噁英的食品污染途径　二噁英具有热稳定性强、挥发性低、亲脂性好以及环境稳定性高的化学特性。一般人群对二噁英的接触具有不同的途径，包括直接通过吸入空气与摄入空气中的颗粒、污染的土壤及皮肤的吸收接触、食物消费等。人体接触的二噁英90%以上是通过膳食接触的，而动物性食品是其主要来源。

二噁英的食品来源有以下途径：通过食物链的生物富集，最终在鱼体和家禽及其蛋中富集；同时，由于环境大气的流动，在飘尘中的PCDD/Fs沉降至地面植物上，污染蔬菜、粮食与饲料，动物食用污染的饲料也造成PCDD/Fs的蓄积，因此，鱼、家禽及其蛋类、肉类等成为主要污染的食品；食品纸包装材料的迁移，例如纸张在氯漂白过程中产生二噁英，作为包装材料可以发生迁移造成食品污染。

（3）二噁英的毒性　二噁英的毒性很强，在环境中通常以混合物的形式存在，其中毒性最强的是TCDD（专指四氯代二苯并对二噁英，2,3,7,8-TCDD），在国际上通常把不同组分的二噁英折算成相当于TCDD的量来表示，称为毒性当量。

1）急性毒性　2,3,7,8-TCDD的半数致死量（LD_{50}）有着显著的种属差异。毒性为迟发型反应，通常在暴露数周后死亡。毒性的出现有性别差异，雌性的敏感性有大于雄性的倾向。出现毒性反应的脏器主要有肝脏、胸腺、性腺、甲状腺、肾上腺等。人以外的灵长类动物的最显著的毒性反应为皮肤的病变，与发生于人的氯痤疮非常相似。

2）致癌性　二噁英对动物有较强的致癌性。2,3,7,8-TCDD及其类似物在大白鼠和小白鼠经口长期投与实验结果表明该类化合物致癌作用的主要靶器官有肝脏、甲状腺和肺，此外还有皮肤和软组织，且存在着种系和性别差异。世界卫生组织（WHO）国际癌症研究所（IARC）将二噁英定为2B类，即对人类可能是致癌物。

3）生殖毒性　在生物体妊娠和哺乳期投予二噁英时，其对胎儿及子代的生殖毒性大于对母体的毒性，主要可导致腭裂、肾盂积水的增加，可引起胎儿死亡、低体重等胎儿毒性，并导致肾形成异常的频度增加；其次可导致生物体受孕率低下、同腹胎儿数减少、生后存活率低下等，且对子代的毒性强于对母代的毒性；当给妊娠15天的大鼠一次性投予含有64ng/kg二噁英的饲料（极低的暴露水平），可导致子鼠睾丸生精细胞的减少、附睾尾部精子数的减少、附睾重量的降低等。

4）免疫毒性　2,3,7,8-TCDD的免疫毒性表现为胸腺萎缩、体液免疫及细胞免疫的抑制、抗病毒能力的降低、抗体产生能力的抑制等。

4. 有毒金属

（1）铅（Pb）　铅（Pb）是地壳中发现的含量最丰富的重金属元素，土壤中通常含有2～200mg/kg的铅，平均含量为16mg/kg。铅及其化合物是现代社会重要的工业原料，广泛用于冶金、油漆、印刷、陶瓷、医药、农药、塑料等制造工业。目前，铅对环境的污染主要是废弃的含铅蓄电池和汽油防爆剂（含铅汽油）对土壤、水源和大气的污染。

1）铅的分布　饮用水中铅的来源可以来自河流、岩石、土壤和大气沉降。含铅的工业废水、废渣的排放以及含铅农药的使用，也能严重污染局部地面水或地下水。由于铅的广泛分布和利用，以及铅的半衰期较长（4年），铅可以在食物链中产生生物富集作用，对食品造成严重的污染。使用含铅的铅锡金属管道和劣质陶瓷器皿运输、盛装和烧煮食品，可造成铅对食品的直接污染。

2）铅的毒性　急性铅中毒的现象比较少见。铅的毒性主要是由于其在人体中的长期蓄积所造成的神经性和血液性中毒。慢性铅中毒的第一阶段通常无相关的行为异常或组织功能障碍，其特征在于血液中的含量变化。轻度铅中毒的早期症状易出现低血红蛋白贫血，继而引起中枢神经系统失调，并诱发多发性神经炎，患者的症状包括功能亢进、冲动行为、知觉紊乱和学习能力下降。在许多严重病例中，症状包括坐立不安、易怒、头痛、肌肉震颤、运动失调和记忆丧失。如果继续摄入大量的铅，患者将出现肾衰竭、痉挛、昏迷以至死亡。

儿童对铅特别敏感，儿童对食品中铅的主要形式——无机铅的吸收率要比成人高很多，可达到40%～50%（成人仅为5%～10%），此外，营养水平的不同会导致一些儿童吸收更多的铅。当儿童连续摄入低水平铅时，可诱发各种神经性症状，表现出明显的注意力分散、方向不明和冲动增加症状。

铅对实验动物有致癌、致畸和致突变作用。在大鼠的饲料和饮用水中加入剂量为1000mg/kg的乙酸铅，可诱发良性和恶性肿瘤。

WHO暂定成人对铅的耐受量为每周0.05mg/kg体重（3mg/周），儿童为每周0.025mg/kg体重。我国规定一般食品中的含铅量不得超过1mg/kg或1mg/L，罐头食品不得超过2mg/kg。

（2）汞　汞是地球上储量很大、分布极广的重金属元素，在地壳中平均含量约为80μg/kg。地壳中的汞大部分与硫结合形成硫化汞，据估计每年通过岩石风化逸出外部环境的汞约有5000吨。汞是重要的工业原料，汞及其化合物在皮毛加工、制药、选矿、造纸、电解、电镀工业和催化剂制造等方面有广泛的应用。许多形式的有机汞也是常用的抗腐败剂，通常用作医疗仪器的消毒溶液。这些汞，特别是化学工业产生的废水中的汞是导致环境污染的重要因素。

研究发现，江河淤泥中沉积的金属汞可在厌氧细菌作用下发生氧化反应和烷化反应，产生水溶性的汞盐（无机汞）和脂溶性的甲基汞等烷基汞。甲基汞等有机汞是最具毒性的汞成分，是人类汞中毒的主要原因。20世纪50年代后期，日本水俣市出现了因接触甲基汞而造成当地居民大面积伤残的事件，在全世界引起广泛的关注，后来将因接触甲基汞而引起的疾病，称之为水俣病。

1）汞的来源　无机汞是植物性食物中汞的主要存在形式，主要来自植物对外环境中无机汞的吸收。不同植物对汞的吸收不同，大多数植物性食物中汞水平通常很低，但是水生生物对汞有很强的蓄积能力，而且水体中的微生物易将无机汞转化为有机汞，有机汞的毒性和在动物体内蓄积的能力均强于无机汞。因此，鱼和贝类是被汞污染的主要食品，对人体的危害最大，也是人类膳食中汞的主要来源。

2）汞的毒性　人体和其他动物对汞的吸收率取决于其被吸收的部位和汞的化学形式。大部分的无机汞被代谢为二甲基汞，并从尿和大便中排出。甲基汞等烷基汞主要由肝脏排泄，并通过胆汁分泌和胃肠道的上皮细胞脱落形成大便后排出，排出速度较慢。90%以上的甲基汞可经肠再吸收，这是其生物半衰期较长的主要原因。

无机汞中毒主要影响肾脏，可引起急性肾反应，造成尿毒症。急性无机汞中毒的早期症状是胃肠不适、腹痛、恶心、呕吐和血性腹泻；而甲基汞等有机汞中毒主要影响神经系统和生殖系统，其早期症状是协调性丧失、言语模糊、视觉缩小（也叫管视）和听力消失，其后期症状包括进行性失明、耳聋、缺乏协调性和智力减退。汞及其化合物还表现出胚胎毒性、致畸性和遗传毒性。

知识链接

水俣病

日本水俣病事件是1956年日本水俣湾出现的怪病事件。这种症状最初出现在猫身上，被称为"猫舞蹈症"。病猫步态不稳，抽搐、麻痹，甚至跳海死去，被称为"自杀猫"。随后不久，此地也发现了患这种病的人。患者由于脑中枢神经和末梢神经被侵害，症状表现为轻者口齿不清、步履蹒跚、面部痴呆、手足麻痹、感觉障碍、视觉丧失、震颤、手足变形，重者精神失常，或酣睡，或兴奋，身体弯弓高叫，直至死亡。这种"怪病"是"水俣病"，是由于将含汞的工业废水任意排放入海，海水被严重污染，而汞在水中被水生物食用后，会转化成甲基汞（CH_3Hg）。甲基汞通过鱼虾进入人体，被肠胃吸收，侵害脑部和身体其他部分。进入脑部的甲基汞会使脑萎缩，侵害神经细胞，破坏掌握身体平衡的小脑和知觉系统。据统计，有数十万人食用了水俣湾中被甲基汞污染的鱼虾。水俣病是最早出现的由于工业废水排放污染造成的公害病，被称为世界八大公害事件之一。

（3）镉　镉在自然界中常与锌、铜、铅并存，是铅、锌矿的副产品。镉在工业上有广泛的用途，主要用于电容器、电线及其他金属的电镀，防止其被腐蚀。镉的硬脂酸盐是很好的稳定剂，在塑料工业和贮电池制造中有广泛的应用。

工业生产排放镉污染废水时，能很快被水中的颗粒物所吸附，镉主要通过对水源的直接污染以及通过食物链的生物富集作用对人类的健康造成危害。

1）镉的分布　被镉污染的食物主要是鱼类、贝类等水生生物。鱼和贝类可从周围的水体中富集镉，其体内浓度比水高出 4500 倍。WHO 定期分析全世界所提供的各种食物，其分析结果显示镉污染最严重的食物除贝类外，还有各种食用动物的肾脏，其镉含量往往超过 10 mg/kg。

2）镉的毒性　镉为有毒金属，在体内相当稳定。其摄入后可与金属硫蛋白（metallothionein）结合，故生物半衰期较长。金属硫蛋白本身并不能降低镉的毒性，而两者结合形成的化合物比单独的镉更具有毒性。镉的另一种形式氧化镉的毒性也非常大，急性中毒大多表现为呕吐、腹痛、腹泻，继而引发中枢神经中毒，其慢性中毒可导致肾中毒和骨中毒，并对生殖系统造成损害。肾脏是对镉最敏感的器官，剂量为 0.25 mg/kg 体重时就可引起肾脏中毒症状的发生。对镉中毒患者的研究发现，镉能引起严重肾损害和骨骼损伤，可导致严重的骨萎缩和骨质疏松。

（四）食品加工中形成的有毒物质

1. N – 亚硝基化合物　N – 亚硝基化合物是对人和动物具有较强致癌作用的一类化学物质，人和动物均可利用硝酸盐、亚硝酸盐和胺合成亚硝基化合物。

（1）N – 亚硝基化合物的分布　硝酸盐和亚硝酸盐广泛存在于人类环境中，是自然界中最普遍的含氮化合物。一般蔬菜中的硝酸盐含量较高，在后续储藏加工过程中，硝酸盐在细菌作用下可转变成亚硝酸盐。亚硝酸盐与肉制品中的产生的胺类化合物在适宜条件下可生成亚硝胺化合物。

许多食品主要是腌制的肉类、熏肉和咸鱼（表 4 – 7）含有亚硝胺。肉制品，特别是鱼类保存过长时间可产生各种多胺（仲胺和季胺），很容易在体外与亚硝酸盐防腐剂发生反应生成亚硝胺化合物。腌制食品如果再用烟熏，则亚硝胺化合物的含量将会更高。

表 4 – 7　各种食物中的亚硝胺含量

食物品种	加工方法	含量（μg/kg）
猪肉	新鲜	0.5
熏肉	烟熏	0.8 ~ 2.4
腌肉（火腿）	烟熏，亚硝酸盐处理	1.2 ~ 24
腌腊肉	烟熏，亚硝酸盐处理，放置	0.8 ~ 40
鲤鱼	新鲜	4
烟熏	熏鱼	4 ~ 9
咸鱼	亚硝酸盐处理	12 ~ 24
腊鱼	烟熏，亚硝酸盐处理	20 ~ 26
腊肠	亚硝酸盐处理	5
熏腊肠	烟熏，亚硝酸盐处理	11 ~ 84

（2）N – 亚硝基化合物的毒性　大量摄入硝酸盐和亚硝酸盐可诱导高铁血红蛋白血症，临床表现为口唇、指甲发绀，皮肤出现紫斑等缺氧症状，可致死亡。该病经常发生在饮用水中硝酸盐含量较高的地区，且多发于婴儿。该病主要是由于人体内大量的亚硝酸盐与血液中的血红蛋白结合，使高铁血红蛋白含量上升，因高铁血红蛋白不能与氧结合，导致缺氧的发生。

亚硝胺类是人类主要的致癌物质，其致癌性存在器官特异性，并与其化学结构有关。各种亚硝胺的致癌性如下（表 4 – 8）。

表4-8　各种亚硝胺对动物的致癌性

化合物	LD$_{50}$/mg·kg^{-1}	肿瘤种类	致癌性
二甲基亚硝胺	27~41	肝癌、鼻窦癌	+++
二乙基亚硝胺	200	肝癌、鼻腔癌	+++
二正丙基亚硝胺	400	肝癌、膀胱癌	+++
乙基丁基亚硝胺	380	食管癌、膀胱癌	++
甲基苄基亚硝胺	200	食管癌、肾癌	++
甲基亚硝基脲	180	前胃癌、脑癌、胸腺癌	+++
二甲基亚硝基脲	240	脑癌、神经癌、脊髓癌	+++
亚硝基吗啉	—	肝癌	+++
亚硝基吡咯烷	—	肝癌	+

注：LD$_{50}$为大鼠经口。+++强；++中；+弱。

亚硝胺也具有较强的致畸性，主要使胎儿神经系统畸形，包括无眼、脑积水、脊柱裂和少趾，且有量效关系。

2. 杂环胺　20世纪70年代末，人们发现从烤鱼或烤牛肉炭化表层中提取的化合物具有致突变性。对烤鱼中主要致突变物的研究表明，这类物质主要是复杂的杂环胺类化合物（hetercyclic amine）。

蛋白质含量较高的食物高温烹调后产生杂环胺较多，如高温烹调的鱼和肉类是膳食摄入杂环胺的主要来源。杂环胺是间接致突变物，部分杂环胺表现出的致突变性是黄曲霉 B$_1$ 的100倍。杂环胺对哺乳动物和啮齿类动物有致癌作用。流行病学资料显示，杂环胺暴露与乳腺、肺和结肠肿瘤的发生率增加有关。

三、细菌毒素与霉菌毒素

细菌毒素是细菌的代谢产物，可分为内毒素和外毒素。内毒素是细菌细胞的基本组成部分，通常成分为脂多糖膜，是革兰染色阴性细菌细胞壁的组成成分；外毒素是以革兰阳性细菌为代表的微生物自身合成后分泌而出，通常不是微生物整体的组成部分。外毒素的化学成分是蛋白质，毒性极不稳定，对热和某些化学物质敏感，容易受到破坏。内毒素只有当细胞死亡而溶解或用人工方法破坏菌体时才可释放出来。其化学成分复杂，且性质稳定、耐热，毒性比外毒素弱，没有组织器官选择性。常见细菌毒素包括沙门菌毒素、金黄色葡萄球菌肠毒素、肉毒杆菌毒素等。

真菌在新陈代谢过程中会产生大量化学结构各异的生物活性物质，其中对人和动物具有毒性的代谢产物，被称为真菌毒素。真菌毒素包括霉菌毒素和蘑菇毒素两类。真菌毒素通常指霉菌毒素，它是丝状真菌产生的毒素。其中又以黄曲霉毒素、赭曲霉毒素、杂色曲霉毒素最为多见。

（一）细菌毒素

1. 沙门菌毒素　在细菌性食物中毒中最常见的是沙门菌属细菌引起的食物中毒。沙门菌是革兰阴性杆菌，可产生毒性较强的内毒素，属于脂类、糖类和蛋白质的复合物。由沙门菌引起的食物中毒通常是由于大量病菌的摄入而致病，病菌常见于肠道中，较少侵入血液，菌体在肠道内破坏后释放肠毒素引起发病。中毒初期表现为头痛、恶心、食欲不振，以后出现呕吐、腹泻、腹痛，且主要为水样便，体温升高，一般在发病2~4天体温下降。

沙门菌引起中毒多由动物性食物引起。此类菌虽在肉、蛋、奶等食物中生长，却不分解蛋白质产生吲哚类物质，所以食物被沙门菌污染，甚至已大量繁殖，通常也无感官性质的改变。对于存放较久的食物，即使没有腐败变质的表象，也应注意其食用安全性。因此对于肉、蛋、奶类食品应严格加强对食品生产企业的卫生监督，特别是加强肉联厂宰前和宰后的卫生检验，认真执行国家标准；防止动物生前感染；注意动物宰后的各个卫生环节；生、熟肉制品分开放置，避免交叉污染；熟肉制品保存时间应缩短在 6 小时以内，避免细菌大量繁殖；高热是灭菌的一种可靠方法，掌握加热的方法和时间即可杀死沙门菌。

2. 金黄色葡萄球菌肠毒素　金黄色葡萄球菌是一种重要的致病菌，常见于人和动物的皮肤以及表皮，只有少数亚型能产生肠毒素，常见的是 A 及 D 型。肠毒素耐热，一般烹煮条件下不被破坏，需在 100℃煮 2 小时才破坏。肠毒素中毒一般在摄食染毒食物后 2~3 小时发生，主要症状为恶心、大量分泌唾液、剧烈频繁地呕吐（特征性症状，一定发生）、腹痛和腹泻等症状，在呕吐物和粪便中常见有带血现象。在 1~2 天后恢复正常，死亡者较少见。

针对食品中金黄色葡萄球菌的来源，应采取措施进行控制。防止带菌人群对各种食物的污染，尤其患有局部化脓性感染、上呼吸道感染的人员要暂时停止其工作；由于肠毒素耐高温，一般加热难以破坏，因此食品应注意低温、干燥、通风良好以及短时间内储存，防止金黄色葡萄球菌肠毒素的产生。

3. 肉毒杆菌毒素　肉毒杆菌是厌氧型的芽孢菌，已知有 A、B、C、D、E、F、G 型 7 个类型，其中 A、B、E 及 F 型可在人引起中毒症状。肉毒杆菌在不利生长条件下可转变成芽孢处于休眠状态；在合适条件下，芽孢可恢复生长并能产生毒素。芽孢极为耐热，在密封厌氧的环境下，如肉类罐头食品，杀菌不彻底时芽孢可恢复生长引起罐头变质，若食用可引起中毒。

肉毒杆菌毒素是肉毒杆菌产生的外毒素，属蛋白质类物质。肉毒杆菌毒素对热不稳定，各型毒素在 80℃加热 30 分钟或 100℃加热 10~20 分钟，即可完全破坏。

肉毒杆菌毒素中毒主要以运动神经麻痹症状为主。毒素经消化道吸收进入血液循环后，选择性地作用于运动神经和副交感神经的神经和肌肉接头处，抑制神经传导介质乙酰胆碱的释放，因而使肌肉收缩运动发生障碍。患者多因横膈肌或其他呼吸器的麻痹而造成窒息死亡。1~9 个月的婴儿对肉毒杆菌中芽孢更加敏感，婴儿肉毒中毒的主要表现为便秘、头颈肌肉软弱、吞咽困难等，严重者可因呼吸麻痹而猝死。

肉毒杆菌在厌氧条件下即可产生抗逆性极强的芽孢，因此，生产罐头食品的企业应严格执行罐头将生产卫生规范，确保罐头食品彻底灭菌。12 个月以内的婴儿不食用罐装蜂蜜食品，以避免肉毒杆菌中毒。

（二）霉菌毒素

1. 黄曲霉毒素　1960 年，英国某农场发生了 10 万只雏火鸡突然死亡的事件。解剖显示，这些火鸡的肝脏已严重坏死。经过调查发现，这些雏火鸡食用了霉变的花生粉，这是造成其肝坏死和中毒死亡的主要原因。霉变的花生粉中含有一系列由黄曲霉菌（aspergillus flauus）产生的活性物质，这些物质就是黄曲霉毒素（aflatoxin AF），它不仅可引起剧烈的急性中毒，而且还是目前所知致癌性最强的化学物质。

黄曲霉毒素是一类化学结构相似的二呋喃香豆素的衍生物，有 10 余种之多（图 4-7）。根据其在紫外光下可发出蓝色或绿色荧光的特性，分为黄曲霉毒素 B_1（AFB_1）、黄曲霉毒素 B_2（AFB_2）、黄曲霉毒素 G_1（AFG_1）和黄曲霉毒素 G_2（AFG_2）。其中以 AFB_1 的毒性最强。

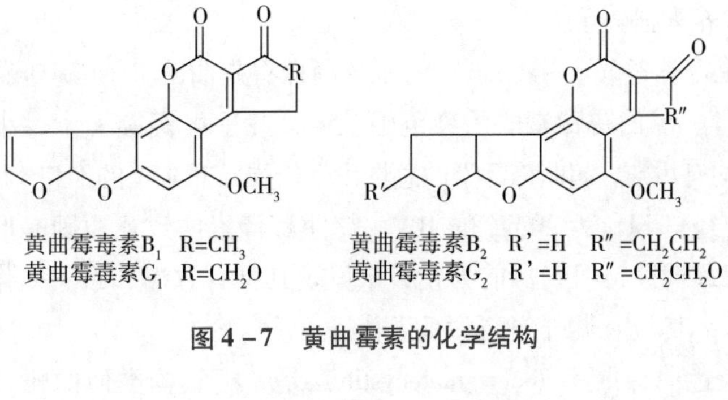

黄曲霉毒素 B_1　$R=CH_3$　　　　黄曲霉毒素 B_2　$R'=H$　$R''=CH_2CH_2$
黄曲霉毒素 G_1　$R=CH_2O$　　　黄曲霉毒素 G_2　$R'=H$　$R''=CH_2CH_2O$

图 4-7　黄曲霉素的化学结构

黄曲霉毒素微溶于水，易溶于油脂和一些有机溶剂，耐高温（280℃下裂解），故在通常的烹调条件下不易被破坏。

（1）黄曲霉菌的分布　黄曲霉菌是空气和土壤中存在的非常普遍的微生物，世界范围内的绝大多数食品原料和制成品均有不同程度的污染。黄曲霉菌在有氧、温度高（30～33℃）和湿润（89%～90%）的条件下容易生长，从而造成贮存的花生、玉米、大米、小麦、大麦、棉籽和大豆等多种谷物的污染变质，其中，又以花生和玉米的污染最为严重。

（2）黄曲霉毒素的毒性

1）急性毒性　黄曲霉毒素是一种毒性极强的化合物。其急性中毒症状主要表现为呕吐、厌食、发热、黄疸和腹水等肝炎症状。小鼠的急性中毒反应包括伴有水肿的肝损害、胆管增生和实质性细胞坏死，恒河猴的急性中毒反应为肝脏脂肪浸润和胆管增生，并伴有静脉纤维化。黄曲霉毒素的急性毒性主要表现为对肝的毒性。

2）致癌性　黄曲霉毒素是目前所知致癌性最强的化学物质之一。黄曲霉毒素不仅能诱导鱼类、禽类、各种实验动物、家畜和灵长类动物的实验肿瘤，而且其致癌强度也非常大，可诱导肝癌外，还可诱导前胃癌、垂体腺癌等多种恶性肿瘤。是世界卫生组织（WHO）划定的 I 类致癌物。

鉴于黄曲霉毒素具有极强的致癌性，世界各国都对食物中的黄曲霉毒素含量作出了严格的规定。FAO/WHO 规定，玉米和花生制品的黄曲霉毒素（以 AFB$_1$ 表示）最大允许含量为 15μg/kg；美国 FDA 规定牛奶中黄曲霉毒素的最高限量为 0.5μg/kg，其他大多数食物为 20μg/kg，动物性原料中的黄曲霉毒素最大允许含量为 100g/kg，超标的污染食物和原料产品将被没收和销毁。我国食品中黄曲霉毒素的允许量如下（表4-9）。

表4-9　我国黄曲霉毒素的最大允许量　单位：μg/kg

食品种类	最大允许量
玉米、花生及其制品	20
大米和食用油脂（花生油除外）	10
其他粮食、豆类和发酵食品	5
酱油和醋	5
婴儿代乳品	0

3）黄曲霉毒素的脱毒方法　除控制仓储粮食的含水量，防止其发霉外，还可采用其他方法降低污染食物中的黄曲霉毒素含量。黄曲霉和其他几种真菌在紫外光照射下可发出明亮的黄、绿色荧光，利用这个特征可将污染的花生和玉米和其他谷物分离开来；同时，紫外线照射也可使毒素的含量下降。对污染的谷物进行加热处理也常用于黄曲霉毒素的脱毒。虽然在干热处理时黄曲霉毒素非常稳定，但普通烘烤半小时后，花生中的黄曲霉毒素 B$_1$ 也可减少80%。一般而言，湿热处理比干热处理能更有效地降低黄曲霉毒素的含量。有机溶剂萃取的方法也有部分应用，但这种方法非常昂贵和耗时，毒素不能完全清除，同时也使食物中的营养素损失了。

2. 赭曲霉毒素　赭曲霉毒素（ochratoxin）的产毒菌株有赭曲霉（aspergiltus ochratoxin）和鲜绿青霉（penicilliumviridicatum）等。赭曲霉毒素的污染范围较广，几乎可污染玉米、小麦等所有的谷物，而且从样品检测来看，国内外均有污染。赭曲霉毒素的急性毒性较强，对雏鸭的经口 LD$_{50}$ 仅为 0.5mg/kg BW，与黄曲霉毒素相当；对大鼠的经口 LD$_{50}$ 为 20mg/kg BW。赭曲霉毒素的致死原因是肝、肾的坏死性病变。虽然已发现赭曲霉毒素具有致畸性，但到目前为止，未发现其具有致癌和致突变作用。在肝癌高发区的谷物中可分离出赭曲霉毒素，其与人类肝癌的关系尚待进一步研究。

3. 杂色曲霉毒素　杂色曲霉毒素（sterigmatocystin）是一类结构类似的化合物，它主要由杂色曲霉

（aspergillus uersicolor）和构巢曲霉（a. nidulans）等真菌产生。杂色曲霉毒素主要污染玉米、花生、大米和小麦等谷物，但污染范围和程度不如黄曲霉毒素。不过在肝癌高发区居民所食用的食物中，杂色曲霉毒素污染较为严重；在食管癌的高发地区居民喜食的霉变食品中也较为普遍。杂色曲霉毒素的急性毒性不强，对小鼠的经口 LD_{50} 为 800mg/kg BW 以上。杂色曲霉毒素的慢性毒性主要表现为肝和肾中毒，但该物质有较强的致癌性。以 0.15～2.25mg/只的剂量饲喂大鼠 42 周，有 78% 的大鼠发生原发性肝癌，且有明显的量效关系。该物质在 Ames 实验中也显示出强致突变性。在食品卫生意义上，应把杂色曲霉毒素对粮食和食品的污染看作是与黄曲霉毒素污染具有同等的重要性，尤其是与人类癌症的可能关系。

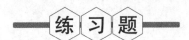

答案解析

一、选择题

最佳选择题

1. 有机磷农药中毒的主要中毒机制为（　　）

  A. 抑制胆碱酯酶活性   B. 抑制己糖激酶活性

  C. 抑制琥珀酸脱氢酶活性   D. 抑制枸橼酸合成酶活性

2. 甲基汞中毒症状主要表现是（　　）的系统损伤

  A. 胃肠   B. 神经

  C. 骨骼   D. 消化

3. 瘦肉精的专业名称（　　）

  A. 盐酸克伦特罗   B. 马来酸氯苯那敏

  C. 头孢拉定   D. 盐酸乙酰半胱胺酸

4. 黄曲霉毒素主要损伤的器官以及其最容易污染的食品分别是（　　）

  A. 肝脏　牛奶   B. 肝脏　花生

  C. 肾脏　鸡蛋   D. 肾脏　大米

5. 下列食品中苯并芘含量最多的是（　　）

  A. 蒸饺   B. 咖喱饭

  C. 烤羊肉串   D. 薯条

二、综合问答题

1. 简述安全性毒理学评价程序包括的四个阶段。

2. 简述危险性评价及危险度管理。

书网融合……

本章小结

微课

题库

第五章

食品毒理学试验基础

 学习目标

知识目标

1. 掌握 食品毒理学实验室操作规范；食品毒理学试验的原则、局限性、基本目的；食品毒理学试验的设计，实验动物的选择、处理、染毒、处置及造模，并对毒理学试验结果处理和分析。

2. 熟悉 实验动物模型的目的，食品毒理学试验结果统计分析的意义。

3. 了解 GB 15193 系列标准。

能力目标

1. 能依据实训要求进行食品毒理学试验设计。

2. 能对毒理学试验结果处理和分析。

素质目标

通过本章的学习，树立责任和担当意识，作为 21 世纪的接班人，应努力学好专业知识，争取早日研发出替代动物实验的新技术和新方法。切身体会到动物在整个毒理学试验中的重要性，要感恩动物为科学献身的精神，从而善待动物，尊重一切生命。

 情境导入

情境 以 Wistar 大鼠为研究对象，探讨药桑葡萄果酒对高脂血症大鼠血脂的调节作用。收集动物实验各组动物血清、肝脏、心脏及脂肪组织，测定血清总胆固醇（TC）、甘油三酯（TG）、低密度脂蛋白胆固醇（LDL－C）、高密度脂蛋白胆固醇（HDL－C）及相应的抗氧化指标，并对大鼠肝脏和心脏进行组织病理学检查。结果表明，经药桑葡萄果酒灌胃后，与模型组相比，药桑葡萄果酒高、中、低组的 TC 分别下降了 27.87%、36.96% 和 22.80%（$P<0.05$），TG 分别下降了 49.38%、62.63% 和 43.51%（$P<0.05$）。药桑葡萄果酒不同剂量组能显著提高大鼠血清超氧化物歧化酶（SOD）和过氧化氢酶（CAT）的活性（$P<0.05$），显著降低血清丙二醛（MDA）的含量（$P<0.05$）。适量的药桑葡萄果酒可抑制大鼠肝脏中脂质的积累，改善脂肪肝病变和脂质代谢紊乱，从而降低高脂饮食大鼠体内血脂水平。

思考 1. 如何开展未知物质的毒理学试验？

2. 常见的染毒方式？

3. 毒理学试验中为什么经常使用实验动物模型？

参考答案

PPT

第一节　食品毒理学实验室操作规范

在当前经济社会高速发展的背景下，人们物质生活水平的提升直接推动了食品生产行业的蓬勃发展，出现大量多样化食品，随之而来的食品安全问题也逐渐突出，不仅对食品生产行业健康发展造成影响，同时也会威胁消费者的生命健康，不利于社会和谐稳定发展。为避免食品安全问题的出现，在食品流入市场前必须做好安全检验工作，食品检验是食品安全的守护者，对保护企业、消费者的合法权益，维护正常的市场经济秩序等都具有十分重要的意义。食品检验实验室规范、有序、高质量运转是食品检验结果真实可靠的重要保障。

食品毒理学实验室是食品检验实验室十分重要的组成部分，其主要是依据 GB 15193 系列标准的对食品生产、加工、贮藏、运输和销售过程中所涉及的可能对健康造成危害的化学、生物和物理因素的安全性进行评价，检验对象包括食品及其原料、食品添加剂、新食品原料、辐照食品、食品相关产品（用于食品的包装材料、容器、洗涤剂、消毒剂和用于食品生产经营的工具、设备）以及食品污染物。从而得到足够多、真实可靠地反映不同毒性水平的检验数据，以此判定食品及相关产品是否安全。为此，实验室需配备符合要求的人员、仪器设备、管理制度、场地环境以及满足检测需求的试剂耗材，才能保证实验室的运行环环相扣。

实验室的操作规范性体现在对试验过程各个环节的质量控制，无论是在取得资质认定的实验室，还是在科研型实验室，都应该坚持这一理念。在检验领域中提及质量管理，就会想到"人机料法环"。"人机料法环"是对全面质量管理理论中的五个影响产品质量的主要因素的简称，这五个环节也是食品检验实验室全面质量管理的关键。就食品检验实验室而言：人——表现为试验人员对质量的认识、技术熟练程度等；机——表现为检测设备、测量仪器的精度和维护保养状况等；料——表现为检测样品以及所需的试剂耗材、标准物质等；法——表现为检测方法的选择、验证和确认，操作规程等；环——表现为实验场所的温湿度、清洁条件等。只有把控好这五个环节，很大程度上能确保实验室检测结果的真实性、准确性和可靠性，从而为食品安全保驾护航。

食品毒理学实验室可能存在于高校、研究所、企业以及专业的检验检测机构等，高校和研究所偏向于食品毒理学方法的开发、验证等研究性工作，食品及相关产品的生产企业偏向于食品产品、食品添加剂、新食品原料等的开发与验证，而食品检验检测机构偏向于依据法律法规要求对新开发的食品及相关产品进行安全性评价。食品检验检测机构是经过国家认证认可监督管理委员会和省级质量技术监督部门的评价许可，使实验室运行、管理、人员操作更加规范，专业性更高，检测结果的公信力更强。因此，我们将从检验检测机构的食品毒理学实验室的运行角度来介绍食品毒理学实验室的构成和规范化管理。

一、检验机构

（一）需具备相应的资质能力

食品毒理学的检验机构应该是依法成立并能够承担相应法律责任的法人或者其他组织。是依据相关标准或者技术规范，利用仪器设备、环境设施等技术条件和专业技能，对产品或者法律法规规定的特定对象进行检验检测的专业技术组织，且通过了资质认定。资质认定是指国家认证认可监督管理委员会和省级质量技术监督部门依据有关法律法规和标准、技术规范的规定，对检验检测机构的基本条件和技术能力是否符合法定要求实施的评价许可。通过资质认定，表明该机构具备了开展检验检测工作的硬件和软件，包括场所、仪器设备、人员、管理体系文件等，能够出具符合法律法规要求的报告。

（二）必须坚持诚信原则

食品检验机构作为一个向社会出具具有证明作用的数据和结果的服务机构，又承担对产品质量把关的重要职能，是向社会传递信任的桥梁，其出具的结果报告是公众衡量产品质量的重要依据。如果其诚信意识和信用水平偏低，不仅会给行业和社会带来危害，自身也面临风险。因此，作为食品检验检测机构及其员工必须坚持职业操守，树立诚信理念。

（三）担负相应的社会责任

食品检验机构应履行社会责任，主动参与食品安全社会共治，不仅是检验检测机构推动社会发展的义务，更是其对自身持续发展的承诺。建立绿色通道，配合政府相关部门优先完成相应的食品安全案件查办、司法检验、稽查检验和应急检验等任务。在检测中发现非法添加或其他不法活动应及时向相关部门反映。保证独立、公正的法律地位，反对不正当竞争、杜绝检验检测活动中的商业贿赂及欺诈，不出具虚假检验检测报告，自觉接受社会各相关方的监督，维护检验检测市场秩序。

二、实验室人员组织架构

实验室的正常运行需要配备足够的人员，各司其职，相互配合支持。总体来说分为管理人员和检验检测技术人员。管理人员是指对质量、技术负有管理职责的人员，包括最高管理者、技术负责人、质量负责人等，技术人员包括检验检测的操作人员、结果验证或核查人员。技术人员和管理人员的结构和数量、受教育程度、理论基础、技术背景和经历、实际操作能力、职业素养等应满足工作类型、工作范围和工作量的需要。

（一）管理人员

1. 最高管理者　在具有 CMA 资质的检测机构中，实验室负责人又叫最高管理者，是全面负责实验室各项工作，确保试验按照实验室操作规范要求进行运作的人。须具有一定的食品或食品相关专业的知识及相关工作经验，具备良好的组织能力、协调沟通能力。其具体职责：确保有充足的有资格的人员，并按规定履行职责；每个检测项目开始前，确定项目负责人；确保各种设施、设备和试验条件符合相关规定；组织制订和修改本机构的标准操作规程，确保试验人员掌握相关的标准操作规程；组织制订重大项目实施计划表，审查批准试验计划和试验报告，掌握各项试验的进展；成立实验动物伦理委员会等。

2. 技术负责人　检验检测工作专业性较强，需要具备专业知识的人员做技术指导和技术支持。技术负责人应熟悉《中华人民共和国食品安全法》及其相关法律法规以及有关食品标准和检验方法的原理，掌握检验操作技能、标准操作规程、质量控制要求、实验室安全与防护知识、计量和数据处理知识等，并应经过食品相关法律法规、质量管理和有关专业技术的培训和考核。技术负责人常作为一个或多个检测项目的负责人，对所承担检测项目的全过程负责，包括需提出试验计划并组织试验人员进行试验，在试验过程中确保实验人员按照试验计划以及相应的标准操作规程进行试验，期间出现的任何试验计划的偏离都应按相关程序要求得到确认以保证最终数据的严谨、准确，变动内容和变动原因应记录并备案以便于后期发现问题时进行追溯，同时要确保所有原始资料完整、真实地记录。项目负责人对最终试验数据的有效性及试验过程符合性负责。

3. 质量负责人　质量负责人在检验检测机构是一个非常重要的岗位，上传下达，在不同部门间"穿针走线"。质量保证人员由机构负责人直接任命，直接对机构负责，并且熟悉试验过程。质量负责人主要全面负责实验室运行期间的质量管理工作，包括实验室质量管理体系的建立、实施和持续改进，编写质量手册、程序文件，负责向最高管理者报告质量管理体系的业绩和改进的需要。更重要的职责是负责实验室内部质量评审工作，协助实验室最高管理者完成实验室的管理评审工作。因此，要求质量负责人在资格、能力、经验等方面都能达到相应要求。

（二）技术人员

技术人员是检测机构的中坚力量，是一线数据的"缔造者"，工作量大，责任大，主要包括检验人员、报告编制人员、授权签字人等。

1. 检验人员 与化妆品、消毒产品等健康相关类产品检验人员相比，食品检验人员的资质要求更为严苛，须具有食品、生物、化学等相关专业专科及以上学历并具有 1 年及以上食品检验工作经历，或者具有 5 年及以上食品检验工作经历。

检验人员是检测项目的执行人员，接受项目负责人指导，检测人员应严格依照有关法律、法规的规定，按照食品标准和食品检验工作规范，依据具体试验计划和标准操作规程（standard operating procedures，SOPs）独立地进行食品检验，尊重科学，恪守职业道德，保证出具的检验数据客观、公正、准确、可追溯。不同岗位人员应参加相应的继续教育计划并接受质量管理方面的专门培训，例如动物实验操作人员、阅片（遗传毒理学及毒性病理学等）人员等，应接受专门的技术培训并须获取相应的资格或授权，执证上岗。

2. 报告编制人员 报告编制人员是检验检测数据的加工者，须具备扎实的专业知识，且具有相应的检验人员工作经历，非常熟悉食品标准和检验方法的原理以及判定标准。报告编制人员根据试验的原始记录，对数据进行处理和分析，依据标准判定要求作出试验结论并出具报告。

3. 授权签字人 授权签字人是由检验检测机构提名，经资质认定部门考核合格后，在其资质认定授权的能力范围内签发检验检测报告的人员。授权签字人须具备从事相关专业检验检测的工作经历，掌握所承担签字领域的检验检测技术，熟悉所承担签字领域的相应标准、规程或技术规范。必须能够对检验检测报告的准确性、完整性、合法性、有效性进行正确判定，要求授权签字人在其签字领域必须具有较高的业务理论知识和丰富的经验。只能在授权范围内对检验检测报告进行最终技术审核且签发，并对报告承担技术和法律责任。授权签字人是检验检测报告质量的最后把关人，是检验检测机构顺利开展检验检测工作的重要保障。授权签字人也可以是技术负责人。

4. 内审员 内审员全称叫内部管理体系审核员，须经过培训并获得证书才具备相应资格，可以是专职也可以兼职。主要职责是配合质量负责人完成质量体系运行的审核，按审核计划实施试验过程中审核，并对审核中发现的不符合项的整改效果进行追踪、验证。带领质量监督员完成质量监督工作。

5. 质量监督员 质量监督员监督的范围是检测工作的过程和结果，一般在检验人员中选取。监督员应熟悉有关的法律法规和检测的方法和程序，且在一个检测领域内相对业务能力强，工作经验较为丰富，了解相应的检测业务工作，并能够识别出其他检测人员在检测工作出现的不规范、不正确之处，知道如何评价检测结果。一般监督员数量是内审员数量的 2~3 倍。

6. 其他人员 除了以上人员外，还有采样人员、样品管理人员、动物饲养人员、后勤保障人员等。这些岗位对专业技能要求相对宽松，经过专门的岗位培训和考核即可上岗。工作期间，严格按照相关的操作规程开展工作，完成相关的记录。

三、试验过程的质量保证

质量管理可以发生在试验过程的任何环节，但是把握关键环节将事半功倍。将从"人机料法环"及质量体系几个方面着重叙述。

（一）人员能力的考核、授权与保持

1. 人员能力考核 人员能力与工作岗位的高匹配度是高质量完成检验工作的基础。在检验检测机构，人员能力考核是一个持续的过程，包括上岗前考核和任职中考核。任何岗位的人员在上岗前会经过管理制度、岗位技术的培训，并通过考核完成能力确认才能上岗。不同岗位对人员能力要求不同，培训内容和考核方式也不同，最终需满足岗位要求，胜任工作。考核内容通常包括基础理论知识、法律法规、技术标准，以及实操现场演示。在岗位中的考核多为操作考核，有样品复测、人员比对等方式，以进一步确认检验人员的水平。这些都将形成记录，并归入个人档案。

2. 岗位授权 人员能力确认后，将书面授权人员的岗位范围，可开展的检测项目。个人不得随意换岗或者扩大自己的检测领域。对于有特殊要求的岗位，还需单独授权，如大型仪器设备操作、专业技术性强需要执证上岗的岗位。高压灭菌器的操作人员需执特种作业操作证，需授权专人操作。生化仪测量数据时往往出现较大偏差，需要技术熟练人员操作为佳，尽量减少人员操作带来的误差，因此也会授权专人操作。需要注意的是，动物实验相关人员应定期（至少每年一次）接受健康检查，患有妨碍实验动物工作疾病的人员不得从事实验动物工作。

3. 人员能力的保持 对于实验室来说，人员的技术能力建设始终是制约质量管理水平提升的核心因素。持续学习、培训、操练是人员能力保持的制胜法宝。常定期采取但不限于样品复测、人员比对、仪器比对等方式，以掌握检验人员的真实水平，取长补短，促使全员共同进步。由于人员流动、换岗等原因，人员能力会有所变动，通过持续的人员监督进而发现问题，再采取培训等措施将人员能力提升，确使整体人员能力得到保持，即机构的检测能力得到持续保持。

（二）仪器设备的定期校准与检验

仪器设备是保证数据结果准确有效的重要基石。实验室应配备满足检测的所需设备，且保证设备能够达到并符合相关检验所要求的条件，同时建立定期检测、维护和校准设备的程序。另外，接受过培训并被授权的人员方可操作大型仪器设备。

1. 加强设备的使用管理和维护保养 正所谓"上医治未病，中医治欲病，下医治已病"。对于仪器设备而言，同样应该采取"治未病"的方式，应加强仪器设备的维护保养，而不是等仪器设备损坏之后再进行维修。仪器一旦出现故障，不仅维修费用高，还影响检测进度和精度。要达到治未病的预期成效，就需要规范仪器设备的使用、点检和保养。在仪器设备的使用管理过程中，应加强全生命周期管理，注重仪器的深度维护，确保仪器具有良好的运行状态，以提升食品检测的准确率。

2. 做好仪器设备的检定校准和期间核查 实验室所使用的大部分仪器、容器都需要按时送往有资质的计量检定机构进行检定或校准，以保证其量值的溯源性。有检定要求的仪器设备投入使用和重新投入使用之前，都必须检定合格后方能使用。大多数的计量器具检定周期为1年。定期对仪器进行校准或检定是保证设备的稳定性和可靠性的要素之一，而期间核查是另一要素。实验室会根据仪器的原理、性能和易损因素，制订对应的期间核查计划。期间核查的方法有传递测量法、标准物质法、多台设备比对法、留样再测法、直接测量法、自带标样核查法、实验室间比对法、方法比对法等。期间核查是对仪器的灵敏度、稳定性、分辨率等技术指标的核查。在仪器的检定周期内可进行$1\sim2$次核查，对于使用频率高的仪器，如天平，可增加核查的次数。

（三）标准物质的期间核查

标准物质作为分析测量的重要测量手段，在质量控制等领域起着不可或缺的作用，标准物质的期间核查是保证标准物质测量数据准确可靠的重要依据。通过对外观检查、保存条件、重复性、稳定性、核查质控样品、参加能力验证或质控图等方法对不同的标准物质进行期间核查，从而更好的保证实验室测量结果的可信性。但是对所有标准物质均进行核查是不现实的，应该结合标准物质特点、使用频率等选择性的核查。具有以下特点的标准物质可作为重点对象：使用频率高，性状不稳定、易漂移、易老化，性能容易受外部条件如光照、温度的影响而变化；标准物质在不受实验室控制后并返回的情况；怀疑标准物质受到污染时；当使用标准物质进行测量时，测量的数据出现偏差大、波动大的情况下而对数据产生怀疑时。未开封的有证标准物质在使用前进行一次核查即可。已开封且未使用完或可重复使用的有证标准物质，在证书要求的开瓶有效期内，建议至少半年进行一次期间核查。对于供应商、标准方法或权威文献提供了储存条件和有效期的非有证标准物质/标准样品，按其稳定特性等安排不少于一次的期间核查。对于首次使用且无法获得可靠有效期的非有证标准物质/标准样品，实验室要按照要求每月进行稳定性试验确认其预期有效期。以后再次使用时，在预期有效期内，可按其稳定特性等安排不少于一次的期间核查。在动物实验中，血液生化的质控标品就是常见的核查对象。

（四）检测依据和标准操作规程的更新

1. 检测依据定期查新 实验室要定期做好方法查新工作，确保使用"现行有效"且最新的标准。随着技术的发展，检测方法不断得到补充和更新，形成新标准或修订旧标准。食品检测实验室通过CMA 资质认定，在出具正式检测报告时需要核实所用检测依据是否为最新有效且有资质的版本。当同一检测参数认证并通过了多种方法时，通常情况下依次优先采用国际标准、区域标准、国家标准、行业标准、地方标准以及国务院行业主管部门以文件、技术规范等形式发布的检测方法。检测人员需选用产品标准规定的检测方法，当同一个标准中有几种方法时，可根据被检样品的性质和实验条件灵活选择，例如急性经口毒性试验有霍恩法、上－下法、改进寇氏法等。由此可知，对于不同食品的检测应该从检测目的和试验条件两方面进行有针对性的评估，以选取更合适的检测方法。

2. 标准操作规程的优化 标准操作规程是检验机构中最底层的文件体系，数量庞大，是检验人员手里最详尽的操作方法。只有严格按照 SOPs 操作，才能确保检测结果的准确性和一致性。SOPs 的完全执行是确保质量的一个关键点。质量监督员在现场监督的过程中，常常会发现由于 SOPs 作业流程的不合理导致完全执行难度大，此时 SOPs 就需要进行修订，最终形成操作简易，符合要求的 SOP。SOPs 修订是一个常态化过程，为了更加精准，有时候一个 SOP 会被拆分为多个 SOPs。SOPs 的不断优化、完善也是质量管理的不断完善。

（五）定期监督检查环境设施

在食品毒理学试验中，实验动物设施是一个主要的环境设施。实验动物设施的稳定运行是试验顺利开展，获得可靠结果的基础保障。该设施是一个环境相对密闭的空间，尤其是无特定病原体动物（SPF）级设施，按照国标要求其温度、湿度应该分别控制在 18～26℃，40%～70% 范围内。当环境温度过高时，啮齿类动物易出现食欲下降、烦躁，可能会干扰受试物的结果。动物饮水是否进行了定期检测，房间的氨浓度有无超标，这些因素会影响实验动物自身健康，进而干扰试验结果。另外，动物实验操作人员进出设施、给药操作是否严格按照 SOPs 执行，需要质量监督人员在日常监督中多给予关注。

1. 管理评审与内部审核 在实验室管理体系中，内部审核和管理评审是体系中两个重要的管理要素，是体系进行自我监督、评价、完善的两个重要监督环节。食品检测实验室体系的建立健全及管理规范是关系到实验室生存发展的至关重要的因素，其体系建立情况与管理是实验室的"软件"建设，而内部审核和管理评审则是"软件建设"的重中之重。

2. 坚持定期管理评审 管理评审是在质量体系审核的基础上进行的。管理评审不仅要对质量体系有关要素进行审查，而且要对质量体系是否完善和持续有效、能否达到预定的质量目标、是否适应实验室内外的各种变化进行检查。目的是评价质量管理体系现状对环境的持续适用性和有效性，并进行必要的改动和改进。最高管理者召开会议，研究来自内审、外审、顾客、能力验证各方面信息，解决体系适应性、充分性、有效性方面的问题。管理评审应当至少每 12 个月开展一次，每一次评审应当制订方案，最高管理者、质量负责人以及负责质量手册发布的人员应当参加会议。监督的结果将作为管理评审的输入。管理评审可以持续改进质量管理体系和产品质量，提出资源需求等，必要时修改质量管理体系文件，提高管理水平。

3. 坚持定期内部审核 内部审核是实验室自身必须建立的评价机制，对所建立的体系、过程及其运行的符合性、适宜性和有效性进行系统的、定期的审核，保证管理体系的自我完善和持续改进过程。内部审核简称"内审"，是实验室自己进行的，用于内部目的的审核。目的是确保实验室质量体系及技术活动的有效性和符合性，根据其输出项及时采取纠正措施或预防措施，进而实现管理体系的持续有效改进。内审员按照一套系统的方法对体系所涉及的部门、活动进行现场审核。内部审核应当依据文件的程序每年至少实施一次，并且确保质量管理体系的每一个要素至少每 12 个月被检查一次。特别值得注意的是，每次内审都要安排现场实验。内审中关键要查的是：文、实、证、效。文：就是文件是否符合标准。实：就是实际有否做到。证：就是记录。效：就是效果。内审过程中运用 4 种方法：观察、记录、面谈、现场试验。内审结束后，把记录审核中确定的不符合项、适宜的纠正措施与受审核方商定纠正完成时间。在跟踪验证结束后，出具内审报告。

四、试验准备

（一）样品的接收、保存和转运

样品是检验检测的对象，样品管理直接关乎到检测数据的公正性、科学性、准确性。实验室应建立样品接收、保存、传递和处置程序，以保证在整个流转过程中样品的原始特性，如有的食品遇高温或光照易变质，在受理时需要明确保存条件，有特殊要求时需要进行标识并记录。

1. 样品的接收 样品接收一般由专人负责，应逐一核查以下信息：样品是否按照规定的储存条件运输，有无变质；核查样品包装的密封性和密封的完整性；核查样品数量，送样量应满足检测项目要求和实验室样品备份要求；核查样品信息，包括名称、批号等；核查样品中是否可能存在的有毒有害物质，建立有效的识别和控制程序，确保样品在整个流转期间始终能够符合实验室的相关要求。例如，当发生餐饮食物中毒，送检样品需检测致病性细菌，应按相关 SOP 进行标识，并加强个人防护。样品接收完毕后，应对样品编号登记，加贴准确、清晰的唯一性标识。在检测和传递过程中应保证标识的完好。

2. 样品的保存 样品保存需专人管理，放置于独立区域，且环境应符合相关要求，需配备冷藏冷冻设备。样品管理员负责样品、副样品、保留样品的保存，检验人员负责样品在检验检测过程中的保存。副样品是不用于检测仅用于留样的样品，作为必要时备查、复测或仲裁复议。样品、副样品和保留样品应至少保存到出具检验报告后的仲裁申诉期结束。对超过保存期的样品按无害化处置程序处理。样品管理人员对样品出入库时间、接收数量、保存方法、试验用量、剩余样品量进行记录并签名。

3. 样品的转运 为防止样品在实验室内部流转时丢失、混淆，务必确定每个样品均有可溯源的唯一性标识，标识可以是电子的或纸质的，应保证样品在整个流转期间都保留该标识。样品管理员应根据检验项目及时将加贴了标识的样品分发给检测人员，检测人员应根据登记的样品信息核对样品，检查是否存在差异，有任何差异须立即报告样品管理员。需要由多个检测人员共同使用的样品，应在保持样品原有性状不变的情况下，根据检测项目将样品分装成若干个样品单元，分发给相应的检验人员，并做好记录。

（二）检验方法和标准操作规程（SOPs）的确认

1. 检验方法的验证与确认 在 CMA 实验室，标准方法须经验证后才能使用，非标准方法须经确认、证实后才能使用。实验室自建的检验方法、权威期刊公布的方法、超出其预定范围使用的标准方法以及经过扩充或修改的标准方法都属于非标准方法。标准方法或经确认的非标准方法的证实是对技术能力的验证，要对人员、设备、环境设施等方面验证是否有能力按照方法开展检测校准工作，确认能够正确运用采用的方法时，才能进行检验检测，当方法发生变化时，应重新进行证实。在基本条件符合时，标准方法的验证主要考察其检出限和定量限是否能够实现。非标准方法的确认可采取使用标准物质进行校准、与其他标准方法所得结果进行比较、与其他经认可的检验检测机构比对等方式，最后还需对所得结果的不确定度进行评估。食品毒理学检验方法参照 GB15193 系列标准进行，必要时也可使用非标准方法，但需经过一定的程序，以判断、验证和确认非标方法的有效性。选择正确的试验方法，有助于更准确地揭示受试样品的毒性。

2. 标准操作规程的编制与确认　作业指导书和标准操作规程都是试验中的指导性文件，作业指导书是针对具体事情制订的，而标准操作规程主要针对仪器设备使用。作业指导书和操作规程是工作中的方法准则，只有严格按照方法准则来操作，才能确保检测结果的准确性和重现性。当然，作业指导书和操作规程也不是一成不变的，可通过实践来检验其合理性和可操作性，并不断优化完善。实验室应具备与试验相关的 SOPs，并经实验室负责人审核批准。根据试验需要及时更新 SOPs。试验人员应能及时方便地获取所需现行有效的 SOPs，通常会放在试验现场。检验工作中对标准操作规程的偏离应该记录在案，并评估偏离对试验结果的影响，做出终止试验还是继续试验的综合判断。实验室 SOPs 应至少包括以下内容：受试物的接收、确认、标记、处理、取样和保存；设备的使用、维护、清洁与校准；材料、试剂和溶液的制备与标记；计算机系统的验证、操作、维护、安全、变化控制与备份；记录保存、报告、储存的项目编号、数据收集、报告的准备、数据处理；实验动物、细胞株等试验系统的接收、转移、正确放置、特性描述、识别以及管理的程序；试验系统的准备、观察和检查；试验期间实验动物个体濒死或者死亡时的处理；标本的收集、确认和处理；废弃物处理。SOP 的建立起到了"整齐划一"的作用，可以极大程度地减少操作者的主观意识，将每步操作细化、标准化，是质量控制举措的良好体现。

（三）试验设备、试剂、实验动物和耗材的验收与管理

1. 设备建档与维护　检验机构必须配备满足检验检测要求的设备，并分别建立档案。设备包括检验检测活动所必需并影响结果的仪器、软件、辅助设备或相应组合装置。建立和保持检验检测设备管理程序，以确保设备的配置、使用和维护持续满足检验检测工作要求。设备在投入使用前，须采用核查、检定或校准等方式，以确认其是否满足检验检测的要求。设备应按计划实施检定或校准。所有需要检定、校准或有有效期的设备应使用标签标识，以便使用人员识别检定、校准的状态或有效期。设备出现故障或者异常时，应采取相应措施，如停止使用、隔离或加贴停用标签、标记，直至修复并通过检定、校准或核查表明能正常工作为止。同时，需核查这些缺陷或偏离对以前检验检测结果的影响。对仪器设备的维护、维修、检定、校准的相关记录和证书，均应归入仪器档案。

2. 试剂和耗材的准备　试剂和耗材包括试剂、标准物质、质控样及消耗材料等，是检测过程的重要组成部分，实验材料的优劣直接影响检测结果准确与否。实验室人员应对采购的试剂、耗材进行核查、验收，其质量应满足试验所需的要求，在其有效期内使用，存放条件满足要求。若验收和评估环节的缺失，一旦试剂材料存在问题，出现检测结果偏离较大时不易找到原因。对于试验材料的验收，除了进行简单的资质和证书核查外，更重要的是通过试验比对的方式进行验收，比如二级标准物质的验收可用实验室已有的一级标准物质进行对比。不同的试剂、标准物质、质控样有不同的保存条件，应根据其存储说明，采用避光、防潮、室温、冷藏、冷冻等保存方法。在使用时，一定要确保试剂、标准物质、质控样等在有效期内，对于过期的材料应按照相关规定进行处理，例如致突变试验的阳性物质不可以随意扔弃，须经过特殊处理去除其致突变性方可排放。部分试剂在使用时需要现用现配，切不可贪图便利而重复使用。

3. 实验动物的采购与验收　在试验计划审核通过后提交动物采购计划，通常会多订购动物，以防

万一。应向有实验动物生产许可证的单位订购实验动物，并须附有实验动物质量合格证。动物送达后，进行数量、性别核对，外观检查，必要时进行称重。之后进行检疫观察，每日观察1~2次。若检疫期间动物出现异常情况，应立刻进行隔离，待兽医检查后决定是否实行安乐死。必要时，联系供应商补购动物。检疫期结束，对动物状态进行再次确认，无异常的情况下可用于试验。

（四）设施与环境

1. 设施配备和分区　实验室应按照有效运作的宗旨进行设计和布局。实验室应与办公场所分离，并对进入和使用可能影响工作质量的区域进行限制和控制，实验室内相互影响的检测区域应有效隔离，周围环境和测试项目间不产生干扰和交叉污染。对特殊工作区域应明确标识并能有效控制、监测和记录，例如微生物实验室应有生物危害标识。仪器设备、电气线路和管道等设计或改造合理布局，充分考虑通风、采光、能源、承重等要求，并考虑温湿度、电磁干扰、震动等环境因素，既满足检测工作的开展，又符合相关安全环保规定。应规划相应的存储空间和条件，用于样品、菌株、细胞株、组织块、切片、文件、手册、设备、试剂、记录以及检验结果等的存放和保管，并有专人进行管理。例如样品间要划出留样区、检毕区、待检区和在检区，特殊区域应有明显标识。

2. 环境控制　实验室中的环境设施应利于有效地进行检验工作，至少包括能源、光照、供水、通风、压力、温湿度调节、废弃物处置及消毒等。当环境因素可能影响检验结果时，实验室应监测、控制并记录环境条件。实验动物设施应特别注意洁净度、温湿度、空气氨浓度、落下菌数、压强梯度、噪声、辐射（必要时）等的变化情况。实验动物饲养、生活环境与条件应符合《生活饮用水卫生标准》（GB 5749）、《实验动物 微生物、寄生虫学等级及监测》（GB 14922）、《实验动物 配合饲料通用质量标准》（GB 14924.1）、《实验动物 配合饲料卫生标准》（GB 14924.2）、《实验动物 环境及设施》（GB 14925）及相关规定。应控制人员进入或使用会影响检验质量的区域，如细胞培养室。应采取适当的措施保护受试物及设施、环境的安全，防止无关人员接触。动物饲养设施是开展食品毒理学试验重要的基本设施，必须获取相应级别的实验动物使用许可证。动物饲料、垫料、笼具、饮水卫生等均应满足相应级别动物房管理的要求。根据动物种属、品系、来源或试验项目进行分隔饲养，并能隔离患病动物等。对已知具有危害的受试物（包括挥发性成分、放射性物质、生物性危害及具有"三致"危害的物质），必须在独立的特别动物室或区域试验，以防环境污染。应有独立的实验动物检疫区、配备动物福利及收集动物排泄物的设施。另外，对环境有特殊要求的，应进行连续监控，并做好监控记录，例如天平室的温度。实验用水的水质监测一般至少每周一次。每次灭菌时应进行高压灭菌器灭菌条件监测，例如高压时放置高温灭菌指示卡。对洁净间应做无菌监测，包括浮游菌、沉降菌和悬浮粒子等。

五、试验实施

（一）制订试验计划

为保证试验的有序进行，需在试验前应制定试验计划，并作为原始资料予以保存。试验计划内容至少应包括：样品名称及受理编号；试验项目名称及试验目的；项目负责人、试验人员名单及分工；动物伦理审查，制订包括尽量减少操作过程中动物的不适，濒死动物以及试验结束后实施安乐死等方案；试验的时间安排；样品和对照物的前处理方法；试验方法的确定；试验系统的选择及分组方法；预试验实施方案（必要时）具体给予受试物的方法，如剂量、途径、频率、持续时间等；标本采集及指标检查，包括血液学、生化学和病理学检查等；试验记录的内容，试验数据的统计分析方法；试验过程中异常情况应采取的措施预案；试验过程中及结束后有毒有害物质（如阳性对照物）和实验动物及细胞组织等的无害化处理方案。

试验计划由项目负责人拟定，经由实验室负责人签字批准后实施。应保证在试验开始前，参与试验项目的每一个试验人员都知悉试验计划内容，试验开始前应进行方案学习。试验过程中如发现试验计划存在问题，则应根据具体情况，决定是否暂停或终止试验，必要时修改试验计划，修改后的试验计划由实验室负责人重新审批。

（二）试验系统准备和分组

1. 试验系统准备　试验系统是指试验中所用到的实验动物、细胞株或细菌等。试验系统的选择应按照试验计划的要求，能满足试验项目检验的需要。应确保试验系统来源清楚，品系明确，已知其生物学特点；实验动物应经检疫确认健康后方能进行试验。试验系统的来源、种系、细胞传代数、到达时间以及健康和生长状况等应记录备案。进口、采购、采集、使用和处置这些试验系统时应符合国家相关法规和标准的要求。

2. 试验系统分组　应按试验计划的要求设立各剂量组以及必要的对照组等；试验系统分组应遵循统计学的要求，各组试验系统的数量应能满足试验方法及结果统计的技术要求；实验动物应采用恰当的方法进行标识，保证试验期内标识清晰可辨；试验系统分组后在饲养笼或培养容器上应有标签标明项目名称、品系、性别、组别、分组日期、试验开始日期、项目负责人及其他必要的相关信息。

（三）受试物前处理及试剂配制

食品及食品相关类的产品，性质差异显著，对不同产品试验前的处理方式不同，如不易粉碎的固体受试物（如蜜饯类和含胶基的受试物）可采用冷冻干燥后粉碎的方式处理，含益生菌或其他微生物的受试物在进行细菌回复突变试验或体外细胞试验时，应将微生物灭活。受试物的处理方法不应破坏或改变其化学结构、成分及生物活性。受试物、对照物与溶媒的混合物应符合试验要求。所用溶媒应对混合物中受试物或对照物特性、试验系统、程序实施及测试结果没有干扰作用。应考虑受试物在溶媒中的稳定性，必要时应采取适当措施最大限度降低其影响，如其易被氧化或易分解，应在使用前新鲜配制。应保证受试物在溶媒中分散均匀。对不溶于溶媒的某些粉末状物质，可配制成混悬液并在给样操作前充分混匀。受试物处理完成后应及时标识，至少包括以下信息：受试物名称、试验项目、受试物浓度、溶媒名称、配制或处理日期、失效日期、保存方法、配制人。

（四）试验操作

1. 受试物给予　应遵照试验计划给予试验系统受试物及对照物，确保给予量准确、给样方式一致；对于培养细胞或细菌，应严格进行无菌操作，避免污染，应保证所给受试物及对照物均匀分布于培养及生长环境中；试验过程中发现试验系统出现意外情况，如非受试物因素造成动物发生疾病、死亡或培养细胞受到污染等，应立即报告项目负责人，及时采取补救措施，并做好试验人员和环境的安全防护工作；根据受试物对实验动物的适口性，选择适当的受试物给予方式（掺入饲料、灌胃或饮水）。

2. 试验观察　试验过程中应按试验计划的要求对试验系统进行观察；对实验动物的大体观察主要包括外观、行为、中毒体征和死亡情况等；对于培养细胞的观察主要包括细胞的形态、数量、生长状况等是否异常，培养液颜色、透明度是否改变，以便及时发现细胞损伤或污染等异常情况；对于菌落的观察主要包括菌落的大小、边缘、颜色、形状、光泽度等，判断菌落的生长状况，以及是否受到污染等。

3. 生物标本的采集、处理和检测　生物标本是指血液、尿液、胆汁等。采集生物标本时，生物标本和容器有明确的编号，所用的器具及盛装容器不应被可能影响试验结果的物质污染；实验动物标本采集的时机应满足试验的要求；对采集的生物标本应尽早进行检测或处理，如需贮存，则应选择适当贮存方法；对不同个体生物标本进行检测时应注意防止交叉污染，并尽快完成。

（五）试验记录

检验检测是以诚实守信为基础的行业，如实及时记录是每一个检验人的职业操守。记录是实验操作在纸面的永久呈现，对于后期追溯意义重大。试验过程应准确及时地记录，并签署记录人姓名和日期。应准确记录试验环境条件与仪器设备，受试物和试剂的配制方法、试验过程、观察和检测结果、统计等详细信息。记录应清晰明确，便于检索，并符合有关规定。记录的所有改动应有改动人的签名或盖章，且改动前数据需清晰可见，常用杠改法。电子存储的记录也应达到同等要求。

（六）数据统计分析及结果评价

1. 试验数据统计分析　应遵照试验计划的统计方法对原始数据进行统计分析，如果出现异常数据或需要深入分析的数据，可增加统计方法；数据录入文件及统计结果的输出文件均应作为原始记录予以保存；如剔除某些数据，应说明依据；对于组织病理学检查等描述性试验结果，必要时对异常发生率进行统计分析。

2. 试验结果评价　应综合考虑数据的统计学意义、生物学意义和毒理学意义；注意试验组与对照组之间的差异以及不同剂量组之间的差异，以求发现受试物可能的毒性作用及其剂量－效应/反应关系；当数据分析出现统计学意义时，在下结论之前应考虑检测指标是否在本实验室正常参考值范围，是否存在剂量－反应关系等，从而帮助判断受试物是否具有毒性作用；应考虑大体解剖检查以及相应标本的组织病理学检查之间的联系，并注意病理学与生化检查结果的关联性。同时，应综合考虑受试物的理化性质、成分及配方、毒性大小、代谢特点、蓄积性、接触的人群范围、食品中的使用量与使用范围、人的可能摄入量等因素进行评价。

（七）废弃物、样品的处理

1. 废弃物的处理　在检验过程中产生的废弃物有动物尸体、血液尿液标本、病理湿标本、阳性物等，其处理应符合《实验室　生物安全通用要求》（GB 19489）、《食品安全国家标准　致突变物、致畸物和致癌物的处理方法》（GB 15193.19）。动物尸体通常集中冻存保存待由专业机构收回后做无害化处理。检测结束后，剩余血液、尿液等标本及采血针按医疗垃圾处理。废弃的菌株需高压灭菌后再丢弃。暂存废弃物时需设置专门区域，并作明显标识。

2. 样品的处理　样品按有关规定的保存期限和保存条件进行保存，到期须经实验室负责人审批后方可进行处置；样品的分类处置要符合相关的安全环保规定。如果样品含致病菌需高压灭菌后再丢弃。处置样品的流向及数量应记录。

六、报告编制与出具

报告通常由专人编辑完成，设三级审核，再由授权签字人签发。通常一式三份，其中一份存档保存，包括检验报告的编制、审核、签发形式等。食品检验机构出具的检验报告应有食品检验机构公章或经法定代表人授权的检验机构检验专用章，并有授权签字人的签名或者等效标识。检验机构出具的电子版检验报告和原始记录的效力按照国家有关签章的法律法规执行。当报告需要修改并重出具新的检验报告时，应注以修改件标识，并注明所替代的原件的报告编号，同时收回原报告销毁。

七、资料、标本的保存

试验结束后，项目负责人必须将有关试验的原始记录、试验计划、试验报告、质量保证人员的检查记录等资料按标准操作规程的要求进行保管。应保留检验报告的正本（包括原始记录）及电子化文本，且保存时间至少 5 年。工作人员技术档案、仪器设备档案等应长期保存。试验标本应按相应 SOP 进行管理或处理。通常病理组织湿标本保存时间为 5 年，病理制片可长期保存。

PPT

第二节　食品毒理学试验基础

一、食品毒理学试验的基本目的

食品毒理学是一门试验科学，动物实验是其主要的研究手段。其常规部分是毒性评价或安全性评价试验，其基本目的包括以下几点。

1. 受试物毒作用的表现　通过急性毒性试验和慢性毒性试验，观察受试物对实验动物机体的损害作用，初步估测毒作用的靶器官和可能的毒作用机制，了解受试物剂量－反应关系，为进一步研究打下基础。

2. 确定毒作用的靶器官　确定受试物作用的靶器官是毒理学试验的重要目的，它不仅能阐明受试物毒作用的特点，也能为毒作用机制的研究和毒作用防护机制提供参数。

3. 剂量－反应（效应）关系　在毒理学试验中，剂量－反应（效应）关系是安全性评价中重要的参数。如在急性经口毒性试验中得到的 LD_{50}、LOAEL、NOAEL 是经口毒性分级和初步评价经口受试物安全性的重要依据，也可为长期毒性和慢性毒性试验剂量、观察指标、毒性终点的选择提供依据。

4. 确定损害的可逆性　试验中一旦确定受试物有害作用的存在，就必须研究停止接触后该种损害是否能够消失，被损害的器官组织功能是否能够恢复正常，这个研究关系到对人的危害性评价和是否可以接受高危险性的接触水平。

除此之外，毒理学研究还包括其他的目的，如毒作用机制，受试物的毒物动力学和代谢研究以及中毒的解救措施等。

二、食品毒理学试验的原则、局限性

食品毒理学研究外源化学物对于机体（特别是人体）的有害作用及其机制。研究的主要手段是动物实验。体内试验是以实验动物为模型，最终目的是通过外源化学物对实验动物的毒性反应，向人（原型）外推，以期评估外源化学物对人的危害及危险性。体外试验主要用于筛选和预测急性毒性和机制研究；人体试验和流行病学调查则可进一步深化和证实在动物实验中所得到的资料。实际上，食品毒理学作为一门试验科学是以动物实验为中心的，食品毒理学动物实验的设计、实施、结果观察和评价是毒理学研究的基本方法。

（一）食品毒理学实验应遵循的原则

1. 外源化学物质在实验动物身上产生的作用可以外推于人　该原则基于两个基本假设：①人是最敏感的动物物种；②人和所选实验动物的生物学过程及化学物代谢相同，都与体重或体表面积相关。这两个假设也是实验生物学的前提，以单位体表面积计算外源化学物对人产生毒作用的剂量和实验动物通常相近。以体重计算，则人的敏感性高于实验动物，差别可达 10 倍。因此可以利用安全系数来计算人的相对安全剂量。若某一化学物质对几个物种的实验动物毒性相同，则人的反应也可能是相似的。

2. 实验动物必须暴露于高剂量　实验动物暴露于高剂量是发现外源化学物对人潜在危害必需而可靠的方法。此原则的依据是质反应概念，随剂量或暴露量的增加，群体中效应发生率也随之增加。在毒理学试验中，我们一般选择 3 个或 3 个以上的剂量组，以观察剂量－反应关系和毒作用靶器官等参数。通常设计食品毒理学试验，是为了得知外源化学物可能产生的毒作用，故仅检测受试物在人的暴露剂量下是否引起毒效应是不够的，且由于实验动物数量远小于处于危险中的人群数量，为了在使用较少量动

物的实验中得到有统计学意义的可靠结果，试验所选剂量要高于人可能暴露的剂量。

试验中，引起毒效应的最低剂量与人的暴露剂量相近时，说明此受试物不安全。当该剂量与人的暴露剂量相差几十倍甚至上百倍，则说明此受试物安全，若所选一系列剂量均不能引起毒效应，则需要增加剂量以确定受试物的毒性。

3. 选择健康成年（雌性未孕和雄性）动物并给予与人相似的暴露途径 选用成年健康雌（未孕）雄性动物是将其作为普通人群的代表性试验模型。其中选用成年的健康（雄性和雌性未孕）实验动物是为了使实验结果具有代表性和可重复性；而剔除老、幼、妊娠等实验动物，是为了降低试验对象的多样性，减少试验误差。选择人可能的暴露途径是由于不同的染毒途径和染毒部位，实验动物所表现出来的毒性有很大差异，外源化学物吸收进入血液的速度和量以及首先到达的器官和组织也不同，为了增加试验的准确性，尽量选择与人的暴露途径相似的投予方式。

此外，伦理学原则也是我们在设计试验时必须考虑的。在毒理学试验中，动物实验是主要部分，实验动物在推动医学、毒理学发展中起到了至关重要的作用，对于那些作为研究和教学的实验动物，我们都负有道义上的责任。动物实验"3R"原则是替代（replacement）、减少（reduction）和优化（refinement）。替代是指在科研中尽量应用无知觉材料来代替使用活的、有知觉的脊椎动物。减少是指在保证试验精确度的条件下，尽量减少实验动物的使用。优化是指改进和完善试验程序，减轻或减少实验动物的疼痛和不安。我国《实验动物管理条例》也规定，对实验动物必须保护，不得戏弄或虐待，应贯彻"3R"原则。

（二）食品毒理学试验的局限性

受诸多因素的影响，外源化学物质在动物体内的毒作用结果，外推至人时有很大的不确定性，动物实验的结果不能完全排除对人健康危害的危险，这就是利用动物实验的局限性。出现这个局限性的原因有下面几点。

1. 实验动物和人对外源化合物的反应敏感性不同 实验动物和人对外源化学物的反应敏感性不同，有时甚至存在着质的差别。为了降低物种间的差异，在试验中一般选择两种或两种以上的动物，并尽可能地选择与人对毒物反应相似的动物，但即使这样也无法完全去除物种间的差异。而且，实验动物不能述说涉及主观感觉的毒效应，如疼痛、腹胀、疲乏、头晕、眼花、耳鸣等，这些毒效应就难以或不可能发现。所以在动物实验中，可观察到体征（sign），而没有症状（symptom）。

2. 动物的染毒剂量远大于人的实际接触剂量 在毒理学试验中，为了得到比较明显的剂量 – 反应或剂量 – 效应关系和毒作用靶器官，往往选用较大的染毒剂量，这个剂量比人的实际接触剂量大得多。而有些外源化学物质在高剂量和低剂量下毒作用是不一致的，如有时候大剂量下出现的毒作用可能是外源化学物在体内超过了机体的代谢能力，存在高剂量向低剂量外推的不确定性。

3. 试验中使用的动物数量有限 在毒理学试验中，实验动物的数量有限，难以排除发生率很低的毒反应，存在小数量实验动物向大数量人群外推的不确定性。

4. 实验动物的选择单一 试验用动物一般都是实验室培育的品系，并且试验中，一般选择成年健康动物，而化学毒物进入市场，接触的可以是不同的人群，包括不同的种族、年龄、体质、疾病人群等，这些人群在外源化学物毒性的易感性上存在很大差异。

三、食品毒理学研究中常用实验动物的选择 🅔微课

食品毒理学试验中，实验动物的正确选择是得到可靠结果的前提条件。我国 2017 年修订的《实验动物管理条例》中规定，应用实验动物应当根据不同的实验目的，选用相应的合格的实验动物。申报科研课题和鉴定科研成果，应当把应用合格的实验动物作为基本条件。应用不合格实验动物取得的鉴定或

者安全评价结果无效，所产生的制品不得使用。在实际工作中对实验动物的选择应考虑以下几点。

（一）物种的选择

动物的种属很多，而外源化学物质的固有毒性在不同的物种之间表现不同，这种差别既可以是量的差别（剂量大小的不同），也可以是质的差别（毒性效应的差别），选择符合试验目的要求的实验动物，是保证试验结果可靠性的关键。如有报道，有138种化学物对人的敏感性为大鼠的1.8~10.5倍。物种差别也可以表现在质方面（毒性效应的差别），如除草剂百草枯（对草快）对人引起肺损伤，而对狗则未见到。因此，需要对实验动物物种进行选择。物种间毒性反应差别的原因，可能归纳为解剖与生理学差异，遗传与代谢的差异等。

选择实验动物的基本原则：选择对受试物在代谢、生物化学和毒理学特征方面与人最接近的物种；自然寿命不太长的物种；易于饲养和试验操作的物种；经济并易于获得的物种。

在实际选择实验物种时，由于经济因素（购买和饲养的费用），实验动物的寿命、行为、生活能力、处置、该物种对受试物毒性的敏感性以及人对该物种正常生理和病理资料的掌握等原因，可选的物种并不多。目前常规的选择有两类，一种是啮齿类动物，如大鼠、小鼠；另一种是非啮齿类动物，如狗、兔、猴等。

常用的实验动物有大鼠、小鼠、地鼠、兔、豚鼠。可能会用到的实验动物有猴、狗、猫、猕猴、小型猪、鸡等。其中大鼠、小鼠、豚鼠、地鼠为啮齿类动物，系统毒性研究最常用的是大鼠和小鼠；非啮齿类动物是狗。毒理学研究中敏感实验动物的选择如下（表5-1）。

表5-1 毒理学研究中敏感实验动物的选择

研究目的	首选动物方案	不宜使用的动物	备注
气体、蒸气对黏膜的刺激作用	猫		
毒物对皮肤的局部作用	兔或豚鼠		
致呕吐作用的试验	猫、狗	食草动物兔、豚鼠	
过敏反应	豚鼠 > 家兔 > 狗 > 小鼠 > 猫		
高血压病理模型	狗、兔、大鼠		它们的皮肤对刺激
致癌作用	大鼠、小鼠		物的反应接近人
致畸作用	大鼠、小鼠、兔		
慢性中毒损害	小鼠		
迟发性神经炎	母鸡		
遗传毒理学试验	母鸡		

（二）品系的选择

品系（strain）是指计划交配的方法，获得起源于共同祖先的一群动物。不同品系的实验动物基因型不同，具有不同的生物学特性，对同一刺激的反应差异很大，在选择时必须注意。一般按照遗传性控制分类，实验动物可分为三个不同的品系。

1. 近交系（inbred strain） 通过全同胞兄妹交配来维持基因纯合性。如小鼠的津白Ⅰ、津白Ⅱ、615、DBA/2、Balb/c等。这类实验动物的优势是对外来化学物的敏感性较一致，实验结果个体差异小，实验重现性好，缺点是体弱易病，对环境的适应力差。

2. 杂交群（hybrid strain） 两个不同的近交系之间有目的地进行交配而产生的第1代动物。这类动物适合做毒理试验，具体选择哪两个近交系进行杂交，要根据试验目的，试验资料具体选择。

3. 封闭群（closed colony） 一个种群在5年以上不从外部引进新血缘，仅由同一品系的动物在固定的场所随机交配繁殖的动物群。常用的品种有昆明种小鼠、NIH小鼠、LACA小鼠等。

根据实验动物遗传的均一性排序，近亲系最高、杂交群次之、封闭群较低。对某种外源化学物进行毒理学系列研究时，应该固定选择同一品系的动物，以求结果的稳定。

遗传毒理学一般利用啮齿类动物，主要是小鼠或大鼠。若有合适的理由，也可选择其他物种。在致癌试验中对实验动物的品系有一定的要求，特别重视有关病理损害的自发发生率。例如，某些大鼠品系垂体肿瘤发生率高，则不适用于靶器官为内分泌系统的毒性研究。

（三）实验动物微生物控制的选择

在动物的饲养环境及动物体表和消化道，存在着多种微生物和寄生虫。在试验过程中，这些微生物和寄生虫有可能会影响试验结果的准确性，因此，控制实验动物体内外的寄生虫和微生物，避免其对试验结果造成影响是非常必要的。按照微生物控制分类，实验动物可分为四级（表5-2）。我国国家标准已取消了普通级小鼠和大鼠，因此在食品毒理学研究中应使用清洁级以上级别的大鼠和小鼠，而SPF作为国际公认的标准实验动物，已经广泛应用于生物医学研究的各个领域。

表5-2　实验动物微生物等级

级别		饲养环境	要求
Ⅰ级	普通动物（CVA）	开放系统	应没有传染给人的疾病
Ⅱ级	清洁动物（CLA）	屏障系统	除Ⅰ级标准外，种系清楚，没有该动物特有的疾病
Ⅲ级	无特定病原体动物（SPF）	屏障或隔离系统	除Ⅱ级标准外，动物为剖宫产或子宫切除产，按纯系要求繁殖，在隔离器内或层流室里饲养，可有不致病细菌，没有致病病原体
Ⅳ级	无菌动物（GFA）	隔离系统	在全封闭的无菌条件下饲养的纯系动物，动物体外不带有任何微生物和寄生虫（包括绝大部分病毒）

🔗 知识链接

屏障系统

屏障系统，又称为屏障环境，符合动物居住的要求，严格控制人员、物品和空气的进出，适用于饲育清洁级和（或）SPF级的动物。通过对出入屏障系统的人员、物品、动物和空气的控制，避免各种可能的传染因子传入屏障系统内；通过对温湿度、噪声和换气次数等理化因素的控制，给实验动物营造良好的环境。屏障系统内温度控制在20～26℃，日温差≤4℃；相对湿度控制在40%～70%，换气次数控制在15～20次/时，空气洁净度7级。系统内设施适宜SPF动物的实验观察和饲养。进入系统的空气要经高效过滤器过滤，饲料、垫料要消毒，进入系统的人和实验动物及其他品都要进行严格的微生物控制。

（四）个体的选择

同一试验中同一种动物因年龄、性别、体重、生理状态和健康状况等个体差异，使其对同一化学物的敏感性不同，因而影响试验结果，故在试验设计时，必须考虑到这些因素。

1. 性别　某些受试物在同一物种、同一品系的情况下，一般认为雌雄两性毒性反应相似，但对受试物毒性的敏感性仍然存在两性差别。如果已知不同性别的动物对受试物敏感性不同，应选择敏感的性别。如对性别差异不清楚，则应选用雌雄两种性别。若在试验中发现存在性别差异，在试验结果统计分析时，应该分别进行统计分析。

一般来说，对于初次试验的受试物，应该采用两种性别。对大鼠和小鼠各一种性别进行试验可能比单个物种两种性别提供更好的危害鉴定。

2. 年龄和体重 实验动物同人类一样，生命全程大体上可分三个阶段，即幼年期（从出生到性成熟之前）、成年期和老年期。在成年期，各种激素（包括性激素）、代谢酶都处于高峰稳定期，并对外源化学物的毒性反应差异较小，且有代表性。在幼年期和老年期，对外源化学物的生物转运和生物转化，靶器官和受体的敏感性均与成年期不同。毒理学试验选用实验动物的年龄取决于试验类型。急性毒性试验一般选择成年动物；慢性及亚慢性毒性试验因其试验周期长一般选择幼年或初断乳的动物，以使得试验过程能覆盖动物成年期。实验动物的年龄由其出生日期来定，实际工作中也常常通过体重粗略地估计动物年龄。同一试验中，组内个体之间体重差异一般不超过 10%，各组间平均体重差异不超过 5%。

3. 生理状态 通常情况下，要求实验动物必须是发育正常、未曾交配和受孕，雌雄分笼饲养，这样有利于避免特殊生理状态下体重、激素的变化给试验结果带来不确定性。但若进行显性致死、致畸、繁殖等试验时，则需要有计划地合笼交配。

4. 健康状况 在毒理学试验中一般选择健康动物，即发育正常，体型健壮，无外观畸形，被毛浓密有光泽，行动灵活，反应敏捷，眼睛明亮有神，皮肤无溃疡、结痂，天然通道干净、无分泌物等。为确保选择健康动物，一般在试验前观察 5~7 天。对于大鼠和狗的亚慢性和慢性试验，可在试验前采血进行血液学和血液生化学检查，异常的动物应剔除；对狗应常规驱除肠道寄生虫。

在试验期间保证动物的健康状况与试验结果的准确性也密切相关。在试验期间合理的全营养饲料、合理的环境温度对维持实验动物健康和正常的生理活动是至关重要的。

知识链接

实验动物的管理程序

研究负责人向实验动物管理部门提出使用动物申请及使用动物时间；动物管理负责人根据实验室容纳情况，由具备资质的动物供应商处订购实验动物，采取合适的运输方式进行实验动物运输；动物到达实验室后，由动物管理负责人、兽医、质量保证人员及试验人员共同对实验动物进行验收，验收后进入动物检疫室，由兽医、试验人员进行检疫及适应性驯养；研究负责人及动物管理负责人将合格动物转入动物实验室。试验结束（生物标本采集）后，实验动物尸体按照生物垃圾相关规定进行处理。

四、食品毒理学试验设计

（一）毒理学试验设计的原则及步骤

毒理学试验遵循随机、重复及对照原则，即要求试验各观察指标相互独立且有代表性，实验动物的分组及其他操作必须遵循随机原则，各处理组与对照组的非实验因素均应该一致。设计步骤包括以下内容。

1. 查阅文献 根据试验项目，查阅国内外相关文献，了解本项目的背景，目前研究进展，类似项目的研究方法，明确与此试验相关的研究方法、动物模型以及尚未解决的问题，进而提出假设，确定本试验的研究目的。

2. 确定研究方法 通过查阅文献，借鉴已有的类似项目的研究方法，根据自己实验室及项目的实际情况，组织并初步确立自己的研究方法。

3. 制订试验方案 试验方法确立后，要详细制订试验方案，包括确定体内或体外试验，实验动物的选择、数量，分组、造模、染毒方式、染毒剂量，将要观察的指标，以及结果的统计分析方法。

4. 进行预试验，完善试验方案 在正式试验之前，要先进行小规模的预试验，目的是检查和发现试验方案的不足，及时修改，同时熟悉试验操作。

5. 正式试验 在正式试验中，要做到及时规范做好试验记录，也要及时检测相关指标，及时发现问题，及时补救。操作过程遵循标准化的操作规程。

6. 统计分析 明确数据处理方法，熟悉相关数据处理软件，试验结果及时进行统计分析。

（二）体内试验设计

1. 确定动物样本及分组 按照试验目的和设计确定动物样本，并进行分组。首先动物样本的确定，各组动物数由很多因素决定，如试验目的、动物种类、敏感度、动物寿命、经济等。

常规的毒理学试验一般规定：小动物，如大鼠、小鼠、蛙每组 10～30 只，计量资料不少于 10 只，若按剂量分为 3～5 个组，每组 8 只也可以，每个处理因素动物数不少于 30 只；中等动物，如兔、豚鼠等，每组 8～20 只，计量资料不少于 8 只，计数资料每组不少于 20 只；大动物，如猫、犬、猴等，每组 6～20 只，计量资料每组不少于 6 只，计数资料每组不少于 20 只。

分组遵循随机原则，常用的方法有完全随机设计、分层随机设计、配对设计和析因设计。

（1）完全随机设计 在试验中，将动物进行称重、编号后，按照统计学随机数字表将实验动物随机分为高、中、低剂量组和对照组进行试验。

（2）分层随机设计 也称为随机区组设计，按动物的品系、性别、窝别等生物学特征，将动物分成若干组，每一组的动物再随机分配到各处理组。如试验中将几种不同品系的大白鼠作为几个区组，将每个品系的大鼠进行称重、编号后，按照统计学随机数字表随机将动物分为高、中、低剂量组和对照组，进行试验。

（3）配对设计 将动物按照一定条件配对，每对动物随机分配到不同的处理组。

（4）析因设计 将动物随机分为几组，各组动物数相同，每组动物给予不同的处理，分析因素间相互作用。

2. 剂量组设计 剂量－反应（效应）关系的存在是确定外源化合物与有害作用因果关系的重要依据，在毒理学试验中，一般至少要设 3 个剂量组（即高剂量组、中剂量组、低剂量组）以期望得到满意的剂量－反应（效应）关系。

一般要求，高剂量组应出现明显的有害作用，或达到染毒的极限剂量（如小鼠灌胃或注射的最大容量）。低剂量组应不出现任何可观察到的有害作用（相当于 NOAEL），但剂量也应等于或高于人可能的接触剂量；中剂量组的剂量应在高、低剂量组之间，应出现轻微的有害作用（相当于 LOAEL）。高、中、低剂量一般按等比例计算，剂量间距应为 2 或 $\sqrt{10}$，低剂量组的剂量一般为高剂量组剂量的 1/10～1/20。

亚慢性毒性试验的高剂量应该用急性毒性的 LD_{50} 的某个分数或 LD_{01}。长期或致癌试验中，最高剂量应为由亚慢性毒性试验确定的最大耐受剂量（MTD），毒物动力学或代谢资料可能有助于决定剂量，特别是有受试物或其代谢产物的蓄积或有剂量依赖性解毒改变的证据。有人认为，在新药安全性评价中，试验期限等于或小于 14 天，限度剂量为 2g/（kg·d）；如大于 14 天限度剂量为 1g/（kg·d）。在无毒性情况下，对限度剂量的例外是基于该途径的最大染毒容量。

对照组的设计一般有 4 种，包括未处理对照组、阴性对照组、阳性对照组和历史对照组。

（1）未处理对照组 对照组动物不给予任何因素处理，不给予受试物也不给相应的操作。这种对照组一般用于遗传毒理学试验，确定指示生物的生物学本底值，进行质量控制。

（2）阴性（溶剂/赋形剂）对照组 不给予处理因素，但要给必需的试验因素（溶剂/赋形剂），用以排除溶剂或赋形剂的影响，阴性对照组是与染毒组比较的基础。

（3）阳性对照组　用已知阳性物（如致突变物）检测试验体系的有效性。阳性对照组应该出现阳性结果，最好与受试物用相同的溶剂、染毒途径及采样时间。在遗传毒理学试验、致畸试验和致癌试验中都会用到，以此来进行质量控制。

（4）历史对照组　通常由本实验室过去多次试验的对照数据组成，上述三种对照都可以构成为相应的历史对照组。历史对照组的作用是进行实验室质量控制和保证，并且毒理学试验的参数至今没有公认的参考值，历史对照平均值及其范围在评价研究结果时就非常重要。

3. 试验期限　一般毒理学试验的期限由毒性试验定义来确定。如急性毒性试验是1次或1天内多次染毒，观察14天。亚慢性毒性试验的试验期限是实验动物寿命的10%，大鼠、小鼠一般为90天，狗为1年。而另外一些试验（如致畸试验、多代繁殖试验）的期限是根据受试动物物种或品系来确定。

（三）体外试验设计

体外毒理学试验是用游离器官、培养的组织、培养的细胞或细胞器、生物模拟系统，以优化、减少或代替传统动物试验，来研究受试物的毒效应及其机制。要进行体外试验，设计时要考虑以下几个问题。

1. 受试物的特性　包括受试物的物理、化学性质，其中溶解性是必须考虑的因素。在试验系统暴露期内，受试物的溶解性可能改变，因为存在细胞、S9、血清等。因此，在试验开始和结束时评价溶解性是有意义的。溶解性限度就是出现沉淀的最低浓度。除此之外，还要考虑其纯度、杂质、对细胞（细菌）的毒性、pH或渗透压等。

2. 溶剂/赋形剂　在试验中所使用的溶剂/赋形剂必须满足以下条件，首先不与受试物发生化学反应，其次对细胞（细菌）存活率、酶活性等指标没有影响。一般常用溶剂/赋形剂为水，若必须使用其他溶媒时，尽量降低其浓度，以免影响细胞（细菌）的毒性。

3. 剂量　每次试验时，受试物应设置3~5个剂量水平，同时设置空白对照、阴性对照和阳性对照。每个剂量水平及对照检验点至少设2~3个平行样本。

对可溶性受试物的推荐上限：①哺乳动物细胞试验为10mmol/L或5mg/ml；②对细菌试验为5mg/ml（或平板）。当受试物供应困难或非常昂贵时，最高剂量低于10mmol/L或5mg/ml（或平板）是可以接受的。

不溶于培养介质的受试物，若受试物无毒，且可溶于适当溶剂而不溶于试验培养液时，其推荐最高剂量应是产生沉淀的最低浓度，但不应干扰终点的计数；若受试物有毒，最高浓度在细菌试验中应该是能明显显示毒性的剂量，对哺乳动物细胞试验最高剂量应该是有细胞毒性的剂量，基因突变试验细胞应达到10%~20%的存活率，而染色体畸变和非程序性DNA合成试验（UDS）细胞应达到50%的成活率。

对于完全不容的受试物，可以按照10mmol/L或5mg/ml进行试验，以检测杂质的致突变性，也可采用生理盐水提取物进行实验。

4. 对照组　应设立空白、阴性和阳性对照组。其中阳性对照物应采用经过研究或公认有特定作用的化学物，且剂量应选择剂量–反应的直线部分，并且构成历史资料（历史对照）。

5. 重复　对于有明确阳性和阴性结果，且试验质量控制较好的试验，不强调要求重复，对于结果有可疑的试验应进行重复试验，重复时最好改变剂量范围/剂量间隔、改变试验方法。

五、实验动物基本操作知识

为了确保试验研究结果的可靠性、准确性和可重复性，须掌握规范的动物实验相关操作技术。娴熟的动物实验操作技术和技巧，可为试验的顺利进行提供强有力技术保障。

（一）实验动物的抓取和固定

实验动物是指经人工培育，对其携带微生物实行控制，遗传背景明确，来源清楚，可用于科学实验，食品、药品、生物制品的安全评级及其他科学研究的动物。进行试验时，为了不损伤动物的健康，不影响观察指标，并防止被动物咬伤，首先要限制动物的活动，使动物处于安静状态，再适机抓取。操作时要小心仔细、大胆敏捷、熟练准确，不能粗暴，不能恐吓动物，要爱惜动物，尽可能减少动物在过程中遭受疼痛。常用的实验动物有大鼠、小鼠、豚鼠、家兔、犬、猪、猴等，由于其体型、性情各不相同，抓取固定方式不尽相同。

1. 小鼠　小鼠性情较温顺，一般不会咬人，比较容易抓取固定。通常用右手提起小鼠尾巴将其放在鼠笼盖或其他粗糙表面上，在小鼠向前挣扎爬行时，用左手拇指和食指捏住其双耳及颈部皮肤，将小鼠置于左手掌心、无名指和小指夹其背部皮肤和尾部，即可将小鼠完全固定。在一些特殊的试验中，如进行尾静脉注射，可使用尾静脉注射架或粗的玻璃试管等固定装置进行固定；如要进行手术或心脏采血，应先行麻醉再操作；如进行解剖则须先行安乐死后再进行。

2. 大鼠　大鼠的门齿尖锐，在抓取方法不当而使其受到惊吓或激怒时易将操作者手指咬伤，因此，不得突然袭击式地抓取，初次抓取时可戴厚帆布手套。进行腹腔注射或灌胃等操作时，右手轻轻抓住大鼠的尾巴向后拉，但要避免抓其尖端，以防尾巴尖端皮肤脱落，左手抓紧鼠两耳和头颈部的皮肤，并将大鼠固定在左手中，右手即可进行操作。另一种方法是张开左手虎口，迅速将拇指、食指插到大鼠的腹下，虎口向前，其余三指掌握住大鼠的中段，并将其保持仰卧位，然后调整左手拇指位置，紧抵住下颌骨上即可。进行尾静脉操作时，取用时应轻轻抓住其尾巴并提起，置于实验台上，用玻璃钟罩扣住或置于大鼠尾静脉注射固定盒内，即可进行尾静脉采血或注射。

3. 家兔　家兔性情温顺，不会咬人，但脚爪较尖，应避免家兔在挣扎时抓伤皮肤。常用的抓取方法是先轻轻打开笼门，勿使其受惊，随后手伸入笼内，从头前阻拦其跑动。然后一只手抓住家兔的颈部皮毛，将家兔提起，另一只手托其臀，或用手抓住背部皮肤提起来，放在实验台上，即可进行采血、注射等操作。因家兔耳大，操作者常抓其耳提起，或用手掌抓住其腰背部提起均为不正确的操作，易造成颈椎或双肾的损害。在试验中常经家兔耳采血、静脉注射等，所以家兔的两耳应尽量保护不受损伤。

家兔的固定方法有盒式固定和台式固定。盒式固定适用于采血和耳部血管注射，台式固定适用于测量血压、呼吸和进行手术操作等。做头部手术，可采用马蹄形固定器固定头部。热原试验可用目前市售的兔用固定器。

4. 豚鼠　豚鼠胆小易惊，抓取时必须稳、准、迅速。抓取幼年豚鼠时可用双手捧起来，抓取较大的豚鼠时，先用手掌扣住鼠背，抓住其肩胛上方，将手张开，用拇指和食指环握颈部，其余手指握住躯干，即可轻轻提起，对怀孕或体重较大的豚鼠应以另一只手托住其臀部。豚鼠操作一般不需要固定器即可完成。

5. 犬　犬性情凶猛、咬人，但通人性。如果犬受过驯养，抓取固定就比较容易。对受过驯养的犬或比格犬抓取时，试验人员应弯下膝盖，一只胳膊绕着它的胸部，另一只胳膊绕着后肢的大腿，两只胳膊一起绕着将犬抱起。首次用犬做实验时，为防止其咬伤操作人员，一般先用嘴套将嘴套住。套嘴时操作人员可从其侧面靠近并轻轻抚摸颈部皮毛，然后迅速将嘴套套上犬嘴。抓取比较凶猛的犬时，应使用特制的长柄犬头钳夹住犬颈部，注意不要夹伤嘴或其他部位。夹住犬颈后，迅速用链绳从犬头钳下面圈套住犬颈部，立即拉紧犬颈部链绳使犬头固定，进一步上嘴套。如果实验需要麻醉，可先使动物麻醉后再移去犬头钳。当犬麻醉后，用绷带捆住犬的四肢，固定在实验台上，头部用犬头固定器固定，松开嘴套以免影响呼吸，同时便于观察。如果试验不需要麻醉，可将犬的四肢穿过带 4 孔帆布的悬吊式固定架进行半悬挂固定，支撑帆布的金属架可调节高度，可进行隐静脉注射或采血，心电图测试等操作。

6. 猪　猪皮肤紧实，不易抓握，因此抓取小猪时可以采取抱住猪的胸部的方法抓取，也可以采用双手捉起猪的双后肢的方法抓取。猪的操作一般需要其保持仰卧状态。背位仰卧于"V"字型保定台，防止滚动，再用绳子将四肢固定在 V 型台的边缘。

7. 猴　在猴房内或露天大笼内采用捕猴网进行捕捉，捕捉时动作要迅速准确，不要损伤头部及其他要害部位。猴入网后，将圈网按在地上，紧紧压住猴头或抓住颈后部（以防回头咬人），再将猴双前肢反背于猴的身后，捉住后将猴由网中取出，在捕捉凶猛的雄猴时应戴上防护皮手套，并由 2 ~ 3 个人紧密配合。笼内捕捉指单笼饲养的实验猴在笼内的捕捉法，猴笼后壁一般可向前滑动，捕捉时拉动杠杆，使笼的后壁向前滑动缩小空间，将猴夹在笼的前后壁之间，随即将猴的双前肢从笼隙拉出笼外并紧紧握住，使猴更加固定，另一人戴上防护手套推开笼门，抓住猴头，然后小心地将双前肢反背于猴的身后，由笼中提出猴子。

固定椅固定法，猴固定椅基本上是由头枷和座椅构成，座椅可升降，头枷可固定猴头。固定椅可根据猴体型的大小随意旋转升降杠调整椅子的高低。猴头枷上颈孔的大小可根据猴脖子的粗细调整。固定后猴的头部与身体以枷板分开，操作者可避免被咬伤和抓伤，枷板同时又是工作台，可放少量器械。

在食品毒理学试验中，犬、猪、猴等大动物鲜见使用。不同动物有不同的固定方式，常常依据试验目的来选择。有不少固定器都是根据试验需求量身打造，除了方便实验操作外，还需考虑考虑动物福利，减少动物痛苦。

（二）动物的分组和标记

1. 分组

（1）分组的原则　毒理学试验主要目的之一是找到受试物的剂量–反应关系，因此必然会按不同剂量进行分组。动物分组既要遵守随机原则，也要遵守均衡原则。随机性表明每只动物分散到各组去的机会是均等的，可避免系统误差。均衡性要求各组动物的平均体重及体重的离散度尽可能一致，具体来说是实验动物的体重不应超过全体实验动物平均体重的 20%，以控制离散度。每组之间的平均体重相差不应超过 10%，以控制均衡性。每组动物数量应按试验周期长短、试验类型及统计学要求而定。

（2）随机分组的方法　传统随机分组的方法有随机数字表、计算器随机数法、抽签、抓阄等，随着计算机技术的发展，基于软件、程序实现快速随机分组的方法不断涌现。可以根据动物数量选择合适的方法。

1）随机数的产生　一是直接从随机数字表查得。随机数字表使用简单，是使用最为广泛的方法。随机数字表上所有的数字是按随机抽样原理编制的，表中任何一个数字出现在任何一个地方都是完全随机的。二是计算器产生随机数字，每当按下 2ndF（第二功能键）和 RND（随机数字键）时，就会产生0.000 ~ 0.999 的随机数字，可将显示的数前两个小数位用作一个样本个体。如计算器显示的 0.127，表明第十二个数据作为一个样本个体，重复按键操作，直到产生所需的样本大小。随机数是随机产生的，所以，绝对不会相同。

2）随机数字表分组法　随机数产生后，随机分组要根据组数来进行，注意分组的时候都是按单一性别进行的。便于理解，下面举例介绍通过随机数字表进行分组的方法。

组数为两组时的分组：有 12 只雄性小鼠，需分为 2 组。先按体重排序并编号 1 ~ 12，最终分为 A 组、B 组。首先，在随机数字表上任意定一个点，假定是落在了第 21 行 31 列的数字 78 上，那么可以以此为出发点，向上、向下、向左或向右，依次再抄 11 个数字，即产生了 12 个随机数。将随机数与动物编号对应排列（表 5–3）。将随机数为奇数的分入 A 组，偶数的分入 B 组，因两组数字不等，继续用随机方法将 A 组多余的一只调整给 B 组，从上面最后一随机数字 41，接下去抄一个数为 62，以 7 除之（因 A

组原分配 7 只）得 6，即把原分配在 A 组的第 6 个 A（即 11 号大鼠）调入 B 组。如果 A 组多两个，则接下去抄两个数。分别以 8、7 除之，余数即指要调入 B 组的第几个 A，以此类推，最后各组的鼠数就相等了。调整后 A、B 组的小鼠编号如下（表 5-4）。

表 5-3　分组信息汇总表（以 78 出发向上产生的随机数）

动物编号	1	2	3	4	5	6	7	8	9	10	11	12
随机数字	78	38	69	57	91	0	37	45	66	82	65	41
组别	B	B	A	A	A	B	A	A	B	B	A	A

表 5-4　分组后组别与动物编号对应表

组别	动物编号					
A 组	3	4	5	7	8	12
B 组	1	2	6	9	10	11

组数为三组时的分组：有 12 只雄性小鼠，需分为 3 组。先按体重排序并编号 1~12，最终分为 A 组、B 组、C 组。假设选定的点为表中第 40 行 17 列，数字为 08，从 08 开始向右抄 11 个随机数字。以 3 除各随机数字，若余数为 1，即该鼠归 A 组，若余数为 2，归入 B 组；若余数为 0，归入 C 组。结果 A 组 4 只，B 组 3 只，C 组 5 只（表 5-5）。C 组多一只应调入 B 组，方法同上。仍采用随机方法，从刚才所抄的最后一个随机数 10 后面，接着抄一个随机数字为 61。除以 5（因为 C 组有 5 只），余数为 1，则将第一个 C，即第 2 号鼠调入 B 组，调整后各组鼠的编号如下（表 5-6）。

对于将动物随机分为 4 组或者更多组按上述原理操作即可。

表 5-5　分组信息汇总表（以 08 出发向右产生的随机数）

动物编号	1	2	3	4	5	6	7	8	9	10	11	12
随机数字	08	27	01	50	15	29	39	39	43	79	69	10
除 3 余数	2	0	1	2	0	2	0	0	1	1	0	1
组别	B	C	A	B	C	B	C	C	A	A	C	A

表 5-6　分组后组别与动物编号对应表

组别	动物编号			
A 组	3	9	10	12
B 组	1	2	4	65
C 组	5	7	8	11

3）Excel 软件分组法　当动物量较大时，用随机数字表分组法的工作量将非常大，而 Excel 软件有助于化繁为简。首先将动物称重，将动物顺序号和体重分别按列录入 Excel 软件。将体重从小到大排序，依体重顺序将动物分为与 1 个组别动物数相同个数的配伍组。利用 Excel 软件的随机数字功能对每个配伍组动物的体重产生随机数，然后按随机数从小到大排序，以随机数的顺序将每只动物分入不同组别中。对每个配伍组进行如上操作。将每个组别动物依体重从小到大排序，然后依体重顺序对动物进行编号。

以亚慢性试验为例，分 4 组，每组 20 只，雌雄各半，每笼 5 只饲养。雌雄分别分组，分组方法相同，以雄性动物为例，即将 40 只雄性 SD 大鼠随机分为 4 组，完成编号标记，并分笼饲养。

动物称重并标记：将动物称重，并编临时动物号及标记，确保能区分开每一只动物。

数据录入：打开计算机 Excel 程序，新建 1 个工作簿。将临时动物号和相应的体重录入新建工作簿。

配伍组分组：将数据按体重从小到大排序，使用"数据"菜单中的"排序"功能，在"主要关键词"选项中选取体重栏，选按"升序"排列，确认后即完成排序。依体重顺序每4个动物（因有4个分组）分为1个配伍组，40只动物分为10个配伍组，将每个配伍组的数据复制粘贴到新的行列中，相互之间至少间隔1列，以备产生随机数。

随机数产生：在体重数据右侧的空白栏中输入"＝Rand（）"，按回车后产生1个随机数，用"填充柄"拖拽，所有动物均产生不同的随机数，对已产生的随机数用"复制"和"选择性粘贴""数值"加以固定。

随机数排序：配伍组中的每个体重数据都产生1个随机数并固定后，对配伍组数据按随机数从小到大排序，使用"数据"菜单中的"排序"功能，在"主要关键词"选项中选取随机数栏，选按"升序"排列，确认后即完成排序。

按随机数分组：按随机数从小到大顺序将配伍组的4个动物依次分别分入4个组别中。对10个配伍组进行如上操作，4个组别每组分到10只动物。

分笼并标记：每个组别按每5只一笼饲养，将每个组别动物按照体重从小到大排序并编号，1~5号为一笼，6~10号为一笼，以此类推，保证每组中同笼的5只动物体重差值较小，分笼的同时需要对每只动物按编号标记染色或者直接挂上耳号。

至此，完成动物分组分笼。

2. 标记　动物实验过程中，实验动物常需要标记以示区别。标记的方法很多，根据动物的种类数量和观察时间长短等因素来选择合适的标记方法。

（1）打耳号法　第一种，用刺数钳（又称耳号钳）将号码打在动物耳朵上。打号前用蘸有酒精的棉球擦净耳朵，用耳号钳刺上号码，然后在烙印部位用棉球蘸上溶在食醋里的黑墨水擦抹。该法适用于耳朵比较大的家兔、犬等动物。

第二种，适用于大小鼠，用专用的耳号钳在耳朵上打孔的同时将带有编号的铝制耳标挂在耳朵上。目前该法应用广泛，耳号可终身保持，非常方便。尤其适用于周期长、动物数量多的亚慢性、慢性毒性试验。

（2）化学药品涂染动物被毛法　适用于试验周期短，动物量少的试验。经常应用的涂染化学药品如下。

涂染红色：0.5%中性红或品红溶液。

涂染黄色：3%~5%苦味酸溶液（能识别2~3个月）。

涂染黑色：煤焦油的酒精。

涂咖啡色：2%硝酸银溶液，涂后需光照10分钟。

根据试验分组编号的需要，可用一种化学药品涂染实验动物动物背部被毛就可以。如果实验动物数量较多，则可以选择两种染料。该方法对于试验周期短的实验动物较合适，时间长了染料易退掉；对于哺乳期的子畜也不适合，因母畜容易咬死子畜或把染料舔掉。

（3）针刺法　用七号或八号针头蘸取少量碳素墨水，在耳部、前后肢以及尾部等处刺入皮下，在受刺部位留有一黑色标记。该法适用于大小鼠、豚鼠等。在实验动物数量少的情况下，也可用于家兔、犬等动物。多数用于养殖场，此号几乎也是终身携带。

（4）剪毛法　该法适用于大、中型动物，如犬、家兔等。用剪毛刀在动物一侧或背部剪出号码，此法编号清楚可靠，但只适于短期观察。

（5）打孔或剪缺口法　可用打孔机在家兔耳一定位置打一小孔来表示一定的号码。如用剪子剪缺口，应在剪后用滑石粉捻一下，以免愈合后看不出来。该法可以编至1~9999号，此种方法常在饲养大量动物时作为终身号采用。

（6）挂牌法　将号码烙压在圆形或方形金属牌上（最好用铝或不锈钢的，它可长期使用不生锈），或将号码按实验分组编号烙在栓动物颈部的皮带上，将此颈圈固定在动物颈部。该法适用于犬等大型动物。

总之，不论采用何种标记方法，都应遵守"号码清楚、持久、简便、易认和适用"的基本原则，使用对实验动物无毒性、操作简单且能长期识别的方法。

（三）染毒途径

在毒理学试验中，应该根据人类现实生活中接触受试物的方式及试验的目的来选择给药途径，以彻底地揭示其毒性。常见的给药途径有经口、经呼吸道、经皮肤染毒和注射染毒，代谢途径不同，受试物的吸收率不同。

1. 经口染毒　经口染毒，又称胃肠道染毒，有喂饲、灌胃、经口滴入和吞咽胶囊等方式。

（1）喂饲　将受试物掺入动物饲料或饮水中供实验动物自由采食。如果受试物是完全无毒的，则在饲料中的最高含量可为5%，一些有营养价值的食物成分则可更高，但应注意不要造成饲料营养成分失衡而影响实验动物的生长发育。喂饲法符合人类接触受试物的实际情况，但缺点多，如适口性差的受试物，实验动物会拒食；易挥发或易水解的受试物不适用；饲喂过程中损耗大，实际染毒量偏低。

（2）灌胃　在动物实验中，经口给药多用灌胃法，此法剂量准确，可反复给药，溶液或混悬液均可灌服，且操作简便。将受试物配制成溶液或混悬液，以注射器经导管注入胃内。一般灌胃深度从口至剑突下。最好是利用等容量灌胃法，即受试物配制成不同浓度，实验动物单位体重的灌胃容量相同。灌胃前应禁食，大鼠隔夜禁食，小鼠可禁食4小时，以免胃内容物太多增加注入物质的阻力和影响注入物的吸收速率。自由饮水。灌胃后2~4小时提供饲料。经口多次染毒，一般不禁食。灌胃法适用小鼠、大鼠、家兔、犬等动物，优点是剂量准确，缺点是工作量大，并有伤及食管或误入气管的可能，尤其适用于小鼠、大鼠、家兔等动物。几种动物一次灌胃能耐受的最大容积如下（表5-7）。

表5-7　几种动物一次灌胃能耐受的最大容积

动物种类	体重（g）	最大溶剂（ml）
小鼠	>30	1.0
	25~30	0.8
	20~24	0.5
大鼠	>300	8.0
	250~300	6.0
	200~249	4~5
	100~199	3.0
家兔	>3500	200
	2500~3500	150
	2000~2400	100

小鼠、大鼠、豚鼠一般使用1~5ml的注射器和金属钝针头灌胃，针头可用18~24号腰穿针或用抽血针磨去针尖。灌胃时将灌胃针头安置在注射器上，吸入药液，左手抓住鼠背部及颈部皮肤，将动物固定，注意颈部皮肤不宜向后拉得太紧，以免勒住气管，尽量使小鼠头部和躯干伸直，并呈垂直体位。右手持注射器将针头由口腔插入，避开牙齿（或由嘴角将针头插入），沿咽后壁徐徐插入食管下段，遇有阻力时，可轻轻上下滑动，不可强行插入，待小鼠吞咽时贲门肌肉松弛，一旦感觉阻力突然消失有落空

感觉，轻抽注射器管芯，如无气泡抽出，即表明针头已进入胃内，如动物出现强烈挣扎，进针阻力很大或呼吸困难，可能是插入气管内，此时不可硬往里插，须立即退出针头重插。一般灌胃针头插入长度小鼠为 2.5~3.5cm，大鼠或豚鼠为 3.5~5.5cm，常用的灌胃量小鼠为 0.2~1ml，大鼠为 1~4ml，豚鼠为 1~5ml。

家兔一般采用开口器和小儿导管或导尿管。开口器是以 2cm×2cm×10cm 的木片或竹片，呈纺锤形，于正中垂直开一个 6~8mm 直径的圆孔制成。灌胃时，将动物固定于竖立体位，将开口器放于动物的上、下颌齿之间，两端露出口角处，用绳将它固定或用手固定。右手持导管由开口器的小圆孔，沿咽后壁慢慢进入食管插入胃中，为防止插入气管内，将导管外端插入盛水的小烧杯中，如随动物呼吸而有气泡冒出，表明送入气管应立即拔出插管，为了避免将药液误灌入气管和肺中，除经上述检查，在灌胃时先向后抽动灌胃器，看是否有气泡出现，并适当活动导尿管后再重复上法试验，准确插入胃中后再灌胃。

（3）经口滴入 将动物保持相应的体位，用金属或硬塑料管接上注射器，也可用吸管、移液管等，将药物液体或混悬液滴入动物口腔，注意应送至咽部，让其自行吞咽，为了使滴入的药液不流出口外，可将药物配成淀粉糊剂，在滴入口腔之后，可给予动物较喜爱吃的食料，使滴入的药物全部进入胃内。

（4）吞咽胶囊 将一定剂量的受试物装入胶囊中，放至动物的舌后部，迫使动物咽下，此法剂量准确，适用于易挥发、易水解和有异味的受试物。

2. 经呼吸道染毒 经呼吸道染毒可分为吸入染毒和气管内注入等方法。

（1）静式吸入染毒 静式吸入染毒是将一定数量的啮齿类动物放在密闭的染毒柜中，加入易挥发的液态受试物或气态受试物使成一定浓度。静式吸入染毒简易，但缺点较多，主要是随试验进行氧分压降低，一次能容纳的实验动物数量有限制，同时，由于动物吸入消耗、为被毛及染毒柜壁吸附等，柜内受试物浓度也逐渐下降，不能持续保持染毒浓度，而且实验动物有经皮吸收的可能。染毒时间一般为 2~4 小时。要求受试物在 10 分钟内蒸发完毕。静式吸入染毒时应根据染毒容积估算，也可按实验动物总体重（kg）×100×染毒时间（h）来估算，相当于动物每千克体重每小时所需空气体积为 100L（表 5−8）。

表 5−8　实验动物的最低需气量及不同染毒柜容积应放置的动物数（染毒 2h）

实验动物	呼吸通气量（L/h）	最低呼吸通气量（L/h）	静式吸入染毒 2h 可放动物数				
			25L	50L	100L	300L	1000L
小鼠	1.45	4.50	3~5	6~10	12~15	36~40	120~150
大鼠	10.18	30.54	0	1	1~2	5~6	16~18
豚鼠	10.18	30.54	0	1	1~2	3~4	16~18
猫	19.30	57.90	0	0	0	3~4	9~10
家兔	41.50	126.80	0	0	0	0	4~5
猴	51.60	154.80	0	0	0	0	3~4
犬	321.60	97.80	0	0	0	0	1

吸入染毒受试物浓度以 mg/m^3 表示，可折算为 ppm。换算公式为 $mg/m^3 = (MW \cdot ppm)/22.4$（式中 MW 为受试物的相对分子质量）。

具体步骤如下：将动物放入染毒柜（亦可连动物笼一起放入染毒柜）；关门并将染毒柜密闭好；从投药孔将所需受试物加到药物蒸发器上，随即塞好投药孔并开始计算染毒时间；观察实验动物的症状、死亡时间，并仔细记录；染毒结束后，关闭电源，打开门（盖），取出动物，存活动物归笼继续观察；冲洗染毒柜，将动物排泄物冲干净，擦干染毒柜备用。

（2）动式吸入染毒　动式吸入染毒设备由染毒柜、机械通风系统和配气系统3部分构成。

对设备的要求较高，优点是在染毒过程中染毒柜内氧分压及受试物浓度较稳定，缺点是消耗受试物的量大，容并易污染环境。

动式吸入染毒又分为全身接触和口鼻接触两种。设计为维持每小时12～15次的换气，保证氧气浓度为19%受试物的均匀分布。染毒柜应维持成轻微的负压以免受试物从染毒柜逸出。要保证染毒柜中气流的稳定性，实验动物的总体积不能超过染毒柜容积的5%。如采用口鼻接触吸入染毒法，可避免经口和皮肤同时接触受试物。在染毒柜中受试物浓度达平衡后，每天的染毒时间应为6小时。在必要时，也可采用其他的暴露时间。从实际考虑，每周染毒5天是可接受的。进行试验时温度应维持在（22±2）℃，相对湿度最好保持在40%～60%之间（但不适用于气溶胶试验）。染毒过程中，停止供食和供水。进行下述的测量或监测，尽可能地使以下条件维持恒定：气流速度，每次暴露应监测≥3次；受试物的实际浓度和气溶胶浓度粒度分析，每次暴露测2～4次；连续监测温度，每30分钟记录一次。

（3）气管内注入　此法用于建立急性中毒模型及尘肺研究。以大鼠为例，用乙醚轻度麻醉大鼠，将受试物注入气管使之分布至两肺。如麻醉大鼠（侧卧即可），将麻醉的大鼠用线套住其门齿，挂在染尘架上，鼠背向操作者。用无齿镊夹住并拉出舌头，用小块纱布包裹舌头，用左手拉住。右手取耳镜放入大鼠口腔，暴露气管开口。使光线照射于耳镜，可见随呼吸时张时闭的 V 形白环（声带）。术者左手松开大鼠舌头并固定耳镜，右手接过助手传递的钝头穿刺针，待 V 形口张开时把针头插入气管1～1.5cm，此时针头已达气管的上中段。助手将吸好注射液的注射器接在穿刺针上，回抽如有气泡，证明位于气管内，即可将受试液注入气管内。术前所有用具和受试液均应消毒，必要时可在受试液中加青霉素2000IU/ml。

3. 经皮肤染毒　经皮肤染毒的目的有两种。一种是经皮染毒毒性试验，如经皮急性毒性测定常用大鼠，皮肤致癌试验常用小鼠。另一种是皮肤刺激和致敏试验，皮肤刺激试验常用家兔和豚鼠，皮肤致敏试验用豚鼠。

试验前用机械法（剪剃毛）或化学法（硫化钠或硫化钡）脱毛，要求是不应损伤脱毛区的表皮，脱毛区面积不大于动物体表面积的10%。于脱毛后24小时涂抹一定量受试物，盖上2～4层纱布和一层玻璃纸或塑料薄膜，再用无刺激性的胶布固定，接触规定的时间。如要求重复接触受试化学物，一般间隔1周再剪剃毛1次。

4. 注射染毒　注射染毒，应调整受试物的pH及渗透压，pH应为5～8，最好是等渗溶液，动物对高渗的耐受力比低渗强。静脉注射应控制速度，大鼠尾静脉注射最好控制在10秒以上。腹腔注射在遗传毒理学试验中有时也用，但在致畸试验、肝UDS研究不应该用腹腔注射，以避免可能的损伤和局部高浓度对靶器官的影响。此外，在注射前应注意局部消毒。注射染毒有皮内注射、皮下注射、腹腔注射、肌内注射和静脉注射等方法。

（1）皮内注射　皮内注射是将受试物注入皮肤的表皮与真皮之间。此法可用于观察皮肤血管的通透性变化，或观察皮内反应，多用于接种、过敏试验等。操作时，先将动物注射部位及周围的被毛剪净，然后用酒精棉球消毒。用左手将皮肤捏成皱襞，右手持带4号细针头的注射器，将针头与皮肤呈30°角，让针头的横断面朝上，沿皮肤表浅层刺入皮肤内，进针一定要浅，避免进入皮下。慢慢注入药液，会感到有很大阻力。当溶液注入皮内时，可见注射器部位皮肤马上会鼓起一个丘疹状隆起的小泡，同时因注射部位局部缺血，皮肤上的毛孔极为明显。如小泡不很快消失，则说明注射正确。注射完后不要马上拔针，需过5分钟后再拔，以免药液从针孔漏出。注射量：小鼠不超过0.05ml，豚鼠、大鼠、家兔一般为0.1ml。

（2）皮下注射　皮下注射较好掌握，一般取颈背、侧腹或后腿皮下。小鼠皮下注射，常在颈背部皮肤处。先用酒精棉球消毒注射部位的皮肤，再将皮肤提起，针头取一钝角角度穿刺入皮下。活动针尖，容易活动表明操作正确，才能注射。完毕后拔出针头，稍微用手指按压一下部位。一般豚鼠在后臀部内侧，大鼠可在左侧下腹部。

（3）腹腔注射　给小鼠腹腔注射时，左手抓取固定好动物，将腹部朝上，头部略低于尾部，右手持注射器将针头在下腹部腹白线稍向左的位置，从下腹部朝头方向几乎平行地刺入皮肤，针头到达皮下后，再向前进针 3 ~ 5mm，针尖能自由活动则说明刺到皮下。再把针竖起，使注射针与皮肤呈 45° 角斜刺入腹肌，进入腹腔内。针尖穿过腹肌进入腹腔后抵抗感消失。固定针头，回抽针栓，如无回血或尿液，以一定的速度慢慢注入药液。其他动物可参照此法进行。

（4）肌内注射　动物肌内注射时，应选择肌肉发达、血管丰富的部位。注射时，先将动物固定，右手持注射器，一次刺入肌肉中。大、小鼠及豚鼠可注射入股部外侧肌肉。注射时使用 5 ~ 6 号针头注射。

（5）静脉注射　因为是通过血液内给药，所以只限于液体。几种动物不同给药途径的常用剂量如下（表 5 - 9）。

表 5 - 9　几种动物不同给药途径的常用剂量（ml）

注射途径	小鼠	大鼠	家兔
腹腔	0.2 ~ 1.0	1 ~ 3	5 ~ 10
肌内	0 ~ 0.2	0.2 ~ 0.5	0.5 ~ 1.0
静脉	0.2 ~ 0.5	1 ~ 2	3 ~ 10
皮下	0.1 ~ 0.5	0.5 ~ 1.0	1.0 ~ 3.0

1）大、小鼠尾静脉注射　一般用 4 号针头注射。在操作台上用专用固定器固定动物，使其尾部露在容器外，转动尾部使其侧面朝上，用玻璃容器压住尾部；尾部侧面的静脉由于玻璃容器的重压而扩张。给药时固定动物尾部；注射前用酒精棉球反复擦拭尾部以达到消毒和使血管扩张的目的；玻璃容器固定时，容器的重量可使血管充分扩张，如果不行，可用台灯照射尾部。选择靠近尾端扩张部位，角度为 30°，对准血管中央，针尖抬起与血管平行刺入。不要拔注射器和注射针，确认有无回血。确认刺入血管后，慢慢注入药液。如果针头没完全刺入血管内，不仅注射有抵抗感，局部也会隆起。注射完后立即拔出注射针，用脱脂棉用力压注射部位，达到止血的目的。有的试验需连日反复尾静脉注射给药时，应尽可能从尾端开始，按次序向尾根部移动更换血管位置注射。

2）家兔耳静脉注射方法　将家兔置固定盒内，用酒精棉轻轻擦拭耳部外缘，静脉即明显可见。由耳尖部静脉注射，若失败，再逐步向耳根移动重新注射。注射完毕抽出针头时，应压迫针孔，避免流血使注射液渗出。

3）豚鼠静脉注射方法　主要包括腿部静脉注射和趾间静脉注射。

腿部静脉注射：由助手抓握固定好动物，操作者左手握住后腿，右手用手术弯剪，在后小腿根部水平方向剪一缺口，揭起皮肤，静脉外露，即可进行注射。

趾间静脉注射：以酒精棉轻擦豚鼠脚趾，使趾间静脉显露，即可进行注射。

4）犬静脉注射方法　主要包括后肢外侧小隐静脉注射、前肢内侧头静脉注射及舌下静脉注射。

后肢外侧小隐静脉注射：此静脉在后肢胫部下 1/3 的外侧浅表皮下。由将犬侧卧固定好，将注射部位被毛剪去，用碘酒、酒精棉消毒皮肤后，助手用手紧握股部，即可明显看到静脉。试验者右手持注射器，针头向血管旁的皮下刺入，再与血管平行向前刺入静脉，回抽针筒，如果有回血进入针筒，即放松对静脉近心端的压迫，并将针头再刺进少许，然后以左手将针头固定好，右手即可慢推液。

前肢内侧头静脉注射：此静脉在前肢内侧面皮下，比后肢小隐静脉粗一些，且较易固定，所以，犬一般作静脉注射时常用此静脉。

舌下静脉注射：将犬固定好后，把嘴打开，用包着纱布的舌钳将犬的舌头拉出来并翻向背侧，即可清楚地看到很多舌下小静脉，找一根比较粗的作静脉注射。注射完毕拔出针头时，应立即用棉球压迫止血。

（四）生物标本的采集

为观察试验设定的指标，在试验过程中或试验结束后，需要收集血液、尿液、胆汁、粪便等生物标本进行检测，所以必须合理采集、分离和保存实验动物生物样本，保障试验结果的可靠性。

1. 血液采集　以动物死亡为实验结束时采血与在清醒动物身上单次或多次采血的终末采血以及如麻醉取血的非终末采血。非终末采血可分为单次和多次采血，单次采血不超过动物总血量的15%，在3~4周后可重复采血。多次采血每24小时内不超过总血量的1%，常用实验动物采血量如下（表5-1）。

表5-10　常用实验动物采血量（ml）

动物种类	最大安全采血量	最小致死采血量
小鼠	0.1	0.3
大鼠	1	2
豚鼠	5	10
家兔	10	40
犬	50	300
猴	15	60

（1）尾尖采血　适用于需血量较少的血液采集，可以做血涂片、试纸检测血糖等试验，可以反复使用。将大鼠或小鼠固定，露出鼠尾用手轻揉或用温水（45℃左右）加温，也可用酒精涂擦鼠尾，使尾静脉充血后，剪去尾尖（小鼠1~2mm，大鼠3~5mm），尾静脉血即可流出，用手轻轻地从尾根部向尾尖部推挤，即可收集到少量血液。取血后，用棉球压迫止血，并用液体火棉胶涂于伤口处，以保护伤口。也可采用切割尾静脉取血，用锋利刀片在尾静脉上切开一小口，每次取少量血液，两侧尾静脉可交替切割。切割后用棉球压迫止血，伤口短时间内即可结痂痊愈。这种方法比较适合大鼠的采集血液。

（2）眼眶静脉丛采血　通常适用于需血量较大的采血，特别适用于无尾动物如仓鼠，只能用动物的一只眼睛。可分为刺破眼眶静脉丛采血和摘除眼球采血法。前者经恢复后可反复采血，一般2周才能恢复；后者采血量更大，但以损伤眼球为代价，动物虽然能存活，但无法重复采血。

1）刺破眼眶静脉丛采血法　操作者一手固定小鼠或大鼠，食指和拇指轻轻压迫后颈部两侧，使眶后动静脉充血，另一只手持玻璃制的毛细管（小鼠采血管直径1mm，大鼠采血管直径2mm）以大约45°角从内眼角刺入，并向下旋转，感觉刺入血管后再向外边退边吸使血液顺取血管自由流入小管中，当得到所需血量后放松加于颈部的压力，并拔出采血管，采血后用消毒纱布压迫眼球止血30秒。

2）摘除眼球采血法　若一次性采血可选择摘眼球法。取血时左手固定，将动物头部皮肤绷紧，眼球突出，右手持眼科弯夹住眼球根部，将眼球迅速摘出，并立即将鼠倒置，头朝下使眼眶内动静脉血液流入容器。

（3）心脏采血　心脏采血多见用于大鼠、小鼠、豚鼠、家兔，在麻醉状态下犬也能进行此操作。

1）大、小鼠心脏采血法　可分固定板和徒手两种，将鼠仰卧固定在固定板上，把左侧心区部位的毛剪去用碘酒、酒精消毒皮肤。用左手在鼠左侧第3~4肋间摸到心搏，或手持装有小号针头的注射器，选择心搏最强处穿刺，当针头正确刺入心脏，血液依靠心搏的力量自然进入注射器，即可采集血液。在熟练情况下，一人徒手即可采血，即左手拇指和食指握住颈部，小拇指压住鼠尾使之仰卧在左手心内，右手持注射器在左心区经消毒处理的部位，心搏最强处刺入心脏，即可采集血液，这种方法最适合小白鼠的心脏采血。

2）豚鼠心腔穿刺采血法　将豚鼠仰卧固定于小手术台上，把左侧心区部位的被毛剪去，用碘酒、酒精消毒皮肤。用左手触摸动物左侧第3～4肋间，触摸心跳最明显处进针穿刺。进针角度与胸部垂直，当针头接近心脏时，就会感到心脏的跳动，再向里穿刺就可进入心室。若将注射器抽成负压，血不断地自动流入注射器内。采血时动作要迅速缩短留针时间以防止血液凝固。一个星期后，可重复进行心腔穿刺采血。此种方法也适用于家兔的心腔穿刺采血。

（4）耳采血法　此法适合有大耳朵的家兔，分为耳动脉采血法和耳缘静脉采血法，偶见用于豚鼠。

1）耳动脉采血法　将家兔置于固定器内固定好，用手轻揉或用加热的方法使家兔耳充血，可发现在其中央有一条较粗、颜色较鲜红的血管，即为耳中央动脉，左手固定家兔耳，右手持注射器在中央动脉末端，使针头沿动脉平行方向穿刺入动脉，血液即可进入注射器内。取血后作压迫止血。另外，也可待耳中央动脉充血后，在靠耳尖中央动脉分支处，用锋利的手术刀片轻轻切一小口，血液就会从切破的血管中流出，立即取加有抗凝剂的容器在血管破口处采血。取血后应压迫止血。

2）兔耳缘静脉采血法　将动物固定好后，用手轻揉动物耳缘，待耳缘静脉充血后，在靠耳尖部的静脉处，用针头刺破静脉，血液即可流出，也可用5号半针头沿耳缘静脉远端（末梢）刺入血管，抽取血液，取血后压迫止血。一次可采血5～10ml。此法也适用于豚鼠。

（5）主动脉采血　主动脉采血适用于采血量大的试验。常见腹主动脉采血和股动脉采血。前者适用于小鼠、大鼠等小型动物，为试验的终末采血，通常需要麻醉动物。后者适用于犬、猴等大型动物，适用于试验中采血。

1）腹主动脉采血　麻醉动物后，沿腹正中线剪开腹腔，用小镊子轻轻扒开血管周围脂肪，再用棉球把覆盖在血管的多余脂肪擦净，直到看清血管为止，用棉球可以尽量减少小血管破裂出血，避免模糊视野影响进针。腹主动脉位于脊柱上面，腹腔静脉血管比腹主动脉粗，呈暗红色，伴行于旁侧，注意区分。先固定血管，防止游移，可用左手拇指和食指固定住血管两旁的脂肪及其他脏器，无名指按住血管进针点的上端，降低血压，可以避免喷血，右手持穿刺针，针尖斜面朝下，入针角度约30°，朝向心端方向刺入，深度以5mm左右为宜。可以反复采集多管的血样进行不同项目的测试，一般体重200～300g的大鼠用真空管采血可采血液8～10ml，同周龄雄鼠可采的血量多于雌鼠。

2）股动脉采血　是犬动脉血最常用的方法。性情温顺且训练过的犬，在清醒状态下便可进行。将犬卧位固定于犬解剖台上，伸展后肢向外伸直，暴露腹股沟三角动脉搏动的部位，去毛后用碘酒、酒精消毒。左手中指、食指探摸股动脉跳动部位，并固定好血管，右手取连有5号半针头的注射器，针头由动脉跳动处直接刺入血管，若刺入动脉般可见鲜红血液流入注射器，有时还需微微转动一下针头或上下移动一下针头，方见鲜血流入。偶尔会刺入静脉，操作者需仔细判断。采血完毕后迅速拔出针，用干药棉压迫止血。

2. 尿液采集　常用的尿液收集方法有代谢笼法、导尿管法、压迫膀胱法等。

（1）代谢笼法　适用于大鼠和小鼠等小型动物，将动物放在特制的代谢笼内，动物排出的大便，可通过笼子底部的大小便分离漏斗将尿液与粪便分开，达到收集尿液的目的。一般需收集2～5小时或更长时间内的尿排出量。

（2）导尿管法　直接从动物尿道插管到膀胱的方法来收集尿液，效果很好。在消毒和无菌操作下，可采到无污染的尿液。常用于家兔和犬。

（3）压迫膀胱法　实验有时要求每间隔一定的时间收集一次尿，如每2小时收集一次，以观察药物的排出等情况。此时用代谢笼分离器采集尿液，有的时间点无尿可收集，便可采用人工从体外压迫膀胱的方法来采集尿液。此种采集尿液的方法，适用于家兔、猫、犬等较大的动物。

3. 消化液的采集　动物消化液主要有唾液、胃液、胆汁、胰液等，消化液采集多见于大型动物，偶见小动物使用。通常在代谢试验中有采集需求。

（1）唾液的采集　主要有直接抽取法和制造腮腺瘘法。

1）直接抽取法　在急性试验中，通过食物的颜色、气味等刺激动物的视觉、嗅觉而致动物唾液分泌增加，再用吸管直接插入动物口腔或唾液腺导管抽吸唾液，此法非常简单，但从口腔抽吸唾液会有杂质混入。

2）制造腮腺瘘法　在慢性试验中，收集犬的唾液，要用外科手术方法将腮腺导管开口移向体外，即以腮腺导管为中心，切成一直径为2~3cm的圆形黏膜片，将此黏膜片，与周围组织分开，穿过皮肤切口引到颊外，将带有导管开口的黏膜片与周围的皮肤缝合，腮腺分泌的唾液就流出颊外。这种方法可以收集到较纯净的唾液。

（2）胃液的采集　胃液的采集同样通过刺激，使胃液分泌增加，再用插胃管的办法抽取胃液。该法合适犬等大型动物。

（3）胆汁的采取　将动物麻醉后仰卧于实验台上，自剑突下及正中线做3~5cm的切口，切开腹膜，暴露腹腔，将肝脏向上翻起，在十二指肠与胃交界处有一暗绿色的囊即为胆囊（大鼠没有胆囊而由几根肝管汇集成肝总管并和胰管一起汇成胆总管，开口于十二指肠），分离出胆囊或胆总管，再用注射器抽取胆汁。大鼠胆汁一般0.5~1.0ml/h。对有胆囊的实验动物应在胆囊基底部结扎胆囊，以防止胆囊延缓经胆汁消除。

（4）胰液的采集　基本方法同胆汁的采集。在胆总管和十二指肠交界处分离出胆总管，小心操作勿刺激胰腺，以免影响胰液分泌。分离后在靠肠端结扎，作为牵引线，用眼科剪在管壁上斜开一小口，插入准备好的胰液收集管（一般用聚乙烯塑料软管，内径2mm，长10cm，并将其拉成内径0.05mm的细管，剪成一端斜口，在粗细交界处绕3~4圈，用0号缝合线）插入小口内，并用容器收集胰液。

4. 粪便采集　大鼠和小鼠可用代谢笼，下部有粪尿分离器，分析前剔除表层，取内层粪分析。对犬和猴可直接取新鲜粪。

5. 阴道分泌液的采集　在生殖发育毒性试验中，采集阴道分泌液涂片观察，有助于判断动物的动情周期，提高交配成功率。

（1）冲洗法　将装有消毒生理盐水的点滴管轻轻插入动物阴道内，按压点滴管橡皮头，将生理盐水打入阴道，然后又吸出，如此2~3次。再将滴管中的阴道冲洗液滴在载玻片上，用低倍显微镜观察涂片的细胞

（2）沾取法　将消毒的细棉签用生理盐水润湿，轻轻插入动物阴道内，慢慢转动两下取出。把带有阴道内含物的棉签在载玻片上均匀转动做成涂片，进行细胞学检查。

（3）刮取法　用光滑的玻璃小勺或牛角制的小刮片慢慢插入阴道内，在阴道壁轻轻刮取一点阴道内含物，进行涂片镜检或其他检查。

（五）动物的麻醉

在进行各类动物实验时，各种强刺激或疼痛持续地传入大脑皮质，会引起大脑皮质的抑制，使其对皮质下中枢的调节作用减弱或消失，致使机体生理功能发生障碍，甚至发生休克及死亡。另一方面，许多实验动物性情凶暴，容易伤及操作者。因此，动物实验时，动物的麻醉是必不可少的。每种动物对麻醉剂的敏感程度不同，需要谨慎选择。

实验动物的麻醉就是通过不同方式给予麻醉剂使动物全身或局部暂时痛觉消失或痛觉迟钝，以利于

进行实验。麻醉剂主要作用是抑制中枢神经系统，减除或减轻动物的疼感，但仍保持延髓（呼吸、心血管运动中枢）和平滑肌组织的功能。

动物麻醉常分为全身麻醉和局部麻醉。

1. 全身麻醉

（1）全身麻醉前准备　在实施全身麻醉时，应关注以下几个问题。

1）动物禁食 10～12 小时。不能少于 8 小时。

2）麻醉前不能使用泻剂。因为泻剂可导致降低血液的碱度，从而增加血流和组织的酸度，在麻醉和失血情况下，易发生酸中毒并能降低损伤组织的抗感染能力。

3）麻醉后的动物必须保持气道的通畅。

4）检查麻醉剂质量、数量是否满足要求。

5）如为犬、猴等大动物麻醉，需核实保定器具是否有破损，有关麻醉中毒急救品和器材是否准备齐妥，以应急需。

（2）全身麻醉的方法　全身麻醉的常用方法主要有吸入麻醉和非吸入麻醉。

1）吸入麻醉　是挥发性麻醉剂或气体麻醉剂经呼吸道吸入动物体内从而产生麻醉效果。常用的吸入麻醉剂有乙醚、氟烷、甲氧氟烷、三氯甲烷等。气体麻醉剂常用氧化亚氮、环丙烷等。

现以乙醚为例介绍吸入麻醉。乙醚无色透明，极易挥发，特殊气味，易燃易爆，与空气中的氧接触能产生刺激性很强的乙醛及过氧化物。使用时需避开火源，保存于暗色容器中置阴凉处。乙醚的麻醉作用主要是抑制中枢神经系统，但对其他系统影响不明。使用时能刺激呼吸道黏膜使分泌物增加，常导致动物窒息死亡，可使用阿托品来拮抗这一作用。有呼吸道病变的动物禁用乙醚麻醉。

大鼠、小鼠和豚鼠吸入麻醉可用浸润乙醚的棉球或纱布放在密闭的容器内，再将动物放入，并注意动物的行为。开始时动物出现兴奋，进而出现抑制，自行倒下，当动物角膜反射迟钝、肌紧张降低，即可取出动物。若动物逐渐开始恢复肌紧张（重新挣扎）则重复麻醉一次，待平静后即可进行实验。若实验时间长，可先保定动物在实验台上，将乙醚棉球或纱布靠近其鼻部，即可开始实验。实验过程中，应注意动物的反应，适时追加乙醚吸入量，维持其麻醉深度和时间。

有些非吸入麻醉的实验，在动物出现苏醒行为时，可施乙醚麻醉吸入，维持实验的顺利进行。

2）非吸入麻醉　又称注射麻醉，常用注射方法有静脉注射、肌内注射、皮下注射、腹腔内注射等。非吸入麻醉是一种既简便又能使动物很快进入麻醉期而无明显的兴奋期的方法。需要注意的是，首先务必全面了解所用的麻醉剂，使用量、起效浓度、起效时间、麻醉维持时间、副作用等，其次，在注射麻醉药时，先使用麻醉药总量的 2/3，密切关注动物生命体征变化，如果已经达到了所需麻醉的状态，则余量可以不继续注射。

常用的麻醉剂包括巴比妥类与氯胺酮。

①巴比妥类：巴比妥类药物种类很多，是由巴比士酸衍生物的钠盐组成，是有效的镇静及催眠剂。根据作用的时限可分为长、中、短、超短时作用四大类。长、中时作用的巴比妥类药物多用于动物临床和抗痉药或催眠剂，作为实验麻醉所使用的则属于短、超短时作用的巴比妥类药物。巴比妥类药物主要作用是阻碍冲动传入大脑皮质，从而对中枢神经系统起到抑制作用。在应用催眠剂量时，对呼吸抑制影响很小，但应用麻醉剂过量时却影响呼吸，过量可导致呼吸肌麻痹甚至死亡，同时也抑制末梢循环导致血压降低，并影响基础代谢，体温降低。巴比妥钠是最常用的一种动物麻醉剂，白色粉状，安全范围大，毒性小，麻醉潜伏期短，维持时间较长。既可腹腔内注射，又可以静脉注射，一般用生理盐水配制，用该药麻醉时，中型动物多为静脉给药，也可腹腔给药，小型动物多为腹腔给药。一般给药应先一

次推入总量的 2/3，待观察动物的行为，若已达到所需的麻醉深度，则不一定全部给完所有药量。动物的健康状况、体质、年龄、性别也影响给药剂量和麻醉效果，因此实际麻醉动物时应视具体情况对麻醉剂量进行调整。

②氯胺酮：本品为苯环己哌啶（phencyclidine）的衍生物，其盐酸盐为白色结晶粉末，溶于水，微溶于乙醇，pH 3.5～5.5。该麻醉剂注射后很快使动物进入浅睡眠状态，但不引起中枢神经系统深度抑制，所以一些保护性反射仍然存在，麻醉的安全性相对高，是一种镇痛麻醉剂。它主要是基于阻断大脑联络径路和丘脑反射到大脑皮质各部分的径路，一般多用于犬、猫等动物的基础麻醉。本品能迅速通过胎盘屏障，影响胎儿，所以用于怀孕动物时需慎重。

常用于动物麻醉的给药途径及剂量如下（表5-11）。

表5-11 常用麻醉剂及浓度

麻醉剂	动物	给药方法	剂量（mg/kg）	常用浓度	维持时间
戊巴比妥钠	犬、家兔	静脉	30	3%	2～4小时中途加1/5量，可维持1小时以上，麻醉力强，易抑制呼吸
		腹腔	40～50	3%	
	大小鼠、豚鼠	腹腔	40～50	2%	
苯巴比妥钠	犬	静脉	70～120	3%	2～4小时
		腹腔	80～100	3%	
	家兔	腹腔	150～200	3%	
巴比妥钠	犬	静脉	225	10%	
	家兔	腹腔	200	6%	
	大小鼠、豚鼠	皮下	200	6%	
硫喷妥钠	犬、猫、家兔	静脉	15～20	2%	15～30分钟，麻醉力强宜缓慢注射
	大小鼠	腹腔	40	1%	
氯胺酮	家兔	静脉	80～100	2%	3～4小时，诱导期不明显
	大鼠	腹腔	50	2%	
氯醛糖	家兔	静脉	80～100	2%	5～6小时，诱导期不明显
	大鼠	腹腔	50	2%	
乌拉坦	家兔	静脉	750～1000		2～4小时，毒性小
	大小鼠	皮下或肌内	800～1000	20%	
水合氯醛	大小鼠	腹腔	300～500	10	2～4小时，毒性小

2. 局部麻醉 局部麻醉是用局部麻醉药阻滞周围神经末梢或神经干、神经节、神经丛的冲动传导，产生局限性的麻醉区，其特点是动物保持清醒，对重要器官功能干扰轻微，麻醉并发症少，是一种比较安全的麻醉方法。在毒理试验中应用较少，适用于大中型动物各种短时间内的实验，多见用于动物局部手术。

局部麻醉操作方法很多，可分为表面麻醉、局部浸润麻醉、区域阻滞麻醉以及神经干（丛）阻滞麻醉等。

（1）表面麻醉 利用局部麻醉药的组织穿透作用，透过黏膜，阻滞浅表的神经末梢，称表面麻醉。常用麻醉药为利多卡因等，眼部用药点滴，鼻内用药涂敷，咽喉气管用药喷雾，尿道灌注给药。

（2）区域阻滞麻醉 在手术区四周和底部注射麻醉药阻断疼痛的向心传导，称区域阻滞麻醉。常用药为普鲁卡因。

（3）神经干（丛）阻滞麻醉 在神经干（丛）的周围注射麻醉药，阻滞其传导，使其所支配的区域无疼痛，称神经干（丛）阻滞麻醉。常用药为利多卡因。

（4）局部浸润麻醉　沿手术切口逐层注射局部麻醉药，阻滞组织中的神经末梢，称局部浸润麻醉。常用药为普鲁卡因。在施行局部浸润麻醉时，先固定好动物，用 0.5% ~1% 盐酸普鲁卡因做皮内注射，使局部皮肤表面呈现一橘皮样隆起，称皮丘，然后从皮丘进针，向皮内皮下分层注射，在扩大浸润范围时，针尖应从已浸润过的部位刺入，直至需麻醉区域的皮肤都浸润为止。每次注射时，必须先回抽注射器，以免将麻醉药注入血管内引起中毒反应。

（六）动物处死方法

随着社会文明的进步，人们开始关注在科学研究中牺牲的实验动物。科技部于 2006 年发布的《关于善待实验动物的指导性意见》（国科发财字〔2006〕398 号）中明确规定，处死实验动物时，须按照人道主义原则实施安乐死；处死现场不宜有其他动物在场；确认动物死亡后，方可妥善处置尸体。地方省市也相继通过立法来规范实验动物使用中有关人道处死动物的行为，保证实验动物的福利。2018 年 1 月开始实施的团体标准《实验动物 安乐死指南》（T/CALAS 31—2017），2021 年国家市场监督管理总局，国家标准化管理委员会发布《实验动物 安乐死指南》（GB/T 39760 - 2021），本标准给出了实施实验动物安乐死的基本原则、实施条件，药物选择、常用方法等建议。2018 年 9 月实施的国家标准《实验动物福利伦理审查指南》（GB/T 35892 - 2018）中，已将动物实验中选择仁慈终点，并实施安乐死作为动物实验审查的重要伦理原则。虽然这些法规、标准为应用实施安乐死提供了一定保障基础，但仍需完善具体操作规范和管理制度，更需要建立有效的管理机构和技术队伍来确保其落到实处，真正起到约束作用。

动物安乐死的原则是动物处死时间短，减少动物死亡过程中的挣扎和人为损伤。安死术是指用公众认可的符合人道主义方法处死动物的过程，使其无惊恐、焦虑而安静、无痛苦地死亡。安死术应保证动物中枢神经系统马上达到失去痛觉的早期抑制作用。死亡体征有心跳与呼吸停止、反射缺失。

对动物施行安乐死的技术方法原理主要有 3 种：一是直接或间接缺氧，如二氧化碳、一氧化碳和氮气吸入法；二是生命功能的神经元受到抑制，如过量麻醉法，包括吸入性麻醉剂和非吸入性麻醉剂；三是大脑活动或生命功能神经元的直接破坏，如物理方法，包括颈部脱臼、断头、电击、放血等。

常用的处死方法有颈椎脱臼法、断头法、急性失血法、注射与吸入麻醉法及二氧化碳吸入法等（表 5 - 12）。

表 5 - 12　常用安乐死方法

安乐死方法	>14 日龄且体重 <200g 啮齿类动物	200 ~1000g 啮齿类动物/家兔	家兔	犬	猫	猴	牛、马、猪
静脉注射巴比妥类药物注射液	Y	Y	Y	Y	Y	Y	Y
腹腔注射巴比妥类药物注射液	Y	Y	Y	X	X	X	X
二氧化碳（CO_2）	Y	Y	Y	X	X	X	X
先麻醉，后采血（放血）致死	Y	Y	Y	Y	Y	Y	Y
先麻醉，后静脉注射氯化钾（1 ~2meq/kg）	Y	Y	Y	Y	Y	Y	Y
先麻醉，后断颈	Y	Y	N	X	X	X	X
先麻醉，后颈椎脱臼	Y	Y	X	X	X	X	X
动物清醒中直接断颈（头）	N	N	N	X	X	X	X
动物清醒中直接颈椎脱臼	N	X	X	X	X	X	X
电昏后放血致死	X	X	X	X	X	X	Y

注：Y - 建议使用；X - 不得使用；N - 不推荐，除非实验需要（操作人员操作熟练；通过审核）。

1. 颈椎脱臼法　操作者是用右手抓住尾巴将动物放在鼠笼盖或粗糙的表面上向后拉，用左手拇指和食指用力向下按住鼠头，使颈椎脱白（脊髓与脑髓拉断），动物立即死亡。适用于啮齿类，大鼠体重不超过250g时不可用。

2. 断头法　用剪刀在颈部将鼠头剪断，并使颈部对准容器，以免血液四溅。由于脑脊髓离断且大量出血，动物立即死亡。多用于大小鼠。

3. 击打法　适用于大鼠、家兔。抓住动物尾部，提起，用力摔击头部，或用木锤用力捶其后脑部，动物痉挛后即处死。

4. 急性失血法　多数是在麻醉状态下进行，剪断动物的股动脉、颈动脉、腹主动脉或剪破心脏放血，动物大量快速大量失血死亡。放血时可用湿纱布擦，或用少量自来水冲洗切口，以保持其畅通，动物在3~5分钟内即可死亡。采用此法动物十分安静，对脏器无损害。

5. 注射麻醉法　注射戊巴比妥钠麻醉处死。豚鼠可用其麻醉剂量3倍以上的量腹腔内注射。家兔可用该药1.5~2ml/kg（50mg/ml）的剂量急速注入耳缘静脉内。

6. 吸入麻醉法　应用过量吸入乙醚麻醉的方法处死。小鼠和大鼠在20~30s进入麻醉状态，3~5分钟死亡。应用此法处死豚鼠时，其肺和脑可有小出血点，在病理解剖时宜注意。猫亦可用此法处死；大量放血法：鼠可采用眼眶动、静脉大量放血致死。家兔、猫、犬等动物可在麻醉状态下，暴露其颈动脉，用动脉夹夹住动脉，插好动脉插管后，放开动脉夹，轻轻压迫胸部，即可因大量放血致死。

7. 二氧化碳吸入法　将待处死动物笼盒放进大塑料袋内或专用的二氧化碳安乐死箱，将其连接在二氧化碳钢瓶的软管上，送入二氧化碳气体。动物吸入二氧化碳后，不经兴奋期，即于30秒至30分钟死亡。适合批量处死动物。小鼠的CO_2安乐死暴露时间如下（表5-13）。

表5-13　100% CO_2安乐死参考时间

小鼠年龄	CO_2暴露时间	备注
0~6日龄	60	需配合断颈法合并使用
7~14日龄	20	需配合断颈法合并使用
15~20日龄	10	
≥21日龄	5	

8. 空气栓塞法　适用于较大动物的处死。向动物静脉内注射一定量的空气使之发生空气栓塞，形成严重的血液循环障碍而死。家兔用此法处死需注入20~40ml空气，小鼠可注入0.3~0.5ml。由于动物死于急性循环衰竭，各脏器瘀血十分明显。

9. 化学药物致死法　通过注射具有特殊毒性的化学药物致使动物快速死亡。一种是静脉注射10%氯化钾溶液，可使动物心肌松弛，失去收缩能力，心脏发生急性扩张致心跳停止而死亡。成年家兔由兔耳缘静脉注入10%氯化钾溶液5~10ml/只，犬是注射20~30ml/只。另一种是皮下注射士的宁致死。豚鼠的用量为3.0~4.4mg/kg，家兔为0.5~1.0mg/kg，犬为0.3~0.42mg/kg。推荐的啮齿类动物安乐死的方法如下（表5-14）。

表5-14　推荐的啮齿类动物安乐死方法

方法	1~6日龄	7~14日龄	>14日龄且体重<200g	>14日龄且体重>200g
戊巴比妥钠 （100~150mg/kg，IP，IV）	N	Y	Y	Y
二氧化碳（CO_2）	N	Y	Y	Y

续表

方法	1~6 日龄	7~14 日龄	>14 日龄且体重<200g	>14 日龄且体重>200g
氟烷、甲氧氟烷、异氟醚、安氟醚、七氟醚、地氟醚	N	Y	Y	Y
麻醉后放血	N	N	Y	Y
麻醉后断颈	Y	Y	Y	Y
低温麻醉后断颈（头）	Y	Y	N	N
清醒中断颈（头）	Y	X	X	X
麻醉后颈椎脱臼	N	N	Y	Y
麻醉后注射氯化钾（2meq/kg，IV）	N	N	Y	Y
清醒中颈椎脱臼	N	N	N	X

注：Y–推荐方法；N–不推荐方法，但经 IACUC 同意后可使用的方法；X–不推荐使用；IP–腹腔注射；IV–静脉注射。

（七）动物剖检

在食品毒理学试验中，急性毒性、亚急性毒性、亚慢性毒性、慢性毒性、致癌、致畸、遗传与生殖毒性试验等都涉及到动物剖检，脏器取材的速度、准确度、单个脏器关键部位的选择都会对毒性的发现有潜在影响，因此，熟练剖检技术非常必要。

动物处死后应立即解剖，最好在处死后几分钟内完成解剖，仔细观察动物脏器情况，采集血液等标本，并取组织固定后作切片、染色，显微镜下观察形态学的改变。一般的解剖顺序：体表观察，相继打开腹腔、胸腔、颅腔取相应脏器，再取脊柱（带脊髓）、肌肉（带神经）等。

1. 体表检查　首先核对动物编号、性别、分组等信息。信息无误后进行检查。

（1）营养状况检查　根据肌肉和皮下脂肪的蓄积、被毛的光泽整洁程度判断。

（2）可视黏膜和天然孔道的检查　检查黏膜是否淤血、出血、黄疸和溃疡等；检查天然孔道的分泌物、排泄物的性状等。比如鼻腔、口腔、耳道、阴道等。

（3）皮肤以及全身性水肿发生情况的检查　通过肉眼观察和手指按压判断是否有皮下水肿。

当动物是在试验过程中意外死亡，需判断动物是否出现尸冷、尸僵和腐败现象。尸冷是动物死亡后尸体温度逐渐降低至环境温度，通常每小时降低 1℃。尸僵是指动物死亡后最先出现的状态，四肢僵直，通常在死亡后 24 小时，尸僵会逐渐消失。尸腐是指死亡时间较长，体内腐败菌增殖，尸体发生腐败分解，这种情况在动物实验中几乎不会出现。

2. 脏器取材与检查

（1）腹腔脏器取材与检查　将动物仰卧固定于解剖台上，沿正中线剪开皮肤和腹壁肌肉，剖开腹腔时，应注意观察有无积液，血液和炎性渗出物，如有则用吸管吸出，测量容积并经离心沉淀涂片检查，必要时可作细菌培养。当实验动物为大小鼠时，通常先进行腹主动脉采血，再取材。腹腔器官取出的顺序一般是脾、肝、胃、肠等。脾脏取出后检查大小厚薄和硬度，然后沿长轴切成两片，切面滤泡、小梁和红髓清晰可见；检查肝脏时应注意形状、色泽、硬度及有无充血，肝与胆囊可一同取出，剪断肝、十二指肠韧带、胆总管、门静脉、肝动脉等然后取出肝和胆囊；剪断十二指肠同胃连接处，取出胃、切开胃大弯、除去胃内容物，检查黏膜有无出血、结节、溃疡、增厚及坏死感染病灶；取出分布于肠系膜内的胰脏，正常胰腺呈粉红色；轻轻拉住十二指肠管，沿根部剪断肠系膜、取出小肠、盲肠、结肠和直肠，检查各段肠的长度，剪断盲肠上下端的大小肠连接处，沿较大弯曲剪开，检查厚度、肠壁有无水肿充血、粘连、渗出物、穿孔、皱襞增厚或各种感染坏死等；切断肾周围结缔组织和输尿管，取出两肾，肾上腺在肾的上方应一并小心分离取出，对准肾门并平齐肾的最大面剖开，暴露肾盂。观察肾的大小、表面有无出血、皮质和髓质的厚度、颜色及其界限是否清晰、星状静脉是否可见、肾盏和肾盂有无充血、出血等。泌尿器官和生殖器：将雄性动物输尿管、膀胱、前列腺及尿道后部相连的组织剥离，将两侧输尿管、膀胱、睾丸、附睾、精囊腺、前列腺一同取出；雌性动物可将两侧卵巢、输卵管、子宫角、子宫体一同取出。剪开膀胱、检查有无结石，黏膜有无出血病变，生殖器各器官有无粘连、出血、水肿、积液等异常现象。

（2）胸腔脏器取材与检查　剪断两侧肋骨和膈肌，暴露胸腔，如有积液应尽量测量容积和涂片；从喉头以上剪断气管，沿食道后壁分离，剪断食管同胃连接处，将胸腔脏器一并取出，纵行切开食管，检查黏膜有无出血、增厚、溃疡、隆起物，检查气管、支气管、胸膜和肺的各叶有无出血、炎症、肺气肿、肺萎缩和肿瘤；剪开心包膜，观察心脏大小、外形，用刀剖开心脏，放出血液，检查心内膜、乳头肌、瓣膜，心肌等是否正常。

（3）颅腔脏器取材与检查　小动物从枕骨剪开颅骨，小心剪去颅顶骨片，暴露大脑、小脑和延髓。大动物可用弓形锯锯开，用刀背轻轻将脑从颅底分出，依次切断各对脑神经，借助动物脑部本身的重量从颅内脱出，再切断延髓和背髓交界处，用尖小刀从蝶骨鞍槽内剥离与脑垂体相连的周围组织，最后将整个脑和脑垂体托出，检查脑的表面、脑回、脑沟有无异常变化，脑垂体有无肿大、变色。

（4）其他组织　在需要的情况下，还需取材给药部位、肌肉（带神经）、雌性动物的泌乳组织等。

动物解剖时要尽量减少器械对器官组织的钳夹、压迫和牵拉，对取出的内脏应及早固定、防止自溶。

3. 动物组织学标本的选取和固定

（1）组织标本的选取　每个脏器或组织不能全部被保存，因此需要根据情况选取有代表性的部位。动物组织标本常选正常与病变组织交界处，如肉眼看不到明显病变，则各试验组选取标本部位应一致。所选组织应包括脏器的重要结构或全层，如肾应包括皮质、髓质和肾盂，要尽量保存肉眼标本的完整性，不宜过厚或过薄，一般厚 $3 \sim 5mm$，大小为 $1.5 \sim 2cm^2$。切取组织时不要挤压，应用锋利刀少用剪刀，勿选被器械钳压过的部位。一般小鼠、大鼠内脏可全保留，大动物可只留取一部分，一般选取方法为心脏 $2 \sim 3$ 块，左室前壁连同乳头肌 1 块。室间隔 1 块，右室心肌 1 块；肺 2 块，左右肺各 1 块；气管和支气管 $1 \sim 2$ 块；甲状腺 2 块；颌下腺 2 块；肝 3 块，左、右大叶各 1 块，小的肝叶 1 块；肾 2 块，左、右肾各 1 块，包括包膜；肾上腺 2 块，左、右各 1 块；食管 $1 \sim 2$ 块；胃 $1 \sim 3$ 块，包括贲门、幽门、胃小弯、前胃；肠 5 块，十二指肠、回肠、盲肠、结肠、直肠各 1 块；胰腺 2 块，胰头、胰体各 1 块；脑 4 块，包括中央回，视交叉、小脑和延髓等四个切面的组织；生殖器官，雌性切取双侧输卵管、卵巢、子宫和宫颈，雄性应切取前列腺、双侧精囊腺、睾丸和附睾。对过小的组织标本留取时应贴在吸水纸片上，如肾上腺。

（2）组织标本的固定　所取标本应尽早浸入固定液中，以使组织处于生前状态。电镜标本要求活体取体，标本离体后 1 分钟内必须投入固定液中。

常用的固定液如下。

1）中性福尔马林液　福尔马林固定液穿透力强，使组织脱水较轻、变性小，固定均匀，对于脑及神经组织以及某些酶均有良好的保存作用，一般固定 48 小时，在此液中保存过久，标本会出现棕褐色甲醛色素沉淀。40% 甲醛 100ml、酸性磷酸钠 4g、磷酸氢二钠 6.5g、蒸馏水定容 1000ml 即得 10% 福尔马林固定液。

2）Bouin's 固定液　饱和苦味酸液（将 1.5g 苦味酸固体溶解在 100ml 蒸馏水中）75ml，36% 甲醛 25ml，冰醋酸 5ml 混匀后使用。其优点是组织收缩少，细胞核着色清晰，兼有脱锈作用，适用于固定细柔组织，固定时间 24 ～ 48 小时，如需长期保存在 Bouin's 固定液中，在固定后不经水洗直接投入 70% 乙醇中即可。

3）戊二醛固定液　该固定液主要用于供电镜观察组织的固定。配法为磷酸氢二钠 35.61g，配成 1000ml；磷酸二氢钠 27.61g，配成 1000ml，所用溶剂均为双蒸馏水；取磷酸氢二钠液 40.5ml 和磷酸二氢钠液 9.5ml，混匀，加入 25％戊二醛 10ml，再加双蒸馏水至 100ml。

4. 脏器称量　内脏重量和体重之比（某个脏器湿重与单位体重的比值，常以每 100g 体重计）称脏器指数，脏器指数常能反映实验动物总的营养状态和内脏的病变情况，不同龄期动物的脏器指数有一定的规律，如接触处某物质致使某个脏器受到损害，脏器指数将发生变化，该指标有经济、有效、灵敏的特点。

该指标测定时应注意以下几点。

（1）动物解剖前应禁食 12 小时左右（不禁水）。

（2）各组处死方法要一致，剖杀动物时各组要交叉进行。

（3）解剖后脏器要迅速称重，以免水分蒸发造成差异，特别是肾上腺等小脏器称重。

（4）脏器称重前应将其周围结缔组织除尽，并用滤纸吸去脏器表面的血液及体液，对腔性器官也应除尽腔内液体。

5. 血液标本的处理

（1）血清、血浆和全血的区别　根据试验检测项目要求，确定血液标本是留取血清、血浆还是全血。全血为加入适当抗凝剂，使血液不产生凝固含有形成分的标本，常用于碳氧血红蛋白、铁血红蛋白、硫血红蛋白、细胞培养等测定，及制备血中各种细胞用和全血分析用。血浆为全血中加入适当的抗凝剂、去除细胞成分后剩余部分的标本，比血清分离快且量多。血浆多用于血液凝固机制等方面的检验，如游离血红蛋白、变性血红蛋白，纤维蛋白的测定和血浆分析。血清为血浆除去凝血因子纤维蛋白原的标本。血液离体后由于激活一系列血浆凝血因子最终形成纤维蛋白而使血液凝固，析出的澄清黄色透明液体就是血清。

血浆含水约 93％，全血含水约 81％，所以某些溶于水的物质如葡萄糖、尿素等，血浆则比全血高，而且许多物质在细胞内外有特殊的分布。只有红细胞中待测物质与血浆中相似，才可以用全血分析和评价。否则要注明取血部位和所用的是血清、血浆或全血。目前多数项目是用血清或血浆来测定，很少用全血。因为血浆或血清中成分与组织液比较接近，反映生理病理变化比较灵敏。

一般夏季宜在血凝后 30 分钟内分离血清，在冬季应将血液置 37℃水溶中促使血清析出。血清成分接近于组织液的化学组成，测定血清中有关物质含量比全血更能反映机体的情况。血清是生化分析用最常用的标本。

（2）血液标本的保存

1）血标本应避光保存，保存容器最好用玻璃、聚氯乙烯和聚四氟乙烯制品。低温下保存的样品不能在室温慢慢溶解，而应放在 25～37℃水浴中短时间快速溶解，充分混匀，恢复到室温校正总量。血液标本必须避免重复地冻结溶解，这样会使血液成分改变。

2）需用血清的检验项目，一般保存于 4～6℃冰箱或冻结保存数天，多数成分是比较稳定的，但全血切勿冰凉，因红细胞在冰点下受到物理作用的改变不可逆，将引起溶血和影响结果。

3）需用全血或血浆的检验项目必须用抗凝瓶盛血液标本，于 4～6℃冰箱中保存，全血在保存期间如发现界限不清，血浆与红细胞层交界处有松散的红色，表示有轻度溶血，红色增多则是溶血加重，不能再使用。

4）血液中特别不稳定的成分，如氨、胆红素、酸性磷酸酶、同工酶、CO_2 等，在采血后，必须立即进行检验。血液中具有生物活性的酶在不同温度下保存，活性时间也不尽相同，多数酶随保存时间越长活性降低的可能越大。如磷酸肌酸酶活性在 −16℃放置 25 小时，失活 6％；4℃保存 24 小时，失活

47%；20℃保存24小时失活70%。全血在保存过程中增加的化学成分是钾、氮、乳酸，减少的成分是二氧化碳。

（3）血液标本的溶血 由于红细胞内和血浆许多成分的含量是不同的，溶血后许多生化检验项目都会受到影响，如谷草转氨酶、乳酸脱氢酶、酸性磷酸酶、钾、镁等，细胞含量超过血浆的十几倍乃至一百多倍，溶血后血清和血浆中这些成分就会显著升高。一旦出现溶血，在进行相关项目检测时很难得到准确的结果，真实反映毒性效应。

引起溶血常见的原因：注射器或试管潮湿；取血时血液流经动物毛发；血液直接滴入试管的距离太高；抽血后未将针头取下而将血液强力注入试管中；强力振摇血液和剥动血块；离心速度过高；冷藏温度过低（冰冻）；抗凝剂使用不当，如用量过多过少；采血时压迫静脉过久等。因此，操作中应当避免上述情况。

六、食品毒理学研究中动物模型的制作和应用

实验动物模型是指通过选取合适的动物物种，通过特定的操作手段或注射特定药物，模拟人类疾病或生理状态，提供有关毒物暴露风险和潜在的健康影响的重要信息，用于评估和研究不同物质对生物体的毒性影响。

常见的毒理学实验动物模型包括小鼠、大鼠、兔子、狗和猴子等，近年来，随着技术的发展，动物模型在毒理学研究中的应用范围不断扩大。除了常见的毒理学实验动物外，还涌现出了许多其他动物模型，如斑马鱼、蛙类、果蝇和线虫等。这些不同的动物模型可以模拟不同的生物过程和发育阶段，使实验结果更具可靠性和应用性。这些动物之所以被选择作为模型是因为它们和人类有相似的生物学特征和代谢途径，因此能够提供对人体相似的毒物反应结果。通过对实验动物进行毒物暴露试验，能够评估毒物在体内的吸收、分布、代谢和排泄情况，了解毒物对不同器官和生理系统的影响，以及可能的毒理机制。

实验动物模型的使用在很大程度上可以节约人力和时间成本。通过使用动物模型进行毒理学研究，可以获得更为准确和可靠的毒性数据，而不需要直接进行人体试验。这在保证研究的安全性和伦理性方面具有重要意义。

（一）毒理学实验动物建模原则

实验动物模型的建立需要经过精心的设计和严谨的操作，旨在提供准确可靠的实验数据。因此，毒理学实验动物建模原则涉及科学性、伦理性、复杂性和多样性和有效性的方方面面。

1. 科学性 科学性是指选择适合的实验动物，以确保研究结果的准确性和可重复性。在选择动物模型时，需要考虑到与人类生物学和生理学相似度较高的物种，并确保其代谢途径、毒性反应等特性与人类相似。这就要求在动物模型的建立过程中，精确地控制变量，并进行详细的数据记录和分析。

综上，在科学研究中，选择合适的动物模型是至关重要的。不同的实验目的需要不同类型的动物，比如小鼠、大鼠、兔子或猪等。这些动物在形态结构、解剖和生理特点上的差异，使得在研究不同领域的科学问题时，选择合适的动物模型能够更好地逼近人类体内的生理情况，从而增加研究结果的可靠性和实用性。

2. 伦理性 伦理性是毒理学实验动物建模不可忽视的重要原则。在进行实验时，必须遵循动物福利的伦理规范，确保动物在实验过程中不受到不必要的痛苦和伤害。这意味着在进行动物实验前，经过道德伦理审查，并确保动物受到适当的关照和保护，具体来说需要遵循适当的实验操作方法、提供适当的饲养环境，并密切监测动物的健康状况。

3. 疾病的复杂性和多样性 许多疾病都是由多个因素共同作用导致的，因此在建立动物模型时，

需要选择能够模拟这些复杂因素的动物。例如，在研究心血管疾病时，除了考虑动脉硬化等单一因素外，还需要综合考虑高血压、高胆固醇等多个因素的影响，以模拟真实的疾病情况。

4. 有效性　有效性是毒理学实验动物建模的又一重要原则。有效性指的是选择能够更好地预测人类毒性反应的动物模型，以便为人类提供更可靠的毒性评估和风险管理。需要根据不同的研究目的选择合适的动物模型，并进行具有代表性的实验设计和数据分析，以确保研究结果的准确性和应用性。

（二）影响毒理学实验动物建模的因素

实验动物模型的建立，是用人为的方法，使动物在一定的致病因素（物理的、化学的、生物的）作用下，造成动物组织、器官或全身一定程度损害，出现某些类似动物疾病的功能、代谢、形态结构方面的变化或各种疾病，通过这种手段来研究动物疾病的发生、发展规律，为研究动物疾病的预防、治疗（包括新药物试用）提供理论依据。

建立人类疾病动物模型是一项复杂而重要的任务，需要考虑多种因素。

1. 动物的物种选择　不同的物种对人类疾病的反应和病理过程可能存在差异，因此在选择动物模型时需要考虑其生物相似性，以确保模型的可靠性和有效性。例如，小鼠作为最常见的实验动物，被广泛应用于各个领域的研究中。其体型小巧、繁殖周期短、耐受性强等特点，使得小鼠成为生物学和医学研究中的理想选择。许多基础科学研究如遗传学、免疫学、癌症研究等，都离不开小鼠模型的应用。小鼠模型的特殊性，使得能够通过基因敲除或基因转移等手段，揭示特定基因在疾病发展中的作用，为治疗和预防疾病提供新思路和方法。与小鼠不同，大鼠在体型和生理上更接近人类。因此，大鼠在一些生理学和药理学方面的研究中被广泛应用。大鼠常被用于研究心血管系统、神经系统、内分泌系统等多个领域。通过在大鼠模型中进行实验，能够更准确地探索和评估新药物的疗效和安全性，为临床治疗提供可靠的依据。除了小鼠和大鼠，兔子也是一种常用的实验动物模型。兔子的解剖结构和生理特点更接近人类，尤其在心血管和生殖系统方面。因此，在心血管药理学和生殖医学研究中，兔子模型被广泛采用。通过在兔子模型中进行实验，可以更好地模拟人类疾病的发展和治疗效果，为新药物的研发和临床应用提供重要的参考。此外，猪也逐渐成为一种备受关注的实验动物模型。猪的身体结构和解剖特点与人类相似，其器官大小和生理功能更贴近人类。因此，在心脏病、肝脏病、消化系统疾病等领域的研究中，猪模型被广泛应用。通过在猪模型中进行实验，能够更准确地评估新药物在人类身上的安全性和疗效，为临床应用提供重要支持。

2. 动物模型与人类疾病的遗传背景的匹配性　人类疾病往往与基因突变或遗传变异相关，因此选择与人类疾病相关基因缺陷的动物模型是至关重要的。通过对这些基因的研究，可以更好地了解疾病的发病机制，并开发出更准确的治疗方法。

3. 动物模型的环境因素　动物模型的环境因素也会对模型的建立和结果产生影响。温度、湿度、饲养条件等因素可能会对动物的生理状态和免疫状态产生影响，从而影响模型的可靠性。因此，在建立动物模型时，需要精确控制这些环境因素，以减少干扰因素的影响并提高实验的可重复性。

（三）人类疾病动物模型的分类

1. 按产生原因分类

（1）实验性动物模型（experimental animal model）　此模型又称诱发性动物模型，是指通过使用物理的、化学的、生物的和复合的致病因素作用于动物，造成动物组织、器官或全身受到一定程度的损害，从而展现出与人类疾病相似的功能、代谢或形态结构上的变化，即人为地诱发动物产生类似人类疾病模型。

通过诱发性动物模型，可以更深入地研究一些疾病的病理生理过程。例如，对于肿瘤疾病的研究，可以通过注入致瘤物质或基因突变来诱发动物体内肿瘤的发生和发展过程。这种模型可以模拟人类肿瘤的发展轨迹，帮助了解肿瘤的形成机制以及探索有效的治疗方法。

此外，诱发性动物模型还被广泛应用于心血管疾病、神经系统疾病、肾脏疾病和肝脏疾病等研究中。可以通过给动物注射特定药物，或者制造合适的环境条件，诱发动物体内与人类疾病相似的生理或生化变化。这样的研究可以为相关疾病的发病机制、诊断和治疗提供重要的线索和依据。

然而，诱发性动物模型也存在一些限制和争议。例如，由于动物与人类之间的物种差异，诱发性动物模型并不能完全模拟人类疾病的发生和发展。另外，一些模型涉及动物的伦理问题，例如给动物带来的痛苦和牺牲。因此，在使用诱发性动物模型时，需要权衡利弊，并尽可能选择与人类疾病接近的模型，同时关注动物福利和伦理问题。

（2）自发性动物模型（spontaneous animal）　自发性动物模型是指实验动物未经任何人工处置，在自然条件下发生的或由于基因突变的异常表现，产生的或者是由基因突变引起的异常表现，并通过遗传育种的方式被保留下来。其中，最常见的自发性动物模型包括近交系的肿瘤疾病模型和突变系的遗传疾病模型。

近交系的肿瘤疾病模型是一种基于近交育种的动物模型，通过选择近亲繁殖并保留下其具有高发肿瘤倾向的基因，使得这些动物更容易产生肿瘤。这种模型在研究肿瘤发生机制、肿瘤治疗方法以及抗肿瘤药物的研发等方面具有重要价值。可以通过研究这些模型动物，探究肿瘤的发生过程以及肿瘤相关基因的功能，从而寻找到治疗和预防肿瘤的新途径。

突变系的遗传疾病模型是指那些拥有特定基因突变，从而引发遗传疾病的动物模型。这些模型广泛应用于研究先天性疾病，如肌营养不良症、多囊肾等。通过比较模型动物和正常动物的差异，可以深入了解疾病的病理生理机制，并尝试开发出更有效的治疗方法。

（3）抗疾病型动物模型（negative animal model）　抗疾病型动物模型是指特定的疾病不会在某种动物身上发生，从而可以用来探讨为何这种动物对该疾病有天然的抵抗力。

1）对于动物界而言，存在着天然的抗疾病机制。一些动物可能具备特殊的生理特征，使得它们能够抵御一些疾病的入侵。例如，一些昆虫和深海生物的身上具备抗菌蛋白，这种蛋白能够有效抑制细菌和病原体的生长，从而保护它们免受疾病的侵害。

2）抗疾病型动物往往具备优良的基因组和遗传特性。一些动物在进化过程中积累了一定的抗疾病特性的基因，这些基因能够使它们对某些疾病具备天然的免疫力。可以通过对这些动物基因组的深入研究，进一步揭示与疾病抵抗力相关的遗传机制，为人类的疾病预防和治疗提供宝贵的参考。

3）抗疾病型动物还可能在其生活方式和环境适应性方面具备一些独特之处。例如，一些动物可能具备特殊的饮食结构，其中富含能够提高免疫系统功能的营养物质，从而增强其对疾病的抵抗力。此外，这些动物可能生活在特殊的地理环境中，其生活习性和行为方式也可能对其抗疾病能力起到一定的促进作用。因此，通过研究这些动物的生活方式和环境适应性，可以进一步了解到底是什么因素使得它们对某些疾病具备更强的抗性。

（4）生物医学动物模型（biomedical animal model）　生物医学动物模型是利用健康动物的生物学特征来模拟人类疾病，以提供相似的疾病表现。这种模型对于研究和理解人类疾病的发生机制以及药物的研发具有重要作用。

随着科技的进步和对疾病研究的深入，生物医学动物模型在医学领域的应用变得越来越广泛。通过选择合适的动物模型，可以模拟出多种类型的疾病，如心血管疾病、神经系统疾病、肿瘤等，从而深入了解这些疾病的发病机制。

同时，生物医学动物模型也面临着一些挑战和限制。由于人类和动物在生理生化水平上的差异，动物模型可能无法准确模拟所有人类特有的疾病特征。因此，在利用动物模型进行疾病研究时，需要综合考虑动物模型的局限性，结合其他试验手段和研究方法，才能得到更加全面准确的研究结果。

2. 按系统范围分类

（1）疾病的基本病理过程动物模型（animal model of fundamentally pathologic pro-cessesof disease）

疾病的基本病理过程动物模型是指各种疾病共同性的一些病理变化过程模型。这类动物模型是研究疾病机制和药物筛选的理想方法。

（2）各系统疾病动物模型（animal model of differentsystem diseases）　各系统疾病动物模型是指与人类各系统疾病相应的动物模型，如消化、呼吸、泌尿、心血管、神经等系统疾病相应的动物模型。

1）消化系统疾病动物模型　指一种用于研究胃肠道疾病的动物模型。例如，小鼠模型可以被用来研究消化道肿瘤的发生机制，找到潜在的治疗方法。通过对这些模型进行实验，能够深入了解消化系统疾病的发展过程，从而寻找到更有效的治疗方案。

2）泌尿系统疾病动物模型　是针对与泌尿系统相关的疾病建立的动物模型。例如，大鼠模型被广泛应用于研究肾脏疾病，如肾衰竭和肾结石等。通过对这些模型进行实验观察，可以观察到疾病的发展过程，探索潜在的治疗策略。此外，这些模型还可以用于评估新药物的疗效和安全性。

3）呼吸系统疾病动物模型　是用来研究与呼吸系统相关的疾病的动物模型。例如，小鼠模型可用于研究哮喘和肺结核等呼吸系统疾病。通过这些动物模型，能够进一步了解这些疾病的病理机制，评估新药物的疗效以及开发新的治疗策略。

4）心血管系统疾病动物模型　是针对与心血管系统相关的疾病建立的动物模型。例如，猪模型可用于研究心肌梗死和高血压等心血管疾病。这些模型可以帮助深入了解心血管系统疾病的发展过程，寻找到更好的治疗方法，同时也有助于评估心血管药物的有效性和安全性。

各系统疾病动物模型的选择取决于所需研究的特定疾病和研究目的。不同的动物模型具有各自的优缺点，在研究设计中需要综合考虑。此外，动物模型的使用需要遵循伦理和动物保护的原则，确保研究的科学性和道德性。虽然动物模型无法完全代替人类，但这些模型为医学研究提供了重要的工具，为新药研发和治疗方法的探索提供了基础。

（3）按模型种类分类　疾病模型的种类包括整体动物、离体器官和组织、细胞株和数字模型。整体动物模型是常用的疾病模型，也是研究疾病常用的手段。

（4）按中医药体系分类　根据中医证分类，动物模型分为阴虚、阳虚动物模型，气虚动物模型，血虚动物模型，脾虚和肾虚动物模型，厥脱证动物模型等。按中医理论分类，有解表药、清热药、泻下药、祛风湿药、止血药、化痰药、补益药、理气药等动物模型。

3. 常见人类疾病动物模型

（1）肿瘤动物模型（animal model of malignant tumor）

1）肝癌　建立肝癌动物模型的主要方式有：①用二乙基亚硝胺（DEN）诱发大鼠肝癌。②用4-二甲基氨基偶氮苯（DBA）诱发大鼠肝癌。③用2-乙酰氨基酸（2AAF）诱发大鼠肝癌。④用亚氨基偶氮甲苯（OAAT）诱发大鼠肝癌。⑤用黄曲霉毒素诱发大鼠肝癌。

2）胃癌　制备胃癌动物模型的主要方式有：①用甲基胆蒽（MC）诱发小鼠胃癌。②用不对称亚硝胺诱发小鼠胃癌。

（2）消化性溃疡动物模型（animal model of peptic ulcer）　应激性溃疡模型是研究抗溃疡药物的常用模型。

1）组胺性溃疡模型　大鼠禁食后腹部皮下注射磷酸组胺。此法也可诱发食管、胃、十二指肠等发生溃疡。是研究溃疡发生机制及治疗药物的常用模型。

2）水杨酸性胃溃疡模型　大鼠禁食后水杨酸灌胃。

3）结扎幽门法溃疡模型　大鼠麻醉后在无菌技术下结扎幽门。此模型适合做探索抗溃疡病药物研究和胃溃疡发病机制方面的研究。

（3）高血压动物模型（animal model of hypertension）

1）肾动脉狭窄性高血压模型　在肾动脉上造成肾动脉狭窄。如果是单侧肾动脉狭窄，则在间隔10～12天后将另一侧肾摘除。手术几天后，血压开始升高，1～3个月后血压升至高峰，并可长期维持下去。

2）肾外包扎性高血压模型　肾外异物包扎，压迫肾实质，造成肾组织缺血，使肾素形成增加，血压上升。

3）应激性高血压模型　应激性高血压大鼠模型常采用噪声和足底电击的复合刺激，每天2次，每次2小时，约20天大鼠可形成高血压。

（4）糖尿病动物模型（animal model of diabetes mellitus）

1）病毒诱发法　DBA/2雌性小鼠，皮下接种脑炎、心肌炎病毒M型变异株4～7天后出现明显的高血糖，伴有血中及胰腺中胰岛素含量降低。

2）四氧嘧啶法　SD大鼠200g左右，雌雄不限，四氧嘧啶静脉注射1次，观察血糖 > 300mg/dl，持续2周可以认为造模成功。

3）链脲菌素法　将链脲菌素在酸化生理盐水中溶解成1%溶液，给大鼠静脉注射。观察血糖 >400mg/dl，持续3天即可认为是造模成功。

4）高糖饲喂诱发法　选用SHR/NLHCP大鼠5周龄，喂饲含54%蔗糖饮食。

（5）呼吸系统疾病动物模型（animal model of respiratory diseases）

1）肺炎动物模型　通过在主支气管注入活菌液。

2）肺气肿模型　给动物气管内或静脉内注入一定量木瓜蛋白酶、胰蛋白酶、致热溶解酶、败血酶以及由脓性痰和白细胞分离出来的蛋白酶等，可复制成实验性肺气肿。以木瓜蛋白酶形成的实验性肺气肿病变明显而且典型。

3）肺水肿模型　用氧化氮吸入可造成大鼠和小鼠中毒性肺水肿，或用气管内注入50%葡萄糖液引起渗透性肺水肿。

4）肺纤维化模型　气管内注入博来霉素是目前最常用复制肺纤维化动物模型方法。

七、食品毒理学试验数据处理和分析

毒理学试验是为了评估物质或化合物对生物体的毒性而进行的，而毒理学试验结果统计分析可以量化和评估这些毒理效应的严重程度以及对生物体的潜在风险，并从中得出科学准确的结论，故毒理学试验结果的统计分析在科学研究中起着至关重要的作用，是毒理学研究的关键步骤。

（一）食品毒理学试验结果统计分析

食品毒理学试验结果统计分析是通过收集和分析有关生物体对物质或化合物暴露后的毒性反应数据来进行的。这个过程是为了量化和评估毒理效应的严重程度并估计对生物体的潜在风险。通过进行统计分析，可以从大量数据中提取出关键信息，并得出科学准确的结论，对于制定安全标准、指导毒理学评估以及保护人类和环境健康具有重要意义。

1. 统计分析可以帮助确定毒理效应的发生率和严重程度　通过对试验数据的统计处理，可以计算出暴露生物体中出现特定毒理效应的频率和程度。这些数据可以更好地了解物质或化合物对生物体的影响，并为制定安全标准和指导毒理学评估提供基础。

2. 统计分析可以确定潜在风险　通过对试验数据进行合适的统计方法，可以对物质或化合物的毒性进行定量评估。可以根据统计结果，计算出对生物体的潜在风险，并评估其对人类和环境的影响。这些信息对于制定保护措施和决策具有重要意义。

3. 统计分析可以从数据中发现趋势和关联性　通过使用相关分析、回归分析等统计方法，可以确定物质或化合物与特定毒理效应之间的关系。这些关联性的发现可以为进一步的研究提供有价值的线索，同时提供了更准确的预测和风险评估。

（二）食品毒理学试验数据处理

毒理学试验结果统计分析是对数据进行详细描述和解释的过程。在该分析中，统计工具是必不可少的，通过利用所掌握的统计工具进行描述性统计分析、假设检验和回归分析等多元统计方法，可以全面了解毒物的毒性效应，并为毒理学研究提供科学依据。

（1）可以利用计算平均数、标准差和方差等描述性统计指标，来总结毒理学试验数据的集中趋势、变异程度和数据分布情况。

（2）假设检验方法是评估试验组和对照组之间差异是否具有统计学意义的常用方法之一。通过假设检验，可以根据样本数据推断总体参数，并得出差异是否显著的结论。例如，可以通过 t 检验来比较两个独立样本的均值差异，或者通过方差分析来比较多个样本组之间的差异。

（3）除了描述性统计和假设检验方法，毒理学试验结果分析还可以应用回归分析等多元统计方法。回归分析可以帮助探索毒物暴露与生物体反应之间的关联性，并建立预测模型。通过回归分析，可以确定毒物暴露对生物体反应的影响程度，并进一步研究其他可能的影响因素。

（三）食品毒理学试验结果评价

食品毒理学试验结果评价要综合考虑统计学和生物学意义。统计学是对试验数据进行分析和解释的科学方法，可以确定试验结果是否具有统计学上的显著性。生物学意义则关注试验结果对生物体的影响和生物过程的理解。

在进行毒理学试验时，收集到的数据非常重要。统计学可以对这些数据进行整理、分析和解释。通过统计学方法，可以计算出试验组和对照组之间的差异是否是由于试验因素引起的，或者是由于偶然因素导致的。例如，通过使用 t 检验、方差分析等方法，可以确定两组数据之间的显著性差异，从而判断某种毒物是否对生物体产生了重大影响。

统计学意义仅仅是对试验结果的某种客观验证，并不能完全揭示试验结果对生物体的实际影响。这就需要考虑到生物学意义。毒理学试验的生物学意义是通过对试验结果的综合分析，深入探讨试验结果对生物体的生理和生化过程的影响，以及对生物体所引发的病理学改变。通过观察试验结果对生物体的毒性、生长、发育、生殖等方面的影响，可以评估毒物的潜在危害程度。此外，还需要将试验结果与现有的生物学知识相结合，以更好地理解毒物作用的机制和可能引发的生理或病理变化。

当然，在判断毒理学试验结果的生物学意义时需要考虑多个因素。首先，需要评估试验中使用的化学物质对生物体的毒性，以确定其对生物系统的潜在危害。这包括了对不同生物体的反应和对特定器官的影响进行观察和分析。其次，在评估毒理学试验结果的生物学意义时，还需要考虑试验结果的可重复性和一致性。重复试验可以确认试验结果的准确性，并验证结果是否具有普遍适用性。此外，还应该将试验结果与实际情况相结合，考虑到物质的实际使用方式和暴露情况，以便更准确地评估其生物学意义。另外，评估毒理学试验结果的生物学意义时，还需考虑动物实验对人类的预测价值。尽管动物实验提供了一种近似人类反应的方法，但由于物种间存在差异，需要警惕结果的转化性。因此，需要将试验结果与人类流行病学数据以及体外试验研究相结合，以更好地评估化学物质对人类健康的潜在影响。

在进行分析和综合评价毒理学试验结果的统计学意义和生物学意义时，可能会遇到四种情况。

第一种情况是试验结果具有显著的统计学意义和生物学意义。这意味着在试验中使用的样本数量足够大，试验结果不仅在统计上有意义，而且从生物学角度也具有重要的实际意义。这种情况下，可以得出结论并进一步研究这些结果的潜在机制和影响。

第二种情况是试验结果在统计上具有显著性，但在生物学上却没有实际意义。这可能是由于样本容量虽然足够大，在统计学上达到显著水平，但实际上差异并不具有生物学重要性。在这种情况下，需要进一步研究试验设计、方法或其他因素，以确定为什么存在这种差异，或者是否需要调整试验设计或重新选择指标。

第三种情况是试验结果在统计上没有显著性，但在生物学上具有实际意义。虽然试验结果没有达到显著水平，但仍然存在明显的生物学影响。这可能是由于试验样本过小或其他因素，导致在统计分析中未能检测到差异。在这种情况下，可能需要增加样本量、改进试验设计或重新评估数据分析方法，以更准确地了解试验结果的生物学意义。

最后一种情况是试验结果既在统计上没有显著性，也在生物学上没有实际意义。这意味着试验中没有发现任何重要的差异或影响，无论是从统计学角度还是生物学角度来看。在这种情况下，可能需要重新审视试验设计、方法或假设，并考虑是否需要重新设计试验或选择其他指标来评估毒理学效应。

除此之外，在进行毒理学试验结果的统计学和生物学意义的分析和综合评价时，需要考虑多个因素。

（1）统计学意义方面，需要考虑样本的选择和试验的重复性。

样本选择要具有代表性，能够反映整个受试群体的特征。并且，试验应该进行足够的重复，以减少偶然误差的影响，并提高试验结果的可靠性。

（2）生物学意义方面，需要考虑试验结果对生物体的影响以及其在真实环境中的重现能力。

在评价毒性时，需要关注试验结果对生物体的生理功能、器官组织和细胞水平的影响。对于不同种类的生物体，例如人类、动物或植物，评价的指标和标准也会有所不同。此外，同样需要考虑试验中所使用的剂量和暴露时间对试验结果的影响。

（3）考虑信度和效度，以确保试验结果的准确性和可靠性。

信度指的是试验的稳定性和一致性，即在相同条件下是否能够重复得到相似的结果。而效度指的是试验结果是否能够真实地反映出所研究的现象或概念。

（4）考虑试验结果的应用价值和相关的伦理问题。

试验结果的应用价值指的是该结果是否能够对人类健康、环境保护等方面产生积极的影响，并能为相关政策和决策提供依据。在进行试验时，还需要遵循伦理原则，确保试验过程中的动物或人类受试者的权益和福利受到保护。

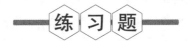

答案解析

一、选择题

（一）最佳选择题

1. 在进行分析和综合评价毒理学试验结果的统计学意义和生物学意义时，需要进一步研究试验设计、方法或其他因素，以确定为什么存在这种差异，或者是否需要调整试验设计或重新选择指标，这种情况属于（　　）

    A. 试验结果具有显著的统计学意义和生物学意义

    B. 试验结果在统计上具有显著性，但在生物学上却没有实际意义

C. 试验结果在统计上没有显著性，但在生物学上具有实际意义

D. 试验结果既在统计上没有显著性，也在生物学上没有实际意义

（二）多项选择题

2. 食品毒理学试验结果统计分析的意义（　　）

A. 可以帮助确定毒理效应的发生率和严重程度

B. 可以确定潜在风险

C. 可以从数据中发现趋势

D. 可以从数据中发现关联性

3. 食品毒理学试验的局限性包括（　　）

A. 实验动物和人对外源化合物的反应敏感性不同

B. 动物的染毒剂量远大于人的实际接触剂量

C. 实验中使用的动物数量有限

D. 实验动物的选择单一

二、判断题

1. "人机料法环"是对全面质量管理理论中的五个影响产品质量的主要因素的简称，这五个环节也是食品检验实验室全面质量管理的关键。（　　）

2. 毒理学实验动物建模原则涉及科学性、伦理性、复杂性和多样性和有效性的方方面面。（　　）

3. 实验动物常见的给药途径：经口、经呼吸道、经皮肤染毒和注射染毒，代谢途径差异不大，故受试物的吸收率没有差异。（　　）

4. 对动物施行安乐死的技术方法原理：直接或间接缺氧、生命功能的神经元受到抑制、大脑活动或生命功能神经元的直接破坏等。（　　）

书网融合……

本章小结

微课

题库

第六章

食品毒理学实训操作

学习目标

知识目标

掌握　食品毒理学中常规试验操作技能，巩固和加深所学的毒理学理论知识，重点掌握毒性试验的设计方法，操作技巧、数据分析方法以及试验中的注意事项。

能力目标

对试验原理、试验方法等基本知识有一定的理性认识能用正确的语言进行叙述和解释。对有关的基本操作能按要求正确地完成并能解释试验现象和结果。

素质目标

通过本章的学习，树立科学的思维方法、严肃的科学态度，培养根据客观实际分析和解决实际问题以及开拓创新的能力，为今后从事相关科研工作培养良好的试验技能。

情境导入

情境　以山楂、洋甘菊、陈皮等药食同源的植物材料为辅料的复合茯砖袋泡茶，通过正交试验和感官评价得到最佳配方。以小鼠急性毒性试验为基础，采用 Ames 试验、哺乳动物红细胞微核试验和体外哺乳动物类细胞染色体畸变试验的遗传毒性试验对其进行安全性评价。结果表明，复合茯砖袋泡茶对小鼠的最大耐受剂量大于 21.285g/kg BW，相当于人体推荐剂量的 507 倍，属于无毒级。此外，在加与不加 S9 混合液的条件下，Ames 试验和体外哺乳类动物染色体畸变试验的结果均是阴性（$P>0.05$），复合茯砖茶提取物对小鼠骨髓嗜多染红细胞也无致微核作用。说明本复合茶配方无遗传毒性，可放心饮用。

思考　1. 遗传毒性试验包括哪些试验项目？

2. Ames 试验常用的试验方法有哪些？

3. 啮齿类动物微核试验的阳性结果、阴性结果的评价意义。

参考答案

第一节　急性经口毒性试验

PPT

一、概念、原理及目的

（一）概念

急性经口毒性试验是一次或在 24 小时内多次经口给予实验动物受试物后，观察动物在短期内出现的毒性效应，并求得 LD_{50}。

（二）原理和目的

本试验是检测和评价受试物毒性作用最基本的一项试验，即经口一次性或 24 小时内多次给予受试物后，在短期内观察动物所产生的毒性反应，包括中毒体征和死亡，通常用 LD_{50} 来表示。可提供在短期内经口接触受试物所产生的健康危害信息；作为急性毒性分级的依据；为进一步毒性试验提供剂量选择和观察指标的依据；初步估测毒作用的靶器官和可能的毒作用机制。

二、试验方法

（一）受试物的配制

应将受试物溶解或悬浮于合适的溶媒中，首选溶媒为水，不溶于水的受试物可使用植物油（如橄榄油、玉米油等），不溶于水或油的受试物亦可使用羧甲基纤维素、淀粉等配成混悬液或糊状物等。受试物应现用现配，有资料表明其溶液或混悬液储存稳定者除外。

（二）实验动物

1. 动物选择　健康成年大鼠（180～220g）和（或）小鼠（18～22g），雌雄各半，或选用其他实验动物。在试验开始时，动物体重差异应不超过每平均体重的 ±20%。

2. 动物准备　试验前动物应在动物房进行 3～5 天环境适应和检疫观察。

3. 动物饲养　实验动物饲养条件、饮用水、饲料应符合国家标准和有关规定（GB 14925、GB 5749、GB 14924.1、GB 14924.2、GB 14924.3）。每个受试物组动物按性别分笼饲养。每笼动物数以不影响动物自由活动和观察动物的体征为宜。对某些受试物常引起的特殊生物学特性及毒性反应，如易激动、互斗相残等，可作单笼饲养。试验期间实验动物喂饲基础饲料，自由饮水。

三、受试物的给予

1. 途径　经口灌胃。

2. 试验前禁食　试验前动物需禁食，一般大鼠需整夜禁食（一般禁食 16 小时左右），小鼠需禁食 4～6 小时，自由饮水。给予受试物后大鼠需继续禁食 3～4 小时，小鼠需继续禁食 1～2 小时。若采用分批多次给予受试物，可根据染毒间隔时间的长短给动物一定量的饲料。

3. 灌胃体积　各受试物组的灌胃体积应相同，大鼠为 10ml/kg BW，小鼠为 20ml/kg BW。如果溶媒为水，大鼠最大灌胃体积可达 20ml/kg BW，小鼠可达 40ml/kg BW。

4. 给予频率　一般一次性给予受试物。也可一日内多次给予，每次间隔 4～6 小时，24 小时内不超过 3 次，尽可能达到最大剂量，合并作为一次剂量计算。

5. 观察期限　一般观察 14 天，必要时延长到 28 天，特殊应急情况下至少观察 7 天。

四、几种常用的急性毒性试验设计方法 🔲微课

（一）霍恩（Horn）法

1. 预实验　根据受试物的性质和已知资料，选用下述方法：一般多采用 100mg/kg BW，1000mg/kg BW 和 10000mg/kg BW 的剂量，各以 2～3 只动物预试。根据 24 小时内死亡情况，估计 LD_{50} 的可能范围，确定正式试验的剂量组。也可简单地直接采用一个剂量，如 215mg/kg BW，用 5 只动物预试。观察 2 小时内动物的中毒表现。如中毒体征严重，估计多数动物可能死亡，即可采用低于 215mg/kg BW 的剂

量系列进入正式试验；反之中毒体征较轻，则可采用高于此剂量的剂量系列。如有相应的文献资料时可不进行预试。

2. 正式试验

（1）动物数　一般每组10只动物，雌雄各半。

（2）常用剂量系列

系列1：1.00×10^t、2.15×10^t、4.64×10^t（$t = 0$，± 1，± 2，± 3）

系列2：1.00×10^t、3.16×10^t（$t = 0$，± 1，± 2，± 3）

由于系列1的剂量间距较系列2小，所以结果较为精确。一般试验时，可根据上述剂量系列设计5个组，即较原来的方法在最低剂量组以下或最高剂量组以上各增设一组，这样在查表时容易得出结果。

3. 观察　观察期内记录动物死亡数、死亡时间及中毒表现等，根据每组死亡动物数和所采用的剂量系列，查表求得LD_{50}。

（二）限量法（limit test）

1. 适用范围　该方法适用于有关资料显示毒性极小的或未显示毒性的受试物，给予动物一定剂量的受试物，仍不出现死亡。

2. 动物数　一般选20只动物，雌雄各半。

3. 剂量　一般选用剂量至少应为10.0g/kg BW，如剂量达不到10.0g/kg BW，则给予动物最大剂量（最大使用浓度和最大灌胃体积）。

4. 观察　给予受试物后，观察期内无动物死亡，则认为受试物对某种动物的经口急性毒性耐受剂量大于某一数值，其LD_{50}大于该数值。如果动物出现死亡应选择其他方法。

（三）上 - 下法（UDP）

1. 适用范围　该方法主要适用于纯度较高、毒性较大、摄入量小且在给予受试物后动物1~2天内死亡的受试物，对预期给予受试物后动物在5天及以后死亡的受试物不适用。可按照试验者选择的剂量序列或在专用软件包指导下进行试验，并对试验结果进行统计。

2. 上 - 下法限量试验　以2000mg/kg BW剂量先给1只动物受试物，如果动物在48小时内死亡，应进行正式试验。如果动物在48小时内存活，另取4只动物以相同的剂量给予受试物，如5只动物中有3只死亡，应进行正式试验；如3只及以上的动物存活，结束试验，则该受试物$LD_{50} > 2000$mg/kg BW。如需要采用5000mg/kg BW剂量时，给1只动物受试物，如动物在48小时内死亡，应进行正式试验。如在48小时内动物存活，另取2只动物，仍以相同剂量给予受试物，如在14天的观察期内动物全部存活，结束试验，则该受试物$LD_{50} > 5000$mg/kg BW；如果14天的观察期内后2只动物中有1只或2只死亡，再追加2只动物，给予受试物后在14天观察期内5只动物中3只及以上动物存活，结束试验，该受试物$LD_{50} > 5000$mg/kg BW；如5只动物中3只及以上动物分别在14天观察期内死亡，应进行正式试验。

3. 正式试验

（1）动物数　单一性别，实验动物数一般为6~9只。

（2）剂量　选择起始剂量和剂量梯度系数时，如果没有受试物LD_{50}的估计值资料，默认的起始剂量为175mg/kg BW；如果没有受试物的剂量-反应曲线斜率的资料，默认的剂量梯度系数为3.2（是斜率为2时的梯度系数），所设定的剂量系列为1.75mg/kg BW、5.5mg/kg BW、17.5mg/kg BW、55mg/kg BW、175mg/kg BW、555mg/kg BW、2000mg/kg BW 或 1.75mg/kg BW、5.5mg/kg BW、17.5mg/kg BW、55mg/kg BW、175mg/kg BW、555mg/kg BW、1750mg/kg BW、5000mg/kg BW。对于剂量-反应曲线斜率比较平缓或较陡的受试物，剂量梯度系数可加大或缩小，起始剂量可作适当调整。表中列出了斜率为1~8的剂量梯度（表6-1）。

（3）方法　试验开始时称量禁食后动物的体重，计算灌胃体积。经口灌胃，一次一只动物，每只动物的灌胃间隔时间为48小时。第二只动物的剂量取决于第一只动物的毒性结果，如动物呈濒死状态或死亡，剂量就下调一级；如动物存活，剂量就上调一级。

（4）终止试验的规定　是否继续给予受试物取决于固定的时间间隔期内所有动物的生存状态，首次达到以下任何一种情况时，即可终止试验。

1）在较高剂量给予受试物中连续有3只动物存活。

2）连续6只动物给予受试物后出现5个相反结果。

3）在第一次出现相反结果后，继续给予受试物至少4只动物，并且从第一次出现相反结果后计算每一个剂量的似然值，其给定的似然比超过临界值。

依照试验结束时的动物生存状态即可计算受试物的LD_{50}。

如果给予受试物后动物在试验的后期才死亡，而较该剂量还高的动物仍处于存活状态，应当暂时停止继续给予受试物，观察其他动物是否也出现延迟死亡。当所有已经给予受试物的动物其结局明确后再继续染毒。如果后面的动物也出现延迟死亡，表示所有染毒的剂量水平都超过了LD_{50}，应当选择更适当的、低于已经死亡的最低剂量的两个剂量级重新开始试验，并要延长观察期限。统计时延迟死亡的动物按死亡来计算。

表6-1　上-下法（UDP）不同斜率的剂量梯度表（确定每列斜率后选择剂量）

（mg/kg BW）

斜率	1	2	3	4	5	6	7	8
	0.175	0.175	0.175	0.175	0.175	0.175	0.175	0.175
							0.24	0.23
					0.275	0.26		
				0.31			0.34	0.31
				0.375		0.375		
								0.41
					0.44		0.47	
		0.55		0.55	0.55			0.55
				0.69		0.65		
								0.73
			0.81			0.82		
				0.99			0.91	0.97
					1.09	1.2		
							1.26	1.29
	1.75	1.75	1.75	1.75	1.75	1.75	1.75	1.75
							2.4	2.3
					2.75	2.6		
				3.1			3.4	3.1
			3.75			3.75		
					4.4			4.1
							4.7	
		5.5		5.5		5.5		5.5

续表

斜率	1	2	3	4	5	6	7	8
					6.9		6.5	
								7.3
			8.1			8.2		
							9.1	9.7
					1.09	12		
							12.6	12.9
	17.5	17.5	17.5	17.5	17.5	17.5	17.5	17.5
							24	23
					27.5	26		
				31			34	31
			37.5			37.5		
					44			41
							47	
		55		55		55		55
							65	
					690			73
			81			81		
				99			91	97
					109	120		
							126	129
	175	175	175	175	175	175	175	175
							240	230
					275	260		
				310			340	310
			375			375		
					440			410
							470	
		550		550		550		550
							650	
					690			730
			810			820		
				990			910	970
					1090	1200		
							1260	1290
	1750	1750	1750	1750	1750	1750	1750	1750
							2430	2300
					2750	2600		
				3100				3100
						3750	3400	

斜率	1	2	3	4	5	6	7	8
								4100
	5000	5000	5000	5000	5000	5000	5000	5000

（四）寇氏（karber）法

1. 预试验　一般应在预试验中求得动物全死亡或90%以上死亡的剂量和动物不死亡或10%以下死亡的剂量，分别作为正式试验的最高剂量与最低剂量。

2. 动物数　一般设5~10个剂量组，每组每种性别以6~10只动物为宜。

3. 剂量　将由预试验得出的最高、最低剂量换算为常用对数，然后将最高、最低剂量的对数差，按所需要的组数，分为几个对数等距（或不等距）的剂量组。

4. 观察　给予受试物后，观察期内记录动物死亡数、死亡时间及中毒表现等。

5. 试验结果的计算与统计

（1）列出试验数据及其计算表　包括各组剂量（mg/kg BW，g/kg BW）、剂量对数（X）、动物数（n）、动物死亡数（r）、动物死亡百分比（P，以小数表示），以及统计公式中要求的其他计算数据项目。

（2）LD_{50}的计算公式　根据试验条件及试验结果，可分别选用下列三个公式中的一个，求出$lgLD_{50}$，再查其自然数，即为LD_{50}（mg/kg BW，g/kg BW）。

按本试验设计得出的任何结果，均可用式（1）计算：

$$lgLD_{50} = 1/2 \sum (X_i + X_{i+1}) \times (P_{i+1} - P_i) \tag{1}$$

式中：X_i与X_{i+1}为相邻两组的剂量对数；P_{i+1}与P_i为相邻两组动物死亡百分比。

按本试验设计且各组间剂量对数等距时，可用式（2）计算：

$$lgLD_{50} = XK - d/2 (P_{i+1} + P_i) \tag{2}$$

式中：XK为最高剂量对数；其他同式（1）。

按本试验设计且各组间剂量对数等距且最高、最低剂量组动物死亡百分比分别为100（全死）和0（全不死时），则可用便于计算的式（3）计算。

$$lgLD_{50} = XK - d (\Sigma P - 0.5) \tag{3}$$

式中：ΣP为各组动物死亡百分比之和；其他同式（2）。

（3）标准误与95%可信限　$lgLD_{50}$的标准误（S）的计算见式（4）：

$$S_{lgLD_{50}} = d \sqrt{\sum P_i(1 - P_i)/n} \tag{4}$$

95%可信限（X）的计算见式（5）：

$$X = lg^{-1} (lgLD_{50} \pm 1.96 \cdot S_{lgLD_{50}}) \tag{5}$$

注：此法易于了解，计算简便，可信限不大，结果可靠，特别是在试验前对受试物的急性毒性程度了解不多时，尤为适用。

（五）概率单位（probit method）–对数图解法

1. 预试验　以每组2~3只动物找出全死和全不死的剂量。

2. 动物数　一般每组每种性别不少于10只，各组动物数不一定要求相等。

3. 剂量及分组　一般在预试验得到的两个剂量组之间拟出等比的六个剂量组或更多剂量组。此法不要求剂量组间呈等比关系，但等比可使各点距离相等，有利于作图。

4. 观察 给予受试物后，观察期内记录动物死亡数、死亡时间及中毒表现等。

5. 作图计算

（1）将各组按剂量及死亡百分率，在对数概率纸上作图 除死亡百分率为0%及100%外，也可将剂量化成对数，并将百分率查概率单位表得其相应的概率单位作点于普通算术格纸上，0%及100%死亡率在理论上不存在，为计算需要用式（6）和式（7）代替（表6-2）：

$$0\% = \frac{0.25 \times 100}{N}\% \tag{6}$$

$$100\% = \frac{(N - 0.25)}{N} \times 100\% \tag{7}$$

式中，N 为该组动物数，相当于0%及100%的作图用概率单位（表6-3）。

表6-2 反应率-概率单位表

反应率（%）	0	1	2	3	4	5	6	7	8	9
0	—	2.67	2.95	3.12	3.25	3.36	3.45	3.52	3.60	3.66
10	3.72	3.77	3.83	3.87	3.92	3.96	4.01	4.05	4.09	4.12
20	4.16	4.19	4.23	4.26	4.29	4.33	4.36	4.39	4.42	4.45
30	4.48	4.50	4.53	4.56	4.59	4.62	4.64	4.67	4.70	4.72
40	4.75	4.77	4.80	4.82	4.85	4.87	4.90	4.93	4.95	4.98
50	5.00	5.03	5.05	5.08	5.10	5.13	5.15	5.18	5.20	5.23
60	5.25	5.28	5.31	5.33	5.36	5.39	5.40	5.44	5.47	5.50
70	5.52	5.55	5.58	5.61	5.64	5.67	5.71	5.74	5.77	5.81
80	5.84	5.88	5.92	5.95	5.99	6.04	6.08	6.13	6.18	6.23
90	6.28	6.34	6.41	6.48	6.56	6.65	6.75	6.88	7.05	7.33

表6-3 相当于反应率0%及100%的概率单位

每组动物数	反应率		每组动物数	反应率	
	0%	100%		0%	100%
2	3.85	6.15	12	2.97	7.03
3	3.62	6.38	13	2.93	7.07
4	3.47	6.53	14	2.90	7.10
5	3.36	6.64	15	2.87	7.13
6	3.27	6.73	16	2.85	7.15
7	3.20	6.80	17	2.82	7.18
8	3.13	6.87	18	2.80	7.20
9	3.09	6.91	19	2.78	7.22
10	3.04	6.96	20	2.76	7.24
11	3.00	7.00			

（2）画出直线，以透明尺目测，并照顾概率。

6. 计算标准误 标准误计算见式（8）：

$$SE = \frac{2S}{\sqrt{2N'}} \tag{8}$$

式中：

SE 为标准误；$2S$ 为 LD_{84} 与 LD_{16} 之差，即 $2S = LD_{84} - LD_{16}$（或 $ED_{84} - ED_{16}$）。

N' 为概率单位 3.5 ~ 6.5 之间（反应百分率为 6.7% ~ 93.7%）各组动物数之和。

注：相当于 LD_{84} 及 LD_{16} 的剂量均可从所作直线上找到。也可用普通方格纸作图，查表将剂量换算成对数值，将死亡率换算成概率单位，方格纸横坐标为剂量对数，纵坐标为概率单位，根据剂量对数及概率单位作点连成线，由概率单位 5 处作一水平线与直线相交，由相交点向横坐标作一垂直线，在横坐标上的相交点即为剂量对数值，求反对数 LD_{50} 值。

（六）急性联合毒性试验

1. 原理　两种或两种以上的受试物同时存在时，可能发生拮抗、相加或协同三种不同的联合作用方式，可以根据一定的公式计算和判定标准来确定这三种不同的作用。

2. 步骤

（1）分别测定单个受试物的 LD_{50}，选上述方法即可。

（2）按各受试物的 LD_{50} 值的比例配制等毒性的混合受试物。

（3）测定混合物的 LD_{50}，用其他 LD_{50} 测定方法时，可以按各个受试物的 LD_{50} 值的二分之一之和作为中组，然后按等比级数向上、下推算几组，与单个受试物 LD_{50} 测定的设计相同，如估计是相加作用，可向上、下各推算两组；如可能为协同作用，则可向下多设几组；如可能为拮抗作用，则可向上多设几组。

3. 计算

（1）混合物中各个受试物是以等毒比例混合的，因此求出的 LD_{50} 乘以各受试物的比例，即可求得各受试物的剂量。

（2）用式（9）计算混合物的预期 LD_{50} 值的比值，按比值判定作用的方式。

$$\frac{1}{\text{混合物的预期 } LD_{50} \text{ 值}} = \frac{a}{\text{受试物 A 的 } LD_{50} \text{ 值}} + \frac{b}{\text{受试物 B 的 } LD_{50}} + \cdots + \frac{n}{\text{受试物 N 的 } LD_{50}} \tag{9}$$

式中：

a、$b \cdots n$ 为 A、B$\cdots$N 各受试物在混合物中所占的质量比例，$a + b + \cdots + n = 1$。

（3）判定受试物联合作用方式的比值采用 keplinger 的规定，即小于 0.57 为拮抗作用，0.57 ~ 1.75 为相加作用，大于 1.75 为协同作用。

4. 观察指标

（1）临床观察　观察包括皮肤、被毛、眼、黏膜以及呼吸系统、泌尿生殖系统、消化系统和神经系统等，特别要注意观察有无震颤、惊厥、流涎、腹泻、呆滞、嗜睡和昏迷等。在试验开始和结束时称取并记录动物体重，并且在观察期每周至少称取动物体重 1 次。全面观察并记录动物变化发生的时间、程度和持续时间，评估可能的毒作用靶器官。如发现动物处于濒死或表现出严重的疼痛和持续的痛苦状态应处死动物。死亡时间记录应当尽可能地精确。

（2）病理学检查　所有的动物包括试验期间死亡、人道处死和试验结束处死的动物都要进行大体解剖检查，记录每只动物大体病理学变化，出现大体解剖病理改变时应做病理组织学观察。

五、试验数据处理和结果评价

描述由中毒表现初步提示的毒作用特征，根据 LD_{50} 值确定受试物的急性毒性分级。

六、试验报告

试验报告应包括以下内容。

（1）试验名称、试验单位/个人名称和联系方式、报告编号。

（2）试验委托单位/个人名称和联系方式。

（3）试验开始和结束日期、试验单位技术负责人。

（4）试验摘要：小结试验内容和结论。

（5）受试物：名称、批号、剂型、状态（包括感官、性状、包装完整性、标识）、数量、前处理方法、溶媒。

（6）实验动物：物种、品系、级别、数量、体重、性别、来源（供应商名称、实验动物生产许可证号）、动物检疫、适应情况，饲养环境（温度、相对湿度、实验动物设施使用许可证号），饲料来源（供应商、实验动物饲料生产许可证号）。

（7）试验方法：试验分组、每组动物数、剂量选择依据、受试物给予途径及期限、观察指标、统计学方法。

（8）试验结果：动物生长活动情况、体重、每只动物的反应（包括动物的毒性体征、严重程度、持续时间、是否可逆的）、死亡率列表、每只动物大体解剖、病理组织学所见、LD_{50}和95%可信限，给出结果的统计处理方法。

（9）试验结论：受试物经口急性毒性的特点、可逆性、可能的靶器官、LD_{50}和95%可信限以及急性经口毒性分级。

七、注意事项

急性经口毒性试验可提供在短时间内经口接触受试物所产生的健康危害信息，为进一步毒性试验的剂量选择提供依据，并初步估测毒作用的靶器官和可能的毒作用机制。但由于动物和人存在种属差异，故试验结果外推到人存在一定的局限性。

第二节　急性经皮毒性试验

PPT

一、概念、原理及目的

（一）概念

急性经皮毒性试验是一次或在24小时内多次经皮服给予实验动物受试物后，观察动物在短期内出现的毒性效应的试验。

（二）原理和目的

本试验通过经皮暴露后短期内观察动物所产生的毒性反应，包括中毒体征和死亡，可确定受试物能否经皮肤吸收和短期作用所产生的毒性反应，可为食品原料毒性分级和标签标识以及确定亚慢性毒性试验和其他毒理学试验剂量提供依据。

二、试验方法

（一）受试物

1. 受试物的配制　液体受试物一般不需稀释。若受试物为固体，应研磨成细粉状，并用适量水或无毒、无刺激性、不影响受试物穿透皮肤、不与受试物反应的介质混匀，以保证受试物与皮肤有良好的接触。常用的介质有橄榄油、羊毛脂、凡士林等。

2. 给药途径 采用经皮涂抹方式。受试物涂抹后以适当的方法固定，如用无刺激性纱布、胶布或有孔尼龙绷带固定。大鼠或豚鼠也可用适当大小的橡皮套（剪去手指的橡皮手套），把整个背部和腹部包住。如受试物是液体，则应在其上覆以聚乙烯薄膜，然后再包扎固定，以防止液体挥发。试验过程中，要注意防止动物舔食受试物。

（二）实验动物

1. 动物选择 可选用健康成年大鼠、家兔或豚鼠作为实验动物，也可使用其他种属动物进行试验。使用雌性动物应是未孕和未曾产仔的。建议实验动物体重范围为大鼠 $200 \sim 300g$；家兔 $2 \sim 3kg$；豚鼠 $350 \sim 450g$。实验动物皮肤应健康无破损。

2. 动物准备 试验前动物应在动物房进行至少 $3 \sim 5$ 天环境适应和检疫观察。

3. 动物饲养 实验动物饲养条件、饮用水、饲料应符合国家标准和有关规定。试验期间实验动物喂饲基础饲料，自由饮水。

（三）剂量

根据所选用的方法要求，原则上应设 $4 \sim 6$ 个剂量组，大鼠或豚鼠每组 $8 \sim 10$ 只，家兔每组 4 只，雌雄各半。为了提高给受试物剂量可提高浓度或增加 24 小时内给受试物次数。各剂量组间距大小以兼顾产生毒性大小和死亡为宜，通常以较大组距和较少量动物进行预试。如果受试物毒性很低，可采用一次限量法，即用 10 只动物（雌雄各半）皮肤涂抹 $2000mg/kg$ 体重剂量，当未引起动物死亡，可考虑不再进行多个剂量的急性经皮毒性试验。

三、试验步骤

（1）试验开始前 24 小时，剪去或剃除动物躯干背部拟染毒区域的被毛，去毛时应非常小心，不要损伤皮肤以免影响皮肤的通透性。涂皮面积约占动物体表面积的 10%，应根据动物体重确定涂皮面积。体重为 $200 \sim 300g$ 的大鼠为 $30 \sim 40cm^2$，体重为 $2 \sim 3kg$ 的家兔为 $160 \sim 210cm^2$，体重为 $350 \sim 450g$ 的豚鼠为 $46 \sim 54cm^2$。

（2）将受试物均匀涂敷于动物背部皮肤染毒区，然后用一层薄胶片覆盖，无刺激胶布固定，防止动物舔食。若受试物毒性较高，可减少涂敷面积，但涂敷仍需尽可能薄而均匀。一般封闭接触 24 小时。

（3）染毒结束后，应使用水或其他适宜的溶液清除残留受试物。

（4）观察期限一般不超过 14 天，但要视动物中毒反应的严重程度、症状出现快慢和恢复期长短而定。若有延迟死亡迹象，可考虑延长观察时间。

（5）对每只动物都应有单独全面的记录，染毒第 1 天要定时观察实验动物的中毒表现和死亡情况，其后至少每天进行一次仔细的检查。包括被毛和皮肤、眼睛和黏膜以及呼吸、循环、自主神经和中枢神经系统、肢体运动和行为活动等的改变。特别注意观察动物是否出现震颤、抽搐、流涎、腹泻、嗜睡和昏迷等症状。死亡时间的记录应尽可能准确。观察期内存活动物每周称重，观察期结束存活动物应称重，处死后进行尸检。详细观察指标可参考急性经口毒性试验章节。

（6）对实验动物进行大体解剖学检查，并记录全部大体病理改变。对死亡和存活 24 小时和 24 小时以上动物并存在大体病理改变的器官应进行病理组织学检查。

（7）可采用多种方法测定 LD_{50}，建议采用一次最大限度试验法、霍恩法、上－下法、概率单位－对数图解法和寇氏法等。具体方法步骤可参考急性经口毒性试验章节。

四、试验结果评价

评价试验结果时，应将经皮 LD_{50} 与观察到的毒性效应和尸检所见相结合考虑，LD_{50} 值是受试物毒性分级和标签标识以及判定受试物经皮肤吸收后引起动物死亡可能性大小的依据。引用 LD_{50} 值时一定要注明所用实验动物的种属、性别、染毒途径、观察期限等。评价应包括动物接触受试物与动物异常表现（包括行为和临床改变、大体损伤、体重变化、致死效应及其他毒性作用）的发生率和严重程度之间的关系。毒性分级如下（表6-4）。

表6-4 皮肤急性毒性分级

LD_{50}（mg/kg）范围	毒性分级
<5	剧毒
$5 \leqslant LD_{50} < 44$	高毒
$44 \leqslant LD_{50} < 350$	中等毒
$350 \leqslant LD_{50} < 2180$	低毒
$\geqslant 2180$	微毒

五、试验报告

报告应包含以下内容。

（1）试验名称、试验单位/个人名称和联系方式、报告编号。

（2）试验委托单位/个人名称和联系方式。

（3）试验开始和结束日期、试验单位技术负责人。

（4）试验摘要：小结试验内容和结论。

（5）受试物：名称、批号、剂型、状态（包括感官、性状、包装完整性、标识）、数量、前处理方法、溶媒。

（6）实验动物：物种、品系、级别、数量、体重、性别、来源（供应商名称、实验动物生产许可证号）、动物检疫、适应情况，饲养环境（温度、相对湿度、实验动物设施使用许可证号），饲料来源（供应商、实验动物饲料生产许可证号）。

（7）试验方法：试验分组、每组动物数、剂量选择依据、受试物给予途径及期限、观察指标、统计学方法。

（8）试验结果：动物生长活动情况、体重、体重增长、每只动物的反应（包括动物的毒性体征、严重程度、持续时间、是否可逆的）、死亡率列表、每只动物大体解剖、病理组织学所见、LD_{50} 和95%可信限，给出结果的统计处理方法。

（9）试验结论：受试物经皮急性毒性的特点、可逆性、可能的靶器官、LD_{50} 和95%可信限以及急性经皮毒性分级。

六、注意事项

急性经皮毒性试验研究和经皮 LD_{50} 的确定提供了受试物经皮染毒的毒性。其结果外推到人类的有效性很有限。急性经皮毒性试验的结果应与经其他途径染毒的急性毒性试验结果相结合进行综合评价。

PPT

第三节　小鼠精子畸形试验

一、概念、原理及目的

（一）概念

小鼠精子畸形试验是检测小鼠暴露于受试物后其精子形态异常情况的一种遗传毒性体内试验。

（二）原理

小鼠精子畸形受基因控制，具有高度遗传性，许多常染色体及 X、Y 性染色体基因直接或间接地决定精子形态。精子的畸形主要是指形态的异常，已知精子的畸形是决定精子形成的基因发生突变的结果。因此形态的改变提示有关基因及其蛋白质产物的改变。小鼠精子畸形试验可检测环境因子对精子生成、发育的影响，而且对已知的生殖细胞致突变物有高度敏感性，故本试验可用作检测环境因子在体内对生殖细胞的致突变作用。

（三）目的

检测受试物作用下小鼠精子形态，评价其对雄性生殖细胞的遗传毒性。

二、试验前准备

（一）仪器和主要耗材

灌胃针、解剖器械、生物显微镜、载玻片、盖玻片等。

（二）试剂

1.1% ~2%伊红染色液　称取伊红 1 ~2g，溶于 100ml 蒸馏水，备用。

2. 甲醇　全部试剂除注明外，均为分析纯，试验用水为蒸馏水。

三、试验方法

（一）受试物

1. 受试物的配制　应将受试物溶解或悬浮于合适的溶媒中，首选溶媒为水，不溶于水的受试物可使用植物油（如橄榄油、玉米油等），不溶于水或油的受试物亦可使用羧甲基纤维素、淀粉等配成混悬液或糊状物等。受试物应现用现配，有资料表明其溶液或混悬液储存稳定者除外。

2. 给药途径　采用灌胃法。阳性对照物也可采用腹腔注射的方法。灌胃体积一般不超过 10ml/kg BW，如为水溶液时，最大灌胃体积可达 20ml/kg BW；如为油性液体，灌胃体积应不超过 4ml/kg BW；各组灌胃体积一致。

（二）实验动物

1. 动物选择　成年雄性小鼠，6 ~8 周龄、体重 25 ~35g。在试验开始时，动物体重差异应不超过每平均体重的 ±20%。

2. 动物准备　试验前动物应在动物房进行至少 3 ~5d 环境适应和检疫观察。

3. 动物饲养　实验动物饲养条件、饮用水、饲料应符合国家标准和有关规定（GB14925、GB5749、GB14924.1、GB14924.2、GB14924.3）。试验期间实验动物喂饲基础饲料，自由饮水。

(三) 剂量

受试物应设三个剂量组，最高剂量组原则上为动物出现严重中毒表现和（或）个别动物出现死亡的剂量，一般可取 $1/2\ LD_{50}$，低剂量组应不表现出毒性，分别取 $1/4\ LD_{50}$ 和 $1/8\ LD_{50}$ 作为中、低剂量。急性毒性试验给予受试物最大剂量（最大使用浓度和最大灌胃容量）动物无死亡而求不出 LD_{50} 时，高剂量组则按以下顺序：$10g/kg\ BW$；人的可能摄入量的100倍；一次最大灌胃剂量进行设计。再下设中、低剂量组，另设溶媒对照组。每组至少5只存活动物。阳性物可采用环磷酰胺 $40\sim60mg/kg\ BW$、甲基磺酸甲酯（MMS）$50mg/kg\ BW$ 或丝裂霉素 C（MMC）$1.0\sim1.5mg/kg\ BW$ 经口或腹腔注射给予，首选经口。

(四) 试验步骤和观察指标

1. 受试物给予　经口给予，连续5天。各种致突变物作用于精子的不同发育阶段，可在接触某种致突变物后不同时间出现精子畸形，故有条件时，可于给受试物后第1、4、10周处死动物，检查精子形态。因为大部分化学致突变物对精原细胞后期或初级精母细胞早期的生殖细胞较为敏感，故一般均是于首次给受试物后的第35天处死。

2. 标本制作　用颈椎脱臼法处死小鼠，取出两侧副睾，放入有适量生理盐水（约1ml）的小烧杯中或放入盛有2ml生理盐水的平皿中。用眼科剪将副睾纵向剪 $1\sim2$ 刀，静止 $3\sim5$ 分钟，轻轻摇动。用四层擦镜纸或合成纤维血网袋过滤，吸滤液涂片。空气干燥后，用甲醇固定5分钟以上干燥，用 $1\%\sim2\%$ 伊红染色1小时，用水轻冲，干燥。

3. 阅片

（1）阅片要求　在低倍镜下（用绿色滤光片）找到背景清晰、精子重叠较少的部位，用高倍镜顺序检查精子形态，计数结构完整精子。精子有头无尾（轮廓不清）或头部与其他精子或碎片重叠，或明显是人为剪碎者，均不计算，每只动物至少检查1000个精子。

（2）精子畸形的类型　精子畸形，主要表现在头部，其次为尾部。畸形类型可分为无钩、香蕉形、胖头、无定形、尾折叠、双头、双尾等。

四、数据处理和结果评价

(一) 数据处理

每个剂量组应分别与相应的阴性对照组进行比较，如用 Wilcoxon 秩和检验法评价精子畸形阳性的标准：畸形率至少为阴性对照组的倍量或经统计有显著意义，并有剂量－反应关系。也可用其他统计方法。

(二) 结果评价

当各剂量组与阴性对照组比，精子畸形率有显著性意义的增加，并有剂量－反应关系时，或仅一个剂量组有显著性意义的增加，并经重复试验证实时，可判为该受试物对雄性生殖细胞具有遗传毒性。

五、试验报告

报告应包含以下内容。

（1）试验名称、试验单位/人名称和联系方式、报告编号。

（2）试验委托单位名称和联系方式。

（3）试验开始和结束日期、试验单位技术负责人。

（4）试验摘要：小结内容和结论。

（5）受试物：名称、批号、剂型、状态（包括感官、性状、包装完整性、标识）、数量、前处理方法、阳性对照物的相关信息。

（6）实验动物：物种、品系、级别、数量、周龄、体重、性别、来源（供应商名称、实验动物生产许可证号）、动物检疫、适应情况，饲养环境（温度、相对湿度、实验动物设施使用许可证号），饲料来源（供应商名称、实验动物饲料生产许可证号）。

（7）试验方法：试验分组、每组动物数、剂量选择依据、受试物给予途径及期限、采样时间点、标本制备方法、每只动物观察的细胞数、统计方法和判定标准。

（8）试验结果：记录每只动物观察的精子畸形类型，以列表方式报告每组动物的精子畸形率、剂量-反应关系、阴性对照的历史资料和范围（若有），并写明结果的统计方法。

（9）试验结论：根据试验结果，对受试物是否能引起小鼠精子畸形做出结论。

六、注意事项

异常精子均应记录显微镜的坐标数，以备复查，并分别记录异常类型，以便统计精子畸形率及精子畸形类型的构成比。判断双头、双尾畸形时，要注意与二条精子的部分重叠相鉴别，判断无定形时要与人为剪碎及折叠相鉴别。一般阴性对照组的精子异常率为0.8%~3.4%，最好以本实验室所用实验动物的自发畸形率作参考。

第四节 细菌回复突变试验

PPT

一、概念、原理及目的

（一）概念

细菌回复突变试验，又称Ames试验，是以营养缺陷型的突变体菌株为指示生物检测基因突变的体外试验。常用的菌株有组氨酸营养缺陷型鼠伤寒沙门菌和色氨酸营养缺陷型的大肠埃希菌。

（二）原理

本试验利用鼠伤寒沙门菌和大肠埃希菌来检测点突变，涉及DNA的一个或几个碱基对的置换、插入或缺失。鼠伤寒沙门菌和大肠埃希菌的试验菌株分别为组氨酸缺陷突变型和色氨酸缺陷突变型，在无组氨酸或色氨酸的培养基上不能生长，在有组氨酸或色氨酸的培养基上才能正常生长。致突变物存在时可以回复突变为原养型，在无组氨酸或色氨酸的培养基上也可以生长。故可根据菌落形成数量来衡量受试物是否为致突变物。某些致突变物需要代谢活化后才能使上述细菌产生回复突变，受试物要同时在有和没有代谢活化系统的条件下进行试验。

（三）目的

检测受试物对微生物（细菌）的基因突变作用，预测其遗传毒性和潜在的致癌作用。

二、试验前准备

（一）仪器

实验室常用设备、低温冰箱（-80℃）或液氮罐、生物安全柜、恒温培养箱、恒温水浴箱、灭菌设备等。

（二）试剂

1. 营养肉汤培养基

牛肉膏	2.5g
胰蛋白陈	5.0g
氯化钠	2.5g
磷酸氢二钾（$K_2HPO_4 \cdot 3H_2O$）	1.3g

加蒸馏水至500ml，加热溶解，调pH至7.4，分装后0.103MPa灭菌20分钟，4℃保存备用，保存期不超过半年。

2. 营养肉汤琼脂培养基

琼脂粉	1.5g

加营养肉汤培养基至100ml，加热融化后调节pH为7.4，0.103MPa灭菌20分钟。

3. 底层培养基

（1）配制方法　在400ml灭菌的1.5%琼脂培养基（100℃）中依次加入磷酸盐贮备液8ml，40%葡萄糖溶液20ml，充分混匀，冷却至80℃左右时按每平皿25ml（相对于90mm平皿）制备平板，冷凝固化后倒置于37℃培养箱中24小时，备用。

（2）磷酸盐贮备液（Vogel – Bonner minimal medium E，50倍）

磷酸氢钠铵（$NaNH_4HPO_4 \cdot 4H_2O$）	17.5g
柠檬酸（$C_6H_8O_7 \cdot H_2O$）	10.0g
磷酸氢二钾（K_2HPO_4）	50.0g
硫酸镁（$MgSO_4 \cdot 7H_2O$）	1.0g

加蒸馏水至100ml溶解，0.103MPa灭菌20分钟。待其他试剂完全溶解后再将硫酸镁缓慢放入其中继续溶解，否则容易析出沉淀。

（3）40%葡萄糖溶液　葡萄糖40.0g加蒸馏水至100ml，0.055MPa灭菌20分钟。

（4）1.5%琼脂培养基　琼脂粉6.0g加入400ml锥形瓶，加蒸馏水至400ml，融化后，0.103MPa灭菌20分钟。

4. 顶层培养基　加热融化顶层琼脂，每100ml顶层琼脂中加10ml组氨酸 – 生物素溶液（0.5mmol/L）。混匀，分装在4个烧瓶中，0.103MPa灭菌20分钟。用时融化分装小试管，每管2ml，45℃水浴中保温。顶层琼脂和组氨酸 – 生物素溶液（0.5mmol/L）配制如下。

（1）顶层琼脂　琼脂粉3.0g，氯化钠2.5g加蒸馏水至500ml，0.103MPa灭菌20分钟。

（2）组氨酸 – 生物素溶液（0.5mmol/L）（诱变试验用）　D – 生物素（相对分子质量244）30.5mg和L – 组氨酸（相对分子质量155）19.4mg加蒸馏水至250ml，0.103MPa灭菌20分钟。

5. 特殊试剂及培养基

（1）0.8%氨苄青霉素溶液（鉴定菌株用，无菌配制）　氨苄青霉素40mg用氢氧化钠溶液（0.02mol/L）稀释至5ml，保存4℃冰箱备用。

（2）0.1%结晶紫溶液（菌株鉴定用）　100mg结晶紫，溶于无菌水至100ml。

（3）L – 组氨酸溶液和D – 生物素溶液（0.5mmol/L）（菌株鉴定用）　L – 组氨酸0.4043g和D – 生物素12.2mg分别溶于蒸馏水至100ml，0.103MPa灭菌20分钟，保存于4℃冰箱备用。

（4）0.8%四环素溶液（用于四环素抗性试验和氨苄青霉素 – 四环素平板）　40mg四环素用盐酸缓冲液（0.02mol/L）稀释至5ml，保存4℃冰箱。

（5）氨苄青霉素平板（用作 TA97、TA98、TA100 菌株的主平板）和氨苄青霉素 – 四环素平板（用作 TA102 菌株的主平板）　每 1000ml 由以下成分组成。

底层培养基	980ml
组氨酸水溶液（0.4043g/100ml）	10ml
生物素（0.5mmol/L）	6ml
0.8% 氨苄青霉素溶液	3.15ml
0.8% 四环素溶液	0.25ml

四环素仅在使用对四环素有抗性的 TA102 时加入。各成分均已分别灭菌或无菌制备。

（6）组氨酸 – 生物素平板（组氨酸需要试验用）　每 1000ml 中由以下成分组成。

底层培养基	984ml
组氨酸水溶液（0.4043g/100ml）	10ml
生物素（0.5mmol/L）	6ml

各成分均已分别灭菌。

（7）二甲亚砜（DMSO）　为光谱纯，无菌。

6. 阳性诱变剂的配制　根据所选择的诱变剂的种类和剂量用适当的溶媒配制阳性对照品。培养基成分或试剂除特殊说明外至少应是化学纯，无诱变性。避免重复高温处理，选择适当保存温度和期限。

7. 10% S9 混合液的制备（用市售或自制 S9 组分均可）

S9 辅助因子的配制如下。

（1）镁钾溶液　氯化镁 1.9g 和氯化钾 6.15g 加蒸馏水溶解至 100ml。

（2）磷酸盐缓冲液（0.2mol/L）（pH7.4）

磷酸氢二钠（Na_2HPO_4，28.4g/L）	440ml
磷酸二氢钠（$NaH_2PO_4 \cdot H_2O$，27.6g/L）	60ml

调 pH 至 7.4，0.103MPa 灭菌 20 分钟或滤菌。

（3）辅酶 – Ⅱ（氧化型）溶液　无菌条件下称取辅酶 – Ⅱ，用无菌蒸馏水溶解配制成溶液（0.025mol/L），现用现配。

（4）葡萄糖 –6 – 磷酸钠盐溶液　无菌条件下称取葡萄糖 –6 – 磷酸钠盐，用无菌蒸馏水溶解配制成溶液（0.05mol/L），现用现配。

（5）10% S9 混合液的制备　10% S9 混合液一般由 S9 组分和辅助因子按 1∶9 组成，也可将浓度配制成 30%（不同受试物所需 S9 浓度不同），临用时新鲜无菌配制，或过滤除菌。

10% S9 混合液 10ml 配制如下。

磷酸盐缓冲液	6.0ml
镁钾溶液	0.4ml
葡萄糖 –6 – 磷酸钠盐溶液	1.0ml
辅酶 – Ⅱ溶液	1.6ml
肝 S9 组分	1.0ml

混匀，置冰浴中待用。

自制 S9 组分时影响因素较多，活性成分难以保证，现有市售成品，方便且稳定。使用前应用每平板 0.5ml S9 混合液（含 20～50μL S9）测定其对已知阳性致癌物（诱变剂）的生物活性，确定最适用量。

三、菌株鉴定及其保存

（一）试验菌株

推荐采用下列的菌株组合：

（1）鼠伤寒沙门菌 TA1535。

（2）鼠伤寒沙门菌 TA97a 或 TA97 或 TA1537。

（3）鼠伤寒沙门菌 TA98。

（4）鼠伤寒沙门菌 TA100。

（5）鼠伤寒沙门菌 TA102 或大肠埃希菌 WP2uvrA 或大肠埃希菌 WP2uvrA（pKM101）。

（二）菌株鉴定

1. 要求 菌株特性应与回复突变试验标准相符。菌株的鉴定包括基因型鉴定、自发回变数鉴定和对阳性致突变物敏感性的鉴定。各菌株特性如下（表6-5）。

每3个月进行一次菌株鉴定，遇到下列情况也应进行菌株鉴定：在新购入培养菌株时；当制备一套新的冷冻保存或冰冻干燥菌株时；重新挑选菌株时；使用主平板传代时。

表6-5 试验菌株生物学特性鉴定标准

菌株	色氨酸缺陷	组氨酸缺陷（his）	脂多糖屏障缺陷（rfa）	R因子（抗氨苄青霉素）	抗四环素	uvrB修复缺陷
TA97		+	+	+	-	+
TA97a		+	+	+	-	+
TA98		+	+	+	-	+
TA100		+	+	+	-	+
TA102		+	+	+	+	-
TA1535		+	+	-	-	+
TA1537		+	+	-	-	+
WP2uvrA	+			-	-	+
WP2uvrA（pKM101）	+			+	-	+

注：+表示阳性；-表示阴性；空格表示不需要进行此项鉴定。

引自 GB 15193.4—2014《食品安全国家标准 细菌回复突变试验》。

2. 鉴定方法

（1）增菌培养 在5ml营养肉汤培养基中用接种环接种贮存菌培养物，37℃振荡（100次/分）培养10小时或静置培养16小时，使活菌数不少于 $1 \times 10^9/ml \sim 2 \times 10^9/ml$。

（2）组氨酸缺陷型（his）的鉴定

1）底层培养皿的制备 加热融化底层培养基两瓶。一瓶不加组氨酸，每100ml底层培养基中加0.5mmol D-生物素0.6ml；另一瓶加组氨酸，每100ml底层培养基中加 L-组氨酸1ml和0.5mmol D-生物素0.6ml。冷却至50℃左右，每种底层培养基各倒两个平板。

2）接种 取有组氨酸和无组氨酸培养基平板各一个，按菌株号顺序各取一接种环的菌液划直线于培养基表面，37℃培养48小时。

3）结果判定 株菌在有组氨酸培养基平板表面各长出一条菌膜，在无组氨酸培养基平板上除自发回变菌落外无菌膜，说明受试菌株确为组氨酸缺陷型。

（3）脂多糖屏障缺陷（rfa）的鉴定

1）接种　加热融化营养肉汤琼脂培养基。取菌液 0.1ml 移入平板，迅速将营养肉汤琼脂培养基（冷却至 50℃ 左右）适量倒入平板，混匀，平放凝固。将无菌滤纸片一片放入已凝固的培养基平板中央，用移液器在滤纸片上滴加 0.1% 结晶紫溶液 10μl，37℃ 培养 24 小时，每个菌株做一个平板。

2）结果判定　阳性者在纸片周围出现一个透明的抑制带，说明存在 rfa 突变。这种变化允许某些大分子物质进入细菌体内并抑制其生长。

（4）R 因子（抗氨苄青霉素）的鉴定

1）接种　加热融化营养肉汤琼脂培养基，冷却到 50℃ 左右，适量倒入平板中，平放凝固，用移液器吸 0.8% 的氨苄青霉素 10μl，在凝固的培养基表面沿中线涂成一条带，待氨苄青霉素溶液干后，用接种环取各菌株菌液与氨苄青霉素带相交叉划线接种，并且接种一个不具有 R 因子的菌株作氨苄青霉素抗性的对照，37℃ 培养 24 小时，一个平板可同时鉴定几个菌株。

2）结果判定　菌株在氨苄青霉素带的周围依然生长不受抑制，即有抗氨苄青霉素效应，证明受试菌株带有 R 因子。

（5）四环素抗性的鉴定

1）接种　用移液器各吸取 5 ~ 10μl 0.8% 的四环素溶液和 0.8% 的氨苄青霉素溶液，在营养肉汤琼脂培养基平板表面沿中线涂成一条带，待四环素和氨苄青霉素溶液干后，用接种环取各菌株菌液与四环素和青氨苄霉素带相交叉划线接种 TA102 和一种有 R 因子的菌株（作四环素抗性的对照），37℃ 培养 24 小时。

2）结果判定　TA102 菌株生长不受抑制，对照菌株有一段生长抑制区，表明 TA102 菌株有抗四环素效应。

（6）uvrB 修复缺陷型的鉴定

1）接种　在营养肉汤琼脂培养基平板表面用接种环划线接种需要的菌株。接种后的平板一半用墨纸覆盖，在距 15W 紫外线灭菌灯 33cm 处照射 8 秒，37℃ 培养 24 小时。

2）结果判定　对紫外线敏感的三个菌株（TA97、TA98、TA100）仅在没有照射过的一半平板上生长，具有野生型切除修复酶的菌株 TA102 能在整个平板上生长。

（7）生物素缺陷型（bio）的鉴定

1）底层培养皿的制备　加热融化底层培养基两瓶。一瓶加生物素，每 100ml 底层培养基中加 0.5mmol D - 生物素 0.6ml 和 L - 组氨酸 1ml；另一瓶不加生物素，每 100ml 底层培养基中加 L - 组氨酸 1ml，冷却至 50℃ 左右，每种底层培养基各倒两个平板。

2）接种　取有生物素和无生物素培养基平板各一个，按菌株号顺序各取一接种环的菌液划直线于培养基表面，37℃ 培养 48 小时。

3）结果判定　株菌在有生物素培养基平板表面各长出一条菌膜，在无生物素培养基平板上除自发回变菌落外无菌膜，说明受试菌株确为生物素缺陷型。

（8）自发回变率的测定

1）测定方法　准备底层培养基平板 8 个。融化顶层培养基 8 管，每管 2ml，在 45℃ 水浴中保温。在每管顶层培养基中，分别加入待鉴定的测试菌株的菌液 0.1ml，一式两份，轻轻摇匀，迅速将此试管内容物倒入已固化的底层培养基平板中，转动平板，使顶层培养基均匀分布，平放固化，37℃ 培养 48 小时，计数菌落数。

2）结果判定　每一种菌株的自发回变率不同，参考正常范围如下（表 6 - 6）。

如果自发回变率不在范围内，表明菌株不合格。对于各菌株的自发回变范围，实验室或检测机构在参考其他实验室数据的基础上可建立自己的历史对照数据库，形成适合当前实验室条件的适用范围。

表6-6 试验菌株自发回变菌落数

菌株	Ames 实验室	Bridges 实验室	Errol&Zeiger 实验室	
	不加 S9	不加 S9	不加 S9	加 S9
TA97	90~180	—	100~200	75~200
TA97a	90~180	—	100~200	75~200
TA98	30~50	—	20~50	20~50
TA100	120~200	—	75~200	75~200
TA102	240~320	—	200~400	100~300
TA1535	10~35	—	5~20	5~20
TA1537	3~15	—	5~20	5~20
WP2uvrA	—	7~23	—	—
WP2uvrA（pKM101）	—	27~69	—	—

注：引自《GB 15193.4-2014 食品安全国家标准 细菌回复突变试验》。

（三）菌株的保存

鉴定合格的菌株若需长期保存，应置于深低温（如-80℃），或加入9%光谱级 DMSO 作为冷冻保护剂保存在液氮条件下（-196℃）。无上述条件者可冰冻干燥制成干粉，4℃保存。除液氮条件外，保存期一般不超过2年。近期会用到的菌株可以主平板方式贮存于4℃，贮存时间超过2个月后应丢弃，TA102贮存时间短，通常保存2周后丢弃。

四、试验设计及受试物的处理

（一）溶媒选择

溶媒应不与受试物发生反应，对所选菌株和 S9 没有毒性，没有诱变性。首选蒸馏水，对于不溶于水的受试物可选择其他溶媒，首选 DMSO，其每平板最高添加量不超过0.1ml。也可选择其他溶媒。

（二）剂量设定

受试物最高剂量取决于受试物对试验菌株的毒性和受试物的溶解度。通常通过进行预试验了解受试物对菌株的毒性和受试物的溶解度。对于无细菌毒性的可溶性受试物推荐的最高剂量是5mg/皿或5μl/皿；对于溶解度差的受试物，可以采用悬浊液，但溶液浑浊的程度（沉淀的多少）不能影响菌落计数。由于溶解度或者毒性的限制最大剂量达不到5mg/皿或5μl/皿时，最高剂量应为出现沉淀或细菌毒性的剂量。评价含有潜在致突变杂质的受试物时，试验剂量可以高于5mg/皿或5μl/皿。对于需要前处理的受试物，例如液体饮料、袋泡茶、口服液和辅料含量较大的样品等，其剂量设计应以处理后的样品计。

受试物在允许的最高剂量下设4个剂量，同时设阳性对照组、溶剂对照组、空白对照组，均包括加和不加活化物 S9 两种情况。按等比组距的原则设定剂量间隔，推荐采用$\sqrt{10}$倍组距。每个剂量至少3个平板。

一般受试物的最低剂量不低于0.2μg/皿。

（三）对照组的设置

试验应同时设阳性对照组、溶媒对照组和未处理对照组，包括加和不加 S9 种情况。

阳性对照物要根据所采用的菌株进行选择，并选择合适的剂量以保证每次试验的有效性（表6-7、表6-8、表6-9）。

溶媒对照组的处理方法除不加入受试物外与处理组相同。

当阳性致突变物采用 DMSO 溶解，而受试物不用 DMSO 溶解时，应同时做 DMSO 溶剂对照。

表 6 – 7 推荐用于掺入平板法和点试法的标准诱变剂

方法	S9	TA97a	TA98	TA100	TA102
掺入平板法	–	敌克松	敌克松	叠氮钠	敌克松
	+	2 – 氨基芴（2 – AF）	2 – 氨基芴（2 – AF）	2 – 氨基芴（2 – AF）	1,8 – 二羟蒽醌
点试法	–	敌克松	敌克松	叠氮钠	敌克松
	+	2 – 氨基芴（2 – AF）	2 – 氨基芴（2 – AF）	2 – 氨基芴（2 – AF）	1,8 – 二羟蒽醌

表 6 – 8 诊断性诱变剂在平板掺入中的测试结果

诱变剂	剂量/（μg/皿）	S9	每皿回变菌落数			
			TA97a	TA98	TA100	TA102
柔毛霉素	6.0	–	124	3123	47	592
叠氮钠	1.5	–	76	3	3000	186
ICR – 191	1.0	–	1640	63	185	0
链黑霉素	0.25	–	inh	inh	inh	2230
丝裂霉素	0.5	–	inh	inh	inh	inh
2,4,7 – 三硝基芴铜	0.2	–	8377	8244	400	16
4 – 硝基 – 磷 – 苯撑二胺	20.0	–	2160	1599	798	0
4 – 硝基喹啉 – N – 氧化物	0.5	–	528	292	4220	287
甲基磺酸甲酯	1.0（μl）	–	174	23	2730	6586
敌克松	50.0	–	2688	1198	183	895
2 – 氨基芴（2 – AF）	10.0	+	1742	6194	3026	261
苯并［α］芘	1.0	+	337	143	936	255

注：所列数值代表组氨酸回变菌落数值，取自剂量反应的线形部分，对照值已扣除。

inh：指链黑霉素在无毒性范围（小于 0.25μg）内没有检出诱变性，每 0.005μg 在 TA100 引起的回变菌落数小于 70。

丝裂霉素对 uvrB 菌株是致死的。

引自《GB 15193.4 – 2014 食品安全国家标准 细菌回复突变试验》。

表 6 – 9 诊断性诱变剂在点试法中的测试结果

诱变剂	剂量（μg/皿）	S9	每皿回变菌落数			
			TA97a	TA98	TA100	TA102
柔毛霉素	5.0	–	–	+	–	+ +
叠氮钠	1.0	–	+	–	+ + + +	–
ICR – 191	1.0	–	+ + + +	+	+ +	+
丝裂霉素	2.5	–	inh	inh	inh	+ + +
2,4,7 – 三硝基芴铜	0.1	–	+ +	+ + + +	+ +	+ +
4 – 硝基 – 磷 – 苯撑二胺	20.0	–	+ +	+ + +	+	+ +
4 – 硝基喹啉 – N – 氧化物	10.0	–	±	+ +	+ + + +	+ + +
甲基磺酸甲酯	2.0	–	+	–	+ + +	+ + + +
敌克松	50.0	–	+ + +	+ +	+ +	+ +
2 – 氨基芴（2 – AF）	20.0	+	+ +	+ + +	+ +	+
黄曲霉毒素 B₁	1.0	+		+ +	+ +	
甲基硝基亚硝基胍	2.0	–			+ + +	

注：每血回变菌落数（扣除自发回变）的符号：– （<20）、+ （20~100）、+ + （100~200）、+ + + （200~500）、+ + + + （>500）。

柔毛霉素和叠氮钠溶解在水中，其他所有化合物溶解在 DMSO 中。

用 PCB 诱导的大鼠 S9（20μg/皿）活化 2 – AF。

柔毛霉素在点试中产生最低效应，应作平板掺入试验。

inh：因诱变剂毒性引起的生长抑制。

引自《GB 15193.4 – 2014 食品安全国家标准 细菌回复突变试验》。

（四）特殊受试物的处理

检测含有较高浓度游离组氨酸的样品时，如某些食品原料及成品，样品中的组氨酸可使测试菌株菌落数增高，造成"假阳性"结果，因此对已知和经证实含有组氨酸并可能影响试验结果的受试物应进行预处理，去除干扰水平的组氨酸，例如经 XAD-II 树脂柱过滤。

受试物应无菌，必要时以适当的方法灭菌或除菌。

五、试验方法

（一）方法分类

常用的试验方法有平板掺入法、预培养平板掺入法和点试法等。

（二）平板掺入法

（1）将主平板或冷冻保存的菌株培养物接种于营养肉汤培养基内，37℃振荡（100次/分钟）培养10小时或静置培养16小时，使活菌数不少于 $1 \times 10^9/ml \sim 2 \times 10^9/ml$。

（2）底层培养基平板，每个剂量加 S9 和不加 S9 均做 3 个平板。

（3）融化顶层培养基分装于无菌带帽小试管（试管数与平板数相同），每管 2ml，在 45℃水浴中保温。

（4）在保温的顶层培养基（试管）中依次加入测试菌株新鲜增菌液 0.1ml，混匀；试验组加受试物 0.05～0.2ml（一般加入 0.1ml，需活化时另加 10% S9 混合液 0.5ml），再混匀，迅速倾入铺好底层培养基的平板上，转动平板使顶层培养基均匀分布在底层培养基上，平放固化；37℃培养48小时观察结果，必要时延长至72小时观察结果。

（5）阳性对照组加入同体积标准诱变剂；溶媒对照组只加入同体积的溶媒；空白对照组只在培养基上加菌液；其他方法同试验组。

（三）预培养平板掺入法

与平板掺入法不同之处，在加入顶层琼脂之前先将受试物、S9 混合液（需要时）、菌液混合并于在 37℃中培养 20 分钟，或在 30℃中培养 30 分钟，然后再加入 2ml 顶层琼脂，其他操作同平板掺入法。预培养对于某些受试物可取得较好效果。因此可根据受试物情况确定是否进行预培养。

（四）点试法

（1）将主平板或冷冻保存的菌株培养物接种于营养肉汤培养基内，37℃振荡（100次/分）培养10小时或静置培养16小时，使活菌数不少于 $1 \times 10^9/ml \sim 2 \times 10^9/ml$。

（2）底层培养基平板，每个剂量加 S9 和不加 S9 均做 3 个平板。

（3）融化顶层培养基分装于无菌带帽小试管（试管数与平板数相同），每管 2ml，在 45℃水浴中保温。

（4）在水浴保温的顶层培养基（2ml）中依次加入测试增菌液 0.1ml（需活化时另加 10% S9 混合液 0.5ml），混匀，迅速倾入底层培养基上，转动平板，使顶层培养基在底层分布均匀。平放固化后取无菌滤纸片（直径约为 6mm）放在已固化的顶层培养基的适当位置上，用移液器取适量受试物点在纸片上，或将少量固体受试物结晶加到纸片或琼脂表面，37℃培养48小时观察结果。

（5）阳性对照组和溶剂对照组，分别在滤纸片上加入同体积标准诱变剂、溶剂，未处理对照组滤纸片上不加物质，其他步骤同上。

六、试验数据处理与结果评价

（一）回变菌落计数

直接计数培养基上的回变菌落数，计算各菌株各剂量 3 个平板回变菌落数的均数和标准差。

（二）掺入法结果评价

在背景生长良好的条件下，测试菌株 TA1535、TA1537、TA98 和大肠埃希菌的回变菌落数等于或大于未处理对照组的 2 倍，其他测试菌株的回变菌落数等于或大于未处理对照组的 2 倍，并具有剂量－反应关系或某一测试点有可重复的阳性结果时可判定为阳性结果。

（三）点试法结果评价

如在受试物点样纸片周围长出较多密集的回变菌落，与未处理对照相比有明显区别者，可初步判定该受试物诱变试验阳性，但应该用掺入法试验来验证。

（四）对结果的验证

明显的阳性结果不需要进行验证；可疑的结果要改用其他的方法进行验证；阴性结果需要验证，即重复一次试验，应改变试验的条件，如将剂量间距改为 5 倍间距等。

（五）对照组结果评价

阳性结果表明受试物对试验菌株的基因组诱发了点突变。阴性结果表明，在该试验条件下受试物对测试菌株不诱发基因突变。

七、试验报告

报告应包含以下内容。

（1）试验名称、试验单位/个人名称和联系方式、报告编号。

（2）试验单位/个人单位名称和联系方式。

（3）试验开始和结束日期、试验单位技术负责人。

（4）试验摘要：小结试验内容和结论。

（5）受试物：名称、鉴定资料、CAS 编号（如已知）、纯度、与本试验有关的受试物的物理和化学性质及稳定性等。

（6）溶媒：溶媒的选择依据，受试物在溶媒中的溶解性和稳定性。

（7）菌株：来源、名称、浓度（细菌个数/皿）及菌株特性（包括菌株鉴定的时间和结果）。

（8）试验条件：剂量、代谢活化系统、标准诱变剂、操作步骤等。

（9）试验结果：受试物对菌株的毒性、背景菌苔生长情况、平板上是否有沉淀、每个平板的回变菌落数、各剂量各菌株加和不加 S9 每皿回变菌落数的均数和标准差、是否具有剂量－反应关系、统计结果，同时进行的溶媒对照和阳性对照的均数和标准差，以及溶媒对照和阳性对照的历史范围。

（10）结论：本试验条件下受试物是否具有致突变作用。

八、注意事项

（1）本试验采用的是原核细胞，与哺乳动物细胞在摄取、代谢、染色体结构和 DNA 修复等方面都有所不同。体外试验一般需要外源性代谢活化，但体外代谢活化系统不能完全模拟哺乳动物体内代谢条件，因此，本试验结果不能直接外推到哺乳动物。

（2）本试验通常用于遗传毒性的初步筛选，并特别适用于诱发点突变的筛选。已有的数据库证明在本试验为阳性结果的很多化学物在其他试验也显示致突变活性。也有一些致突变物在本试验不能检测，这可能是由于检测终点的特殊性质、代谢活化的差别，或生物利用度的差别。

（3）本试验不适用于某些类别的化学物，如强杀菌剂和特异性干扰哺乳动物细胞复制系统的化学品。对这些受试样品可使用哺乳动物细胞基因突变试验。

（4）对于各菌株的自发回变范围，各实验室在参考其他实验室数据的基础上应建立自己的历史对照数据库，形成适合本实验室条件的适用范围。

第五节　体外哺乳类细胞染色体畸变试验

PPT

一、概念、原理及目的

（一）概念

体外哺乳类细胞染色体畸变试验是检测哺乳类细胞暴露于受试物后其染色体畸变情况的一种遗传毒性体外试验。染色体畸变可表现为染色体结构和数量的改变。

以下是有助于理解染色体畸变的相关定义。

1. 染色体结构畸变　通过显微镜可以直接观察到的发生在细胞有丝分裂中期的染色体结构变化。如染色体中间缺失和断片、染色体互换等。染色体结构畸变可分为染色体型畸变（chromosome type aberration）和染色单体型畸变（chromatid type aberration）。

2. 染色体型畸变　染色体结构损伤，表现为在两个染色单体的相同位点均出现断裂或断裂重组等改变。

3. 染色单体型畸变　染色体结构损伤，表现为染色单体断裂或染色单体断裂重组等改变。

4. 有丝分裂指数　中期相细胞数与所观察的细胞总数之比值；是反映细胞增殖程度的指标。

5. 核内复制　在 DNA 复制的 S 期之后，细胞核未进行有丝分裂就开始了另一个 S 期的过程，其结果是染色体倍增，有 4、8、16 倍的染色单体。

6. 裂隙　染色体或染色单体损伤的长度小于一个染色单体的宽度，为染色单体的最小错误排列。

（二）原理

在加入或不加入代谢活化系统的条件下，使培养的哺乳类细胞暴露于受试物中。用中期分裂相阻断剂（如秋水仙素或秋水仙胺）处理，使细胞停止在中期分裂相，随后收获细胞、制片、染色、分析染色体畸变。

（三）目的

通过检测受试物是否诱发体外培养的哺乳类细胞染色体畸变，评价受试物致突变的可能性。

二、试验前准备

（一）仪器和主要耗材

实验室常用设备、超净工作台、细胞培养箱、倒置显微镜、恒温水浴箱、低温冰箱（−80℃）或液氮罐、离心机、培养皿/瓶、玻片等。

（二）试剂

1. 培养液 常用 Eagle's MEM 培养液（minimum essential medium，MEM），也可选用其他合适培养液。加入抗生素（青霉素按 100IU/ml、链霉素 100μg/ml），将灭活的胎牛血清或小牛血清按 10% 的比例加入培养液。

2. 10% S9 混合液的制备（用市售或自制 S9 组分均可）

（1）S9 辅助因子的配制

1）镁钾溶液　氯化镁 1.9g 和氯化钾 6.15g 加蒸馏水溶解至 100ml。

2）磷酸盐缓冲液（0.2mol/L）（pH7.4）

磷酸氢二钠（Na_2HPO_4，28.4g/L）	440ml
磷酸二氢钠（$NaH_2PO_4 \cdot H_2O$，27.6g/L）	60ml

调 pH 至 7.4，0.103MPa 灭菌 20min 或滤菌。

3）辅酶–Ⅱ（氧化型）溶液　无菌条件下称取辅酶–Ⅱ，用无菌蒸馏水溶解配制成溶液（0.025mol/L），现用现配。

4）葡萄糖–6–磷酸钠盐溶液　无菌条件下称取葡萄糖–6–磷酸钠盐，用无菌蒸馏水溶解配制成溶液（0.05mol/L），现用现配。

5）10% S9 混合液的制备　10% S9 混合液一般由 S9 组分和辅助因子按 1：9 组成，也可将浓度配制成 30%（不同受试物所需 S9 浓度不同），临用时新鲜无菌配制，或过滤除菌。10% S9 混合液 10ml 配制如下。

磷酸盐缓冲液	6.0ml
镁钾溶液	0.4ml
葡萄糖–6–磷酸钠盐溶液	1.0ml
辅酶–Ⅱ溶液	1.6ml
肝 S9 组分	1.0ml

混匀，置冰浴中待用。

S9 混合液浓度一般为 1%～10%，实际使用浓度可自行决定。试验前需对其活性进行鉴定，必须能明显活化阳性对照物，且对细胞无明显毒性，进而确定其有效浓度。

3. 秋水仙素溶液 用 PBS 溶液配制适当浓度的储备液，过滤除菌，在避光冷藏的条件下至少能保存 6 个月。

4. 0.075mol/L 氯化钾溶液 5.59g 氯化钾加蒸馏水至 1000ml。

5. 固定液 甲醇：冰醋酸为 3：1，临用前配制。根据试验条件，可适当调整冰醋酸的浓度，改善染色体分散度，但不宜过大，导致细胞破裂。

6. 吉姆萨（Giemsa）染液 取吉姆萨染料 3.8g，置乳钵中，加少量甲醇研磨。逐渐加甲醇至 375ml，待完全溶解后，再加 125ml 甘油，放入 37℃ 温箱中保温 48 小时。保温期间振摇数次，使充分溶解。取出过滤，2 周后使用，作为吉姆萨染液原液。使用时，取 1 份吉姆萨染液原液，与 9 份 1/15mol/L 磷酸盐缓冲液（pH 6.8）混合，配成其应用液，现配现用。

磷酸盐缓冲液（1/15 mol/L，pH 6.8）配制方法如下。

第一液：取磷酸氢二钠（Na_2HPO_4）9.47g 溶于去离子水 1000ml 中，配成 1/15mol/L 溶液。

第二液：取磷酸二氢钾（KH_2PO_4）9.07g 溶于去离子水 1000ml 中，配成 1/15mol/L 溶液。

取第一液 50ml 加于第二液 50ml 中混匀，即为 pH 6.8 的 1/15mol/L 磷酸盐缓冲液。

三、试验方法

（一）受试物

固体受试物应溶解或悬浮于适合的溶媒中，并稀释至适当浓度。液体受试物可直接使用或稀释至适当浓度。受试物应无菌现用现配，否则须确认储存不影响其稳定性。

（二）细胞株

可选用中国仓鼠肺（CHL）细胞株或卵巢（CHO）细胞株、人或其他哺乳动物外周血淋巴细胞（lymphocyte）。试验前检查细胞的核型和染色体数目，检测细胞有无支原体污染。推荐使用中国仓鼠肺（CHL）细胞株。

（三）剂量

1. 剂量设置　受试物至少应取 3 个剂量。对有细胞毒性的受试物，其剂量范围应包括从最大毒性至几乎无毒性（细胞存活率在 20% ~ 100% 的范围内），通常浓度间隔系数不大于 $2 \sim \sqrt{10}$。

2. 最高剂量的选择　当收获细胞时，最高剂量应能明显减少细胞计数或有丝分裂指数（大于 50%，如毒性过大，应适当增加接种细胞数）；同时应该考虑受试物对溶解度、pH 和摩尔渗透压浓度的影响；对无细胞毒性或细胞毒性很小的化合物，最高剂量应达到 5μl/ml、5mg/ml 或 10mmol/L。

对溶解度较低的物质，当达到最大溶解浓度时仍无毒性，则最高剂量应是在最终培养液中溶解度限值以上的一个浓度。在某些情况下，应使用一个以上可见沉淀的浓度，溶解性可用肉眼鉴别，但沉淀不能影响观察。

3. 细胞毒性的确定　测定细胞毒性可使用指示细胞完整性和生长情况的指标，如相对集落形成率或相对细胞生长率等。应在 S9 系统存在或不存在的条件下均测定细胞毒性。

4. 阳性对照　可根据受试物的性质和结构选择适宜的阳性对照物，应是已知的断裂剂，能引起可检出的、并可重复的阳性结果。当不存在外源性代谢活化系统时，可使用的阳性对照物有甲磺酸甲酯（methyl methanesulphonate，MMS）、甲磺酸乙酯（ethyl methanesulphonate，EMS）、丝裂霉素 C（mytomycinC）、乙基亚硝基脲（ethyl nitrosourea，ENU）、硝基喹啉 – N – 氧化物（4 – nitroquinoline – N – oxide）等。当存在外源性活化系统时，可用的阳性对照物有苯并［α］芘［benzo（α）pyrene，BαP］、环磷酰胺（cyclophosphamide）等。

不加 S9 的阳性对照常用丝裂霉素 C，其常用浓度为 0.2 ~ 0.8μg/ml。其 pH 为 6 ~ 9 的水溶液在 0 ~ 5℃下避光保存能存放 1 周。加 S9 的阳性对照常用环磷酰胺，其常用浓度为 8 ~ 15μg/ml。其水溶液不稳定，应现配现用。

5. 阴性对照　溶媒应为非致突变物，不与受试物发生化学反应，不影响细胞存活和 S9 活性。首选溶媒对照是不含血清的培养液和水，亦可使用二甲基亚砜（DMSO），但浓度不应大于 0.5%。

6. 空白对照　如果没有文献资料或历史资料证实所用溶媒无致突变作用时应设空白对照。

（四）试验步骤

1. 细胞培养与染毒　试验需在加入和不加入 S9（S9 的终浓度常为 1% ~ 10%，以细胞毒性试验结果为准）的条件下进行。试验前一天，将一定数量的细胞接种于培养皿（瓶）中［以收获细胞时培养皿（瓶）的细胞未长满为标准，一般以长到 85% 左右为佳；如用 CHL 细胞，可接种 1×10^6 个］，放 CO_2 培养箱内培养。试验时吸去培养皿（瓶）中的培养液，加入一定浓度的受试物、S9 混合液（不加 S9 混合液时，需用培养液补足）以及一定量不含血清的培养液，置培养箱中处理 2 ~ 6 小时。处理结束后，吸去含受试物的培养液，用 PBS 溶液洗细胞 3 次，加入含 10% 胎牛血清的培养液，放回培养箱，于

24 小时收获细胞。于收获前 2 ~ 4 小时，加入细胞分裂中期阻断剂（如用秋水仙素，终浓度为 0.1 ~ 1μg/ml）。

当受试物为单一化学物质时，如果在上述加入和不加入 S9 混合液的条件下均获得阴性结果，则需加做长时间处理的试验，即在没有 S9 混合液的条件下，使受试物与试验系统的接触时间延长至 24 小时。当难以得出明确结论时，应更换试验条件，如改变代谢活化条件、受试物与试验系统接触时间等重复试验。

2. 收获细胞与制片

（1）消化　用 0.25% 胰蛋白酶溶液消化细胞，待细胞脱落后，加入含 10% 胎牛或小牛血清的培养液终止胰蛋白酶的作用，混匀，放入离心管以 800 ~ 1000r/min 的速度离心 5 分钟，弃去上清液。

（2）低渗　加入 0.075mol/L 氯化钾溶液 2ml，用滴管将细胞轻轻地混匀，放入 37℃ 细胞培养箱中低渗处理 30 ~ 40 分钟。

（3）固定　加入 2ml 固定液，混匀后固定 5 分钟以上，以 800 ~ 1000r/min 速度离心 5 分钟，弃去上清液。重复一次，弃去上清液。

（4）滴片　加入数滴新鲜固定液，混匀。用混悬液滴片，自然干燥。玻片使用前用冰水浸泡。

（5）染色　5% ~ 10% 吉姆萨染液，15 ~ 20 分钟。

（6）阅片　在油镜下阅片，每一剂量组应分析不少于 100 个分散良好的中期分裂相，且每个观察细胞的染色体数在 $2n \pm 2$ 范围之内。对于畸变细胞还应记录显微镜视野的坐标位置及畸变类型。

（五）观察指标

1. 染色体数目的改变

（1）非整倍体　亚二倍体或超二倍体。

（2）多倍体　染色体成倍增加。

（3）核内复制　核膜内的特殊形式的多倍化现象。

2. 染色体结构的改变

（1）断裂　损伤长度大于染色体的宽度。

（2）微小体　较断片小而呈圆形。

（3）有着丝点环　带有着丝点部分，两端形成环状结构并伴有一双无着丝点断片。

（4）无着丝点环　成环状结构。

（5）单体互换　形成三辐体、四辐体或多种形状的图像。

（6）双微小体　成对的染色质小体。

（7）裂隙　损伤的长度小于染色单体的宽度。

（8）非特定性型变化　如粉碎化、着丝点细长化、黏着等。

四、数据处理和结果评价

（一）数据处理

数据按不同剂量列表，指标包括观察细胞数、畸变细胞数、染色体畸变率、各剂量组及对照组不同类型染色体畸变数与畸变率等。裂隙应单独记录和报告，但一般不计入总的畸变率。各组的染色体畸变率用 χ^2 检验进行统计学处理。

（二）结果评价

下列两种情况可判定受试物在本试验系统中为阳性结果：受试物引起染色体结构畸变数的增加具有

统计学意义，并呈剂量相关；受试物在任何一个剂量条件下，引起的染色体结构畸变数增加具有统计学意义，并有可重复性。

五、试验报告

报告应包含以下内容。

（1）试验名称、试验人和报告编号。

（2）试验人单位名称和联系方式。

（3）试验开始和结束日期、试验单位技术负责人。

（4）试验摘要。

（5）受试物：名称、鉴定资料、CAS号（如已知）、纯度、与本试验有关的受试物的物理和化学性质及稳定性等。

（6）溶媒：溶媒的选择依据为受试物在溶媒中的溶剂性和稳定性。

（7）细胞株：细胞株的来源、名称。

（8）试验条件：剂量、代谢活化系统、标准诱变剂、操作步骤等。

代谢活化系统：制备S9所用酶的诱导剂、选用的动物品种和来源、S9混合液的配方。

对照物：阳性对照物的名称、生产厂家、批号和选用浓度。

培养液：所用培养液的名称、血清类别和使用浓度。

接种的细胞密度以及所用培养皿（瓶）的规格。

中期分裂阻断剂：名称、所用浓度、作用时间。

处理时间：受试物与试验系统的接触时间。

制片方法、分析的中期分裂相数目、结果评价方法。

（9）试验结果：试验结果应包括细胞毒性的测定、加受试物后的溶解情况及对pH和渗透压的影响（如果有影响）；剂量组和对照组细胞染色体畸变率；本实验室的阳性对照组和阴性对照组（常用溶媒，如DMSO）在本实验室历史上的染色体畸变率范围和检测数（说明样品数）。

（10）试验结论：给出受试物在试验条件下是否引起体外培养的细胞染色体畸变的结论，必要时对有关问题进行讨论。

六、注意事项

大部分的致突变剂导致染色单体型畸变，偶有染色体型畸变发生。虽然多倍体的增加可能预示着染色体数目畸变的可能，但本方法并不适用于检测染色体的数目畸变。阳性结果表明受试物在该试验条件下可引起所用哺乳类细胞染色体畸变。阴性结果表明在该试验条件下受试物不引起所用哺乳类细胞染色体畸变。评价时应综合考虑生物学和统计学意义。

第六节　啮齿类动物微核试验

PPT

一、概念、原理及目的

（一）概念

啮齿类动物微核试验是检测啮齿类动物暴露受试物后其骨髓和（或）外周血红细胞染色体或有丝

分裂器损伤的一种遗传毒性体外试验。

以下是有助于理解微核试验的相关定义。

1. 微核　细胞有丝分裂后期染色体有规律地进入子细胞形成细胞核时，仍留在细胞质中的整条染色单体或染色体的无着丝断片或环。在末期单独形成一个或几个规则的次核，被包含在细胞的胞质内而形成。

2. 着丝粒　在细胞分裂期染色体与纺锤体纤维连接的区域，以使子染色体有序移动到子细胞两极。

3. 正染红细胞　成熟的红细胞，其缺乏核糖体并可用选择性核糖体染料与未成熟的嗜多染红细胞区分。

4. 嗜多染红细胞　未成熟的红细胞，处于发育的中间期，仍含有核糖体，故可用选择性核糖体染料与成熟的正染红细胞区分。

5. 总红细胞　正染红细胞和嗜多染红细胞的总和。

（二）原理

啮齿类动物红细胞微核试验通过分析动物骨髓和（或）外周血红细胞，用于检测受试物引起的成熟红细胞染色体损伤或有丝分裂装置损伤，导致形成含有迟滞的染色体断片或整条染色体的微核。这种情况的出现通常是受到染色体断裂剂作用的结果。此外也可能在受到纺锤体毒物的作用时，主核未能形成，代之以一组小核，此时小核比一般典型的微核稍大。

（三）目的

检测受试物对啮齿类动物骨髓和（或）外周血红细胞微核形成的影响，评价其对染色体损伤毒性。

二、试验前准备

（一）仪器和主要耗材

灌胃针、解剖器械、生物显微镜、载玻片、盖玻片等。

（二）试剂

1. 小牛血清　小牛血清滤菌后放入56℃恒温水浴保温1小时进行灭活。通常储存于4℃冰箱里。亦可用大、小鼠血清代替。

2. Giemsa 染液　称取 Giemsa 染料 3.8g，加入 375ml 甲醇研磨，待完全溶解后，再加入 125ml 甘油。置37℃恒温箱保温48小时，期间振摇数次，取出过滤，两周后可用。

（1）1/15 mol/L 磷酸盐缓冲液（pH6.8）

磷酸二氢钾（KH_2PO_4）	4.50g
磷酸氢二钠（$Na_2HPO_4 \cdot 12H_2O$）	11.81g

加蒸馏水至 1000ml

（2）Giemsa 应用液　取一份 Giemsa 染液与6份磷酸盐缓冲液混合而成。现用现配。

3. 甲醇　为分析纯。

三、试验方法

（一）受试物

1. 受试物的配制　应将受试物溶解或悬浮于合适的溶媒中，首选溶媒为水，不溶于水的受试物可使用植物油（如橄榄油、玉米油等），不溶于水或油的受试物亦可使用羧甲基纤维素、淀粉等配成混悬液或糊状物等。受试物应现用现配，有资料表明其溶液或混悬液储存稳定者除外。

2. 给药途径 采用灌胃法。阳性对照物也可采用腹腔注射的方法。灌胃体积一般不超过10ml/kg BW，如为水溶液时，最大灌胃体积可达20ml/kg BW；如为油性液体，灌胃体积应不超过4ml/kg BW；各组灌胃体积一致。

（二）实验动物

1. 动物种、系选择 在利用骨髓时，推荐使用小鼠或大鼠。利用外周血时，推荐用小鼠。如果已经证实某品系动物脾脏不清除有微核的嗜多染红细胞，或对引起染色体结构或数目畸变的化学物检测有足够的敏感性，则此种动物可以利用。通常用7~12周龄，体重25~35g的小鼠或体重200~300g的大鼠，在试验开始时，动物体重差异应不超过每种性别平均体重的±20%。每组用两种性别的动物至少各5只。

2. 动物准备 试验前动物应在动物房进行至少3~5天环境适应和检疫观察。

3. 动物饲养 实验动物饲养条件、饮用水、饲料应符合国家标准和有关规定（GB14925、GB5749、GB14924.1、GB14924.2、GB14924.3）。每个受试物组动物按性别分笼饲养，每笼5只。试验期间实验动物喂饲基础饲料，自由饮水。

（三）剂量

受试物应设三个剂量组，最高剂量组原则上为动物出现严重中毒表现和（或）个别动物出现死亡的剂量，一般可取$1/2 LD_{50}$，低剂量组应不表现出毒性，分别取$1/4 LD_{50}$和$1/8 LD_{50}$作为中、低剂量。急性毒性试验给予受试物最大剂量（最大使用浓度和最大灌胃容量）动物无死亡而求不出LD_{50}时，高剂量组则按以下顺序：10g/kg BW；人的可能摄入量的100倍；一次最大灌胃剂量进行设计。再下设中、低剂量组，另设溶媒对照组。阳性对照物可用环磷酰胺40mg/kg BW经口或腹腔注射给予，首选经口。

（四）试验步骤和观察指标

1. 受试物给予 经口灌胃。根据细胞周期和不同物质的作用特点，可先做预试，确定取材时间。常用30小时给受试物法。即两次给受试物间隔24小时，第二次给受试物后6小时采集骨髓样品。试验还可以有以下2种采样方式。

（1）以受试物1次给予动物 以适当的间隔采集骨髓样品至少2次，开始不早于给药后24小时，最后不晚于给药后48小时。早于给药后24小时的采样，应说明理由。外周血采样以适当的间隔至少2次，开始不早于给药后36小时，最后不晚于给药后72小时。如在一个采样时间发现阳性结果，则不需要进一步采样。

（2）每天1次给予，共2次或多次（间隔24小时）给予 可在末次给药后18~24小时之间采集骨髓1次，对外周血可在末次给药后36~48小时之间采样1次。若选用外周血正染红细胞的含微核细胞率作为试验观察终点，动物给药的时间应达4周以上。

2. 标本制作

（1）骨髓样品 处死后取胸骨或股骨，用止血钳挤出骨髓液与玻片一端的小牛血清混匀，常规涂片，或用小牛血清冲洗股骨骨髓腔制成细胞悬液涂片，涂片自然干燥后放入甲醇中固定5~10分钟。当日固定后保存。将固定好的涂片放入Giemsa应用液中，染色10~15分钟。立即用pH6.8的磷酸盐缓冲液或蒸馏水冲洗、晾干。写好标签，阴凉干燥处保存。

（2）外周血样品 从尾静脉或其他适当的血管采集外周血，血细胞在存活状态染色或制备涂片并染色。为排除与使用非DNA染料相关的人工假象可利用DNA特异性染料（如吖啶橙或Hoechst 33258加Pyronin－Y）。这种方法的好处是不会排除常用染料（如Giemsa）的使用。

3. 阅片

（1）选择细胞完整、分散均匀，着色适当的区域，在油镜下观察。以有核细胞形态完好作为判断制片优劣的标准。

（2）本方法系观察嗜多染红细胞的微核。用 Giemsa 染色法，嗜多染红细胞呈灰蓝色，成熟红细胞呈粉红色。典型的微核多为单个的、圆形、边缘光滑整齐，嗜色性与核质一致，呈紫红色或蓝紫色，直径通常为红细胞的 1/20 ~ 1/5。

（3）对每个动物的骨髓至少观察 200 个红细胞，对外周血至少观察 1000 个红细胞，计数嗜多染红细胞在总红细胞中比例，嗜多染红细胞在总红细胞中比例不应低于对照值的 20%。每个动物至少观察 2000 个嗜多染红细胞以计数有微核嗜多染红细胞频率，即含微核细胞率，以千分率表示。如一个嗜多染红细胞中有多个微核存在时，只按一个细胞计。

四、数据处理和结果评价

（一）数据处理

按动物性别分别统计各组含微核细胞率的均数和标准差，利用适当的统计学方法如 Poisson 分布或 U 检验，对受试样品各剂量组与溶剂对照组的含微核细胞率进行比较。

（二）结果评价

试验组与对照组相比，试验结果含微核细胞率有明显的剂量－反应关系并有统计学意义时，即可确认为有阳性结果。若统计学上差异有显著性，但无剂量－反应关系时，则应进行重复试验。结果能重复可确定为阳性。

五、试验报告

报告应包含以下内容。

（1）试验名称、试验单位/人名称和联系方式、报告编号。

（2）试验委托单位名称和联系方式。

（3）试验开始和结束日期、试验单位技术负责人。

（4）试验摘要：小结内容和结论。

（5）受试物：名称、批号、剂型、状态（包括感官、性状、包装完整性、标识）、数量、前处理方法、阳性对照物的相关信息。

（6）实验动物：物种、品系、级别、数量、周龄、体重、性别、来源（供应商名称、实验动物生产许可证号）、动物检疫、适应情况，饲养环境（温度、相对湿度、实验动物设施使用许可证号），饲料来源（供应商名称、实验动物饲料生产许可证号）。

（7）试验方法：试验分组、每组动物数、剂量选择依据、受试物给予途径及期限、采样时间点、标本制备方法、每只动物观察的细胞数、统计方法和判定标准。

（8）试验结果：记录每只动物观察的嗜多染红细胞数和含有微核的细胞数，以列表方式报告不同性别每组动物的嗜多染红细胞数、含微核细胞率和嗜多染红细胞在总红细胞中的比例、剂量－反应关系、阴性对照的历史资料和范围，并写明结果的统计方法。

（9）试验结论：根据试验结果，对受试物是否能引起哺乳动物嗜多染红细胞含微核细胞率增加做出结论。

六、注意事项

阳性结果表明受试样品在本试验条件下可引起哺乳动物嗜多染红细胞含微核细胞率增加。阴性结果表明在本试验条件下受试样品不引起哺乳动物嗜多染红细胞含微核细胞率增加。一般阴性对照组的含微核细胞率 <5‰，供参考。但应有本实验室所用实验动物的自发含微核细胞率本底值作参考。本试验方法不适用于有证据表明受试物或其代谢产物不能达到靶组织的情况。

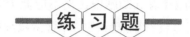

答案解析

一、选择题

（一）配伍选择题

A. 水   B. 植物油   C. 羧甲基纤维素或淀粉

1. 受试物溶解或悬浮于合适的溶媒中，首选溶媒为（　　）

2. 不溶于水的受试物可使用（　　）

3. 不溶于水或油的受试物亦可使用（　　）等配成混悬液或糊状物等

A. 10   B. 20   C. 40

4. 急性经口毒性试验中，各受试物组的灌胃体积应相同，大鼠为（　　）ml/kg BW

5. 小鼠为（　　）ml/kg BW

6. 如果溶媒为水，大鼠最大灌胃体积可达（　　）ml/kg BW

7. 小鼠可达（　　）ml/kg BW

（二）多项选择题

1. 霍恩（Horn）法预试验，选用方法表述正确的是（　　）

    A. 一般多采用100mg/kg BW，1000mg/kg BW和10000mg/kg BW的剂量

    B. 各以2~3只动物预试验

    C. 根据24小时内死亡情况，估计LD_{50}的可能范围，确定正式试验的剂量组

    D. 如有相应的文献资料时可不进行预试验

2. 限量法（limit test）表述正确的是（　　）

    A. 该方法适用于有关资料显示毒性极小的或未显示毒性的受试物，给予动物一定剂量的受试物，仍不出现死亡

    B. 一般选20只动物，雌雄各半

    C. 一般选用剂量至少应为10.0g/kg BW，如剂量达不到10.0g/kg BW，则给予动物最大剂量（最大使用浓度和最大灌胃体积）

    D. 给予受试物后，观察期内无动物死亡，则认为受试物对某种动物的经口急性毒性耐受剂量大于某一数值，其LD_{50}大于该数值。如果动物出现死亡应选择其他方法

3. 啮齿类动物微核试验骨髓样品标本制作表述正确的是（　　）

    A. 处死后取胸骨或股骨

    B. 用止血钳挤出骨髓液与玻片一端的小牛血清混匀，常规涂片，或用小牛血清冲洗股骨骨髓腔制成细胞悬液涂片

C. 涂片自然干燥后放入甲醇中固定 5～10 分钟。当日固定后保存

D. 将固定好的涂片放入 Giemsa 应用液中，染色 10～15 分钟。立即用 pH6.8 的磷酸盐缓冲液或蒸馏水冲洗、晾干

二、判断题

1. 急性经皮毒性试验通过经皮暴露后短期内观察动物所产生的毒性反应，包括中毒体征和死亡，可确定受试物能否经皮肤吸收和短期作用所产生的毒性反应，可为食品原料毒性分级和标签标识以及确定亚慢性毒性试验和其他毒理学试验剂量提供依据。（　　）

2. 小鼠精子畸形试验可检测环境因子对精子生成、发育的影响，而且对已知的生殖细胞致突变物有高度敏感性，故本试验可用作检测环境因子在体内对生殖细胞的致突变作用。（　　）

书网融合……

本章小结　　　　微课　　　　题库

附录　代谢活化系统 S9 的制备

大多数致突变物或致癌物需在体内经生物转化才能成为具有活性的强电子作用物，并与 DNA 反应引起细胞突变或癌变。因此在体外短期致突变试验中采用适当的活化系统，模拟体内代谢环境，缩小从体外向体内外推的差异至关重要。在体内负责化学物代谢的场所为肝脏，发挥作用的是肝脏中丰富的酶系。S9 从肝脏中提取，含有肝的重要酶系，其中包括负责化学物代谢的 CYP450 药物代谢酶和二相酶，例如葡萄糖醛酸转移酶、硫酸转移酶，以及一些氧化酶和脱氢酶，例如负责酒精代谢的乙酸脱氢酶等。在受试物中加入代谢活化系统 S9 以模拟肝细胞代谢环境，在体外对化合物产生代谢作用。尽管与体内代谢有着较大差距，但自 1973 年 S9 被应用以来在化学物致突变作用的发现中发挥着重要作用，常被用于体外哺乳细胞染色体畸变试验、细菌回复突变试验、体外细胞基因突变等致突变类试验。

常用方法是给予动物有机物进行诱导，包括腹腔注射多氯联苯，经口给予苯巴比妥钠和 β - 萘黄酮混合物等。

1. 多氯联苯诱导法　通常情况下选用 5 ~ 6 周龄健康雄性成年 SD 或 Wistar 大鼠，将多氯联苯（Aroclor1254）溶于玉米油浓度为 200g/L，按 500mg/kg BW 进行腹腔注射 1 次，5 天后处死动物，处死前禁食 12 小时。处死动物后无菌条件下取出肝脏，称重后用新鲜冰冷的氯化钾溶液（0.15mol/L）连续冲洗肝脏数次以除去能抑制微粒体酶活性的血红蛋白。每克肝（湿重）加氯化钾溶液（0.1mol/L）3ml，连同烧杯移入冰浴中，用无菌剪刀剪碎肝脏，在玻璃匀浆器（低于 4000r/min，1 ~ 2 分钟）或组织匀浆器（低于 20000r/min，1 分钟）中制成肝匀浆。

2. 苯巴比妥钠和 β - 萘黄酮联合诱导法　经口灌胃给予大鼠苯巴比妥钠和 β - 萘黄酮，剂量均为 80mg/kg BW，连续 3 天，禁食 16 小时后处死动物。其他操作同多氯联苯诱导。

以上操作需注意无菌和局部冷环境。将制成的肝匀浆在低温（0 ~ 4℃）高速离心机上以 9000g 离心 10 分钟，吸出上清液为 S9 组分，分装于无菌冷冻管或安瓿中，每安瓿 2ml 左右，用液氮或干冰速冻后置 -80℃ 低温保存。

S9 组分制成后，经无菌检查，测定蛋白含量（Lowry 法），以每毫升蛋白含量不超过 40mg 为宜，并经间接致癌物（诱变剂）鉴定其生物活性合格后贮存于深低温或冰冻干燥，保存期不超过 1 年。放置时间超过半年时，使用前应再次鉴定生物活性。

参考文献

[1] 施新猷. 现代医学实验动物学 [M]. 北京：人民军医出版社，2000.

[2] 裴世春，闫鑫磊. 食品毒理学 [M]. 北京：中国纺织出版社，2021.

[3] 李宁，马良. 食品毒理学 [M]. 北京：中国农业大学出版社，2021.

[4] 张双庆. 食品毒理学 [M]. 北京：中国轻工业出版社，2019.

[5] 刘晓晗，白艺珍，岳晓凤，等. 农产品及食品黄曲霉毒素污染研究 [J]. 中国油料作物学报，2022，44（04）：729-738.

[6] 于泽，张凯淇，王毅，等. 黄曲霉毒素的危害及预防 [J]. 农产品加工，2022（15）：76-78+82.

[7] 麻微微. 食品毒理学 [M]. 北京：人民卫生出版社，2019.

[8] 方士英，张宝勇. 食品毒理学基础 [M]. 北京：中国医药科技出版社，2019.

[9] 孙素群. 食品毒理学 [M]. 2版. 武汉：武汉理工大学出版社，2017.

[10] 金刚. 食品毒理学基础与实训教程 [M]. 北京：中国轻工出版社，2014.

[11] 石年，韦小敏. 毒理学基础 [M]. 北京：人民卫生出版社，2012.

[12] 严卫星，丁晓雯. 食品毒理学 [M]. 北京：中国农业大学出版社，2009.

[13] 刘爱红. 食品毒理学基础 [M]. 北京：化学工业出版社，2008.

[14] 王心如. 毒理学基础 [M]. 5版. 北京：人民卫生出版社，2007.

[15] 赵春燕，龚加顺，王秋萍. 梁王茶水提物急性毒性评价 [J]. 现代食品科技，2022，38（6）：280-287.

[16] 李春鑫，于美琴，杨海龙，等. 油莎豆对大鼠的致畸作用研究 [J]. 癌变·畸变·突变，2023，35（4）：306-309，315.

[17] 路立峰，沈伟，蒋雨来，等. 地椒的毒理学安全性评价 [J]. 现代食品科技，2020，36（5）：267-276.

[18] 闵宇航，岳清洪，李航，等. 我国白酒食品安全风险分析及防控建议 [J]. 中国酿造，2023，42（3）：13-17.